实验中医学案例

主　编　方肇勤
副主编　潘志强

上海科学技术出版社

内 容 提 要

本书介绍了 18 个有代表性的实验中医学案例,包括肾虚证及其物质基础、阴阳之气及其物质基础、卫气与外感热病、卫气与内伤杂病、杂气与致病微生物、风气与过敏、实验动物辨证论治方法学的探索与创建、同病异证及其物质基础的揭示、内外伤辨惑与流行病学、诊法及其现代化研发、活血化瘀及其物质基础、原发性肝癌中医药防治的探索、糖尿病及其防治、针灸及其物质基础、针刺镇痛和针麻及其物质基础、中药药性的检测与评价、青蒿素的发现与贡献、人工麝香研制及其产业化。本书从中医理论出发,摘录国内外相关实验探索与发展,旨在拓展并启迪读者对实验中医学的探索和创造性思维,沟通古今、学贯中西,并希望有助于普及实验中医学理念,促进和推动实验中医学发展。

本书可供中医药高等院校师生、中医药临床和科研工作者参考使用。

图书在版编目(CIP)数据

实验中医学案例 / 方肇勤主编. -- 上海 : 上海科学技术出版社, 2023.6
ISBN 978-7-5478-6185-1

Ⅰ. ①实… Ⅱ. ①方… Ⅲ. ①中医学—实验—案例 Ⅳ. ①R2-33

中国国家版本馆CIP数据核字(2023)第081970号

实验中医学案例

主　编　方肇勤

副主编　潘志强

上海世纪出版(集团)有限公司
上海科学技术出版社　出版、发行
(上海市闵行区号景路 159 弄 A 座 9F-10F)
邮政编码 201101　　www.sstp.cn
上海颛辉印刷厂有限公司印刷
开本 787×1092　1/16　印张 12
字数 250 千字
2023 年 6 月第 1 版　2023 年 6 月第 1 次印刷
ISBN 978-7-5478-6185-1/R·2764
定价:58.00 元

编委会 | EDITORIAL BOARD

前言 | FOREWORD

自 20 世纪中叶中华人民共和国成立以来,我国的中医药事业恢复生机,蓬勃发展:中医药高等教育兴起,中医药从业人员医学知识和诊疗水平大幅提升;中医古籍整理与出版;常见证候发生与对应治法方药物质基础的揭示;针灸与针麻作用机制的阐发;中药动植物资源调查、常用中药化学成分和有效成分发现与开发;大型中医综合医院和中药企业发展;中医药在我国常见病、重大疾病防治中发挥着重要的作用等。但与此同时,西医学延续着自 19 世纪中叶以来的蓬勃发展势头,医药研发总量不断扩大,医学知识迅速增长,诊疗水平持续提高。在这样的背景与挑战下,中医药如何继承和发展,是许多仁人志士所关注和担忧的问题。

长期以来,医学界,包括中医界在内,形成了两种对立的观点:或否定中医药疗效,或夸大其疗效;或主张中西医汇通,或割裂中西医。究其原因,是一些学者的目光停留在国内外医学发展的某个时间点、某个局部,不了解或不关心国内外医学的历史和全貌;僵化、孤立地看待国内外医学,而不是用联系、发展、变化、演进的视角看问题。

一、中医学曾在国际上长期领先

(一) 外感热病救治案例

案例一:美国,乔治·华盛顿(美国的开国元勋和第一位总统)于 1799 年 12 月 12 日策马到其家庭农场巡视,这天恰逢天降大雪,他的衣服淋湿,着凉;次日,出现声哑,他没在意,继续去农场干活,当晚出现发热、咽痛、呼吸困难;拂晓,他的私人医生和朋友克雷克等过来,发现他病情严重,遂请当地两位医生会诊,两人先后给华盛顿放血 4 次,累计放血量达 5 品脱(美制 1 品脱 = 473.18 mL)。但终因治疗无效,于 1799 年 12 月 14 日病故[1]。

案例二:英国,维多利亚女王的父亲肯特公爵爱德华·奥古斯都亲王在大风下散步后,发热身痛,接受了两次放血治疗无效;再请梅顿大夫放血和水蛭疗法,累计放血量达 3 L。但终因治疗无效,于 1820 年 1 月 23 日病故[2]。

而同期,在 18 世纪末至 19 世纪初,中医治疗的主流是中药复方;在外感热病治疗方面,温病学说开始盛行,成为继伤寒论之后又一重要的学术发展,形成了丰富的对外感热病有效的治法。追溯上去,早在700多年前的12世纪初,对相似疾病,如外感发热咽喉肿痛闭塞,已积累了丰富的医学理论和治疗经验。例如,《太平惠民和剂局方》(1110)[3]记载有"风热毒气上攻咽喉,咽痛喉痹","咽喉肿痛""(咽喉)肿塞妨闷""风毒壅塞,热盛喉闭……或至闷乱不省人事"等方证,收载有吹喉散、如圣胜金铤、如圣汤、硼砂丸、玉屑无忧散、硼砂散、五香散、荆芥汤等方。如:

吹喉散。治三焦大热,口舌生疮,咽喉肿塞,神思昏闷,并能治之。蒲黄、盆硝、青黛。用生薄荷汁一升,将盆硝、青黛、蒲黄一处,用瓷罐盛,慢火熬令干,研细。每用一字或半钱,掺于口内,良久出涎,吞之不妨。或喉中肿痛,用筒子入药半钱许,用力吹之,无不立效。

如圣胜金铤。治急喉闭、缠喉风。硫黄、川芎、腊茶、薄荷、川乌、硝石、生地黄。

这些处方配伍精当,剂型多样,代表着那个年代的主流医疗水准,并广为流传。

即便是放血,早在两千多年前成书的《黄帝内经》,已有许多记载,涉及放血疗法的适应证、放血点的选择及放血量等。其中,放血量多在黄豆大小一滴,而不是"5品脱"或"3 L"!

(二)实验探索是中医学长期领先的重要引擎

《实验中医学》[4]列举了一些我国古代学者开展临床与基础实验的案例。

1. 在临床医学方面

(1)如名言"寒之不寒,是无水也"。其中所谓"寒之不寒"讲的是采用寒凉治法治疗热证(寒之),没有取得预期的疗效,热象未见缓解(不寒)。在这隐含了第一个假说,即采用寒凉治法是可以治愈该患者的热证的。但是,临床治疗/试验的结果却未能符合预期——不寒。如何看待这样的结果呢?作者进一步分析道,"是无水也",即推测该患者的热象不是由于单纯邪热造成的,而是其体内阴液不足所引起的(是无水也),是阴不制阳,阴虚则热,而不是阳胜则热。应改用滋阴泻火的治法,从而隐含着第二个假说。因此,这短短8个字,蕴含了先后两个临床试验的假说,开展并得到了一个临床试验的结果。有假说、有实验、有结果、有分析。

(2)晋代葛洪在《肘后备急方》序中说,"盖一方一论,已试而后录之"。即只有那些在临床试验中确认有效的处方才被收录。

(3)宋代林亿等在《伤寒论序》提及,汉代张仲景论广汤液,为十数卷,用之多验。"用之多验"是指张仲景的处方在后世临床试验中屡屡取效。

2. 在基础医学方面

如西汉《淮南子》在"修务训"中记载,神农尝百草之滋味,一日而遇七十毒。描述了神农作为自愿受试者,开展了大量植物药(百草)药效与毒性的试验。

此外,《黄帝内经》中记载的有关解剖、生理知识等均反映出当时所开展的基础实验研究与探索。如《灵枢·平人绝谷》记载:"肠胃之长,凡五丈八尺四寸,受水谷九斗二升一合,合之大半,此肠胃所受水谷之数也。平人则不然,胃满则肠虚,肠满则胃虚,更虚更满,故气得上下,五脏安定,血脉和利,精神乃居,故神者,水谷之精气也。故肠胃之中,当留谷二斗,水一斗五升。故平人日再后,后二升半,一日中五升,七日五七三斗五升,而留水谷尽矣。故平人不食饮七日而死者,水谷精气津液皆尽故也。"

3. 在医学交流方面

在中医学的发展史上,有着长期国内外学术交流的历史。如中药中的一些动、植物药及其功效主治,从域外引入,收载入历代中药、方书中,融入了中医理论;在宋代,甚至连产自阿拉伯的成药也有引入的记载。

总之,基于这样的不懈实验探索,包括中西方学术交流,保证了中医学学术与治疗水准长期位于世界医学领先水平。

二、19 世纪中叶以来中医学发展迟缓而西医学高速发展的成因

在经历了漫长的医学知识和技术积累后,19 世纪中叶以来,在短短的 100 多年中,欧洲,以后迅速延伸至北美洲,医学知识迅速增长,诊疗水平极大提高。

例如,寄生虫、致病菌、病毒等致病原的发现,大多传染病传播途径、发病机制及其流行现象和规律的揭示,人工免疫与抗生素的发现与普及等,使长期困扰人类的感染性疾病(外感热病)得到控制与医治,医疗水平迅速提高,极大提高了人均寿命。以上案例一、二,若发生在一个半世纪后,是完全可以得到有效救治的。再如,营养学科的奠基与发展;诊断学科的发展,如医学影像学、生理学、生物化学、分子生物学等技术引入;外科技术,包括麻醉、输血、无菌概念、支持疗法等,其间,揭示和发展了大量的基础医学知识,基础医学学科纷纷创建、发展与分化,而生命科学的探索及多学科的介入,不断拓展着医学发展的空间、效率,优势扩大,取得了赶超和领先。

究其原因,可以概括为以下几个方面。

(一) 欧美经济科技文化的发展

(1) 欧美经济社会的发展、人均收入增长,给医学探索研究创造和奠定了经济和文化基础。

(2) 欧美工业、技术及制造业的发展,给医学基础研究和诊疗水平的探索和提高,提供了设备和技术保障;同时,给医疗及相关产业的发展提供了支撑。

(3) 医学高等教育的普及,医学从业人员知识结构的改善,以及各学科高等教育的发展,给医学研究和发展提供了广泛的人才资源。

(二) 实验医学的奠基与发展

其时,欧美实验医学及其理念的兴起与扩展,大量人力和财力的投入(例如,在那个时

期的维也纳医生,其从业期间所解剖的尸体数量累计可以达到 6 000 例,足见欧洲当时医学研究与观察的巨大投入),学术上探索和创新的文化形成,知识迅速突破与增长,文化和传媒的发展使医学学术交流便利与频繁……经历了长期的医学积累、大量的医学观察、研发效率提高,导致医学知识迅速突破与膨胀。

（三）同期中国的经济科技文化全面萎缩,致使中医学发展迟缓

反观这一历史时期,即 19 世纪中叶以来,尤其是鸦片战争以后,我国经济社会发展停滞乃至倒退,制造、技术水平发展落后,医学高等教育缺失,医学探索与积累萎缩,导致中医学在总体上丧失了发展与竞争力、丧失了诊疗优势。同时,在西医学的冲击下,中医学自然探索和发展的空间被占据。因此,把中医发展现状归结为中医学学科特色使然,是缺乏史实依据的。

随着我国经济社会的发展、人均收入的增长、工业及技术的发展、医学等高等教育的普及,国内外学术交流便捷,清末以来限制我国医学包括中医学发展的因素消失了,而加大中医学实验的探索、投入,成为当代中医学继承和发展的重要途径。

三、实验中医学的兴起与现状

1949 年中华人民共和国成立后,中医学焕发出生机,而实验中医学的兴起,则在中医药继承和发展方面发挥了重要的作用。

（一）实验中医学现状与趋势

1. 实验中医学[4]

实验中医学是用科学实验的方法研究和发展中医的一门科学,是中医学新兴发展的一门学科。

科学实验是指科学上为阐明某一现象而创造特定的条件,以便观察它的变化和结果的过程。实验具有以下突出的优点。

（1）实验要求前期设计,控制条件,消除或减少研究时额外因素的干扰,采用适当的方法与技术,模拟事物的过程甚至变革事物本身的自然过程,去主动观察什么将会发生、为什么发生,检验以前研究的结论与理论、并对其现象作出判断与分析。由于实验控制了条件和研究对象,排除了其他复杂因素的干扰,使结果,包括主动干预的结果,更准确、更可靠、更便于分析。

（2）实验不同于自然观察(包括临床观察)。自然观察是被动观察和记录所研究对象在自然状态下发生的情况,不能干预,而且受到自然条件的限制;实验则可以人为去创造条件、主动干预、控制研究对象,达到自然观察难以实现的观察结果。

（3）实验的效率高。由于实验采用了实验动物、细胞,以及大量先进、高效的实验技

术,使研究周期缩短、研究效率极大地提高。

(4) 实验突破了临床的限制,可以广泛开展实验动物等创伤性检测和毒理研究、人类细胞的体外研究等。

因此,实验中医学可以弥补古典中医学主要依赖临床观察、直觉领悟的不足,丰富中医理论,促进中医现代化。

2. 实验中医学现状与趋势

(1) 中医学的现状:与西医学相比,当前中医学(含中西医结合)存在以下特点。

1) 我国中医学的发展规模和速度仍远远落后于国内外西医,且其差距还在加大。

2) 中医药高等院校所培养的不同层次的中医人才,已具备中医和西医两套知识体系,中医药从业人员从整体上已实现了医药知识的现代化、中西医结合。

3) 中西医结合专业的人才队伍大多来自中医药高等院校毕业生,但队伍规模较小。

(2) 实验中医学的现状:中华人民共和国成立以来,我国医学发展壮大,形成了西医、中医及中西医结合 3 支人才队伍。我国政府对中医药实验研发投入了大量的经费,实验中医学从无到有,规模不断扩大,取得了丰硕的成果。诸如,揭示出常见古典中医理论的物质基础,验证了常用中医药疗效及揭示出作用机制,部分中西医结合研究还提高了临床的疗效。通过研究,汇通中西,丰富了当代生命科学和医学的基础知识,提高了诊疗水平。

(3) 实验中医学的趋势

1) 随着我国经济、文化、技术、制造、教育等的发展,中医学及其医疗和医学教育、人才培养等的规模和水平会继续提升,国际交流频繁。

2) 实验中医学及其探索和研发将继续发展,成为中医药继承和发展的重要途径,而且其探索和研发是站在国内外西医和中医最新进展基础上的,积极参与国际探索与竞争,以及继续探索与发挥、发扬古典中医药理论与方法的优势。

3) 鉴于生命科学和医学的复杂性,实验中医学的探索和研发具有广阔的空间和前景。

(二) 实验中医学及其案例教学

自 20 世纪 90 年代,实验中医学课程在全国中医药高等院校纷纷开设,其教学目的是加强大学生中医药科学研究素质和能力的培养、综合创新能力的培养,使之初步掌握中医实验研究的思路与方法,具备开展中医药科学研究的能力,为中医学术的继承、发展和创新做出贡献。此后陆续分化出实验中医学的理论课(介绍系统的理论知识)、中医学综合实验(综合实验探索)、分子生物学技术在中医药研究中的应用(技能培训)等课程。

实验中医学系列课程开设以来,暴露出学生在批判性阅读、知识的交叉渗透与融会贯通、归纳问题、提出问题和解决问题、创新和实验设计、知识获取等方面的素质和能力的不足。为此,我们在教学中引入了 PBL 和案例教学。

案例教学是由美国哈佛法学院于 1870 年首创,被认为是代表未来教育的一种教学方法。案例教学把真实的事件加以典型化处理,形成供学生思考分析和决断的案例,通过学生独立研究和相互讨论的方式,提高学生分析问题和解决问题的能力。因此,案例教学是一种多方位的学习,它允许不确定性、偶然性和冲突,答案没有对错之分,只是鼓励做出更加合适的方案[5]。

四、本书的结构与阅读建议

（一）本书案例按中医有关理论和领域分类

（1）脏腑。案例一 肾虚证及其物质基础。

（2）气血阴阳。案例二 阴阳之气及其物质基础、案例三 卫气与外感热病、案例四 卫气与内伤杂病。

（3）病因与发病。案例五 杂气与致病微生物、案例六 风气与过敏。

（4）证候与辨证。案例七 实验动物辨证论治方法学的探索与创建、案例八 同病异证及其物质基础的揭示。

（5）识病。案例九 内外伤辨惑与流行病学。

（6）诊法。案例十 诊法及其现代化研发。

（7）治法。案例十一 活血化瘀及其物质基础、案例十二 原发性肝癌中医药防治的探索、案例十三 糖尿病及其防治。

（8）针灸。案例十四 针灸及其物质基础、案例十五 针刺镇痛和针麻及其物质基础。

（9）中药。案例十六 中药药性的检测与评价、案例十七 青蒿素的发现与贡献、案例十八 人工麝香研制及其产业化。

（二）案例的选择

本书所选择的国内外案例,系中医药或与之密切相关的西医药领域案例,包括 20 世纪以来以诺贝尔奖为代表的案例,代表了医学现代化探索和发展的进程,并由此逐渐影响和改变了医学的面貌和知识体系。由于 19 世纪中叶以来的探索和发展集中在欧美,被国人视为西医,而实际上是人类医学知识的自然延伸和拓展,并已广为当代中医药学所采纳。希望这些案例有助于拓展实验中医学探索的思路与空间。

（三）案例学习的建议

（1）首先应理解案例教学的理念（如上所述）。

（2）通篇或选择有兴趣的案例研读,并思考一些问题:该案例相关领域的背景、成就、存在问题,以及后续该如何探索、发展和提高。

（3）通过互联网或图书馆,查阅相关知识、文献,诸如教材、行业指南,了解国内外最新权威综述所介绍的背景、成就、进展、存在问题与发展趋势,依据关键词等检索近年来有关领域的最新进展、存在问题和发展趋势等。

（4）依据存在问题和发展趋势,归纳、提出解决问题的思路、假说、实验研发方案。思考所拟定的研究方案是否合理,可行性如何,是否在因人、因时、因地各方面是最优的,前景如何,近期和远期的目标是什么等。

（5）在以上学习中,鼓励团队学习、头脑风暴。在学习中,沟通古今,拓展和启迪参与者的实验中医学探索和创造性思维。

参考文献

［1］埃利斯.华盛顿传［M］.陈继静译.北京：中信出版社,2017.

［2］贝尔德.维多利亚女王［M］.陈鑫译.北京：社会科学文献出版社,2019.

［3］陈承,裴宗元,陈师文.太平惠民和剂局方［M］.北京：人民卫生出版社,1985.

［4］方肇勤.实验中医学［M］.3 版.上海：上海科学技术出版社,2018.

［5］埃利特.案例学习指南——阅读、分析、讨论案例和撰写案例报告［M］.刘刚,等译.北京：中国人民大学出版社,2009.

编写说明 | INTRODUCTION

实验中医学是用科学实验的方法研究和发展中医学的一门科学,是中医学新兴发展的一门学科,也是中医基础学科的重要课程。《实验中医学案例》系实验中医学系列课程之一,主要介绍一些实验中医学的代表性案例及相关知识的来龙去脉,按脏腑(肾虚证及其物质基础)、气血阴阳(阴阳之气及其物质基础、卫气与外感热病、卫气与内伤杂病)、病因与发病(杂气与致病微生物、风气与过敏)、证候与辨证(实验动物辨证论治方法学的探索与创建、同病异证及其物质基础的揭示)、识病(内外伤辨惑与流行病学)、诊法(诊法及其现代化研发)、治法(活血化瘀及其物质基础、原发性肝癌中医药防治的探索、糖尿病及其防治)、针灸(针灸及其物质基础、针刺镇痛和针麻及其物质基础)、中药(中药药性的检测与评价、青蒿素的发现与贡献、人工麝香研制及其产业化)等分类,涉及国内外相关实验探索与发展。

中医学曾在国际上长期领先,但因近代我国社会经济文化技术落后,限制了其探索与发展,而同期西医学却呈现突破性地高速发展并持续至今,其原因之一就在于先进的实验医学兴起和大量的投入。自 20 世纪中叶中华人民共和国成立以来,尤其是改革开放以来,我国社会经济文化技术迅猛发展,实现赶超,中医药事业也恢复了生机并蓬勃发展,实验中医学的兴起,给当代中医学的继承和发展创造了机遇。本书收集了其间的一些代表性案例,及与这些案例知识密切相关的国内外案例,包括 20 世纪以来的部分诺贝尔生理学或医学奖获奖案例,这些案例代表了国内外医学探索和发展的进程,并由此影响和改变了医学的面貌和知识体系,研读这些案例将有助于拓展实验中医学探索和创新的思路与空间。

总之,本书的编写目的是提高当代中医药大学生中医药实验探索与发展的综合素质,培养其创造性思维,沟通古今、学贯中西,并希望有助于普及实验中医学理念,促进和推动中医学术的继承、发展和创新。

限于篇幅,本书难以充分反映实验中医学及相关学科大量丰硕的成果;而且,限于作者的水平,有些学术观点和看法并非完美无缺,这给今后的探索和发展留下了余地。我们殷切地期待得到有关专家和读者的批评与指正,使本书内容不断地发展、充实、完善。

《实验中医学案例》编委会

2023 年 2 月于上海

目录 | CONTENTS

"肾虚证"是临床上的常见证候。围绕肾虚证开展的辨证论治,是中医学的诊疗特色。例如:

张某,女,1岁。发热咳嗽,救治45日,各种抗生素使用1月余,多次输血,肺大片阴影不消失、出现褥疮,诊断为重症迁延性肺炎。证见:久热不退,消瘦形槁,神呆,咽间有痰,脉短涩、无苔。属气液枯竭,元气虚怯,营血销烁。宜甘温咸润生津,益气增液。处方:生地12 g*,阿胶10 g,麦冬6 g,甘草10 g,白芍10 g,龙骨10 g,牡蛎12 g,龟甲24 g,鳖甲12 g,党参10 g,远志5 g。浓煎300 mL,蛋黄一枚化冲,童便一小杯先服。用药后病情逐渐好转,给药2周后体温正常、肺部阴影消失;褥疮在给药1周后痊愈,1个半月后,体重增加,咳痰消失,食欲改善[1]。

> ＊ 本案将原著剂量采用的中药剂量"钱"折算成"g"。

按: 该案例"元气虚怯",指的是肾虚证;并据温病侵及下焦、耗伤肾阴肾气的理论,补肾救急,采用大剂三甲复脉,甘温咸润,养阴复阳。

一、肾与肾虚证

以上案例系见有肾虚证的重症迁延性肺炎,是典型的同病异证的辨证论治,涉及肾脏、肾虚证等中医基础理论。

（一）肾脏

作为五脏之一的肾脏,具有藏五脏六腑之精、生精等生理功能（与西医的认识不同）,主要包括以下几个方面。

（1）化生肾精、肾气、肾阴、肾阳,促进脏腑组织器官生理活动。

（2）主生长发育生殖。

（3）主水,主持和调节人体水液代谢,制约阳气。

(4) 肾的其他功能：主骨生髓、肾开窍于耳及前后二阴、肾藏志,肾主须、主纳气、其华在发、在志为恐、在液为唾等。

(二) 肾虚证

中医理论认为,肾虚证是肾所藏精气虚损所引起的肾的功能减退。临床上,肾虚证主要有以下基本证型。

(1) 肾气虚(严重者为肾气亏虚),多见：腰膝酸软,小便频数清长/余沥不尽/夜尿多/遗尿,男子遗精早泄/女子带下清稀量多(肾气不固),气短、动则喘甚(肾不纳气),自汗、乏力、面色少华,听力减退,脉细弱等。多见于久病之后。治以补肾为主,肾气丸加减。

(2) 肾精亏虚(或称肾精不足、肾精亏损),多见：生长发育迟缓、生殖功能减退、早衰(耳鸣、发脱、牙齿松动、健忘),并见眩晕耳鸣、腰膝酸软、性功能减退、消瘦,舌淡,脉沉细等。治以补肾填精,左归丸、河车大造丸加减。

(3) 肾阴虚,多见：腰膝酸痛,消瘦盗汗,头晕耳鸣,失眠多梦,遗精早泄,苔少或剥,脉细。若兼阴虚内热或阴虚阳亢,则可兼见：五心烦热,潮热,咽干,颧红,舌红,脉数。治以滋补肾阴,六味地黄丸、左归丸、大补阴丸加减。

(4) 肾阳虚,多见：腰背膝酸痛/冷痛/酸软,生殖功能减退(阳痿早泄/宫寒不孕),小便频数/清长/夜尿多,神疲乏力,畏寒肢冷,舌淡胖,脉沉弱。或见耳鸣/耳聋、记忆力减退、嗜睡、自汗、虚喘气短、五更腹泻、浮肿等。治以温补肾阳,金匮肾气丸、四神丸、真武汤加减。

(5) 肾虚证,或泛指以上各证候;或专指以上精、气、阴、阳亏虚不突出者,多见：腰背酸痛,小便余沥/遗尿,耳鸣,乏力等。

以上基本证型可以相兼,如肾阴阳两虚证。

联系肾的生理,可以将常见肾虚证归纳如表1-1。

表1-1 常见肾虚证的共有和特殊症状体征

证 候	共有症状体征	特殊症状体征
肾气虚		气虚：乏力等气虚证候突出
肾精虚	乏力、腰膝酸软、性功能减退,小便频数/余沥不尽/夜尿多/遗尿,男子遗精早泄/女子带下清稀(肾气不固),气短、动则喘甚(肾不纳气)、眩晕耳鸣/耳聋、听力减退、记忆力减退等	精虚：生长发育迟缓、生殖功能减退、早衰(耳鸣、发脱、牙齿松动、健忘)
肾阴虚		阴虚：消瘦盗汗,失眠多梦,遗精早泄,苔少或剥,脉细。若兼阴虚内热及阴虚阳亢：骨蒸潮热、五心烦热、咽干、颧红,舌红,脉数
肾阳虚		阳虚：阳痿早泄/宫寒不孕、腰膝冷痛,小便频数/清长/夜尿多,畏寒肢冷,舌淡胖,脉沉弱。或见虚喘气短、五更泄泻、浮肿等

早在两千多年前,《内经》就明确详细地阐述了肾脏的生理和病理,奠定了古典中医基础理论。此后历代对《内经》五脏理论有所取舍和丰富,形成后世流行的中医基础理论;并发展、丰富了相关辨证论治、理法方药,临床实践有效。

（三）存在问题和需求

然而,大多学者学习了西医知识,诸如泌尿系统和肾脏的组织结构,便往往会难以理解古典中医理论的"肾""肾虚",甚至怀疑"肾虚证"的客观存在及中药复方的疗效。

因而,采用当代生命科学方法与技术,揭示肾、肾虚、补肾等古典中医理论的物质基础,沟通古今,并建立起相应的诊疗评价体系,成为当代中医药行业亟待解决的学术问题。

二、肾虚证物质基础的揭示

1959年秋,沈自尹院士*在参加上海医学院组织的中医研究课题中,注意到西医诊断为6种不同的疾病,包括无排卵性功能性子宫出血、支气管哮喘、红斑狼疮、妊娠中毒症、冠状动脉粥样硬化症、神经衰弱症,在疾病的某个阶段都会出现相同的"肾虚"表现,都可以用"补肾"中药复方来治疗,并提高疗效。他推测,既然"异病同治"可以取效,这些不同疾病就应有共同的物质基础;联系到肾、命门、肾阳、肾阴等中医理论,他设想,研究"肾"的本质,可望取得突破,并开辟出一条研究中医理论的新途径。

此后,他制定了肾虚证、肾阳虚、肾阴虚辨证标准,据此筛选出数十名肾虚证患者,经过24小时尿17-羟皮质类固醇含量、尿17-酮肾上腺皮质类固醇含量、血浆加氢皮质素含量、肢体容积描记(生理指标,反映血管非条件反射)、冷压试验(生理指标,反映神经血管反应性)等实验室指标的检测与筛选,发现其中只有尿17-羟皮质类固醇在异病同证"肾阳虚证"患者中普遍下降,提示肾上腺皮质功能减退是肾虚证的物质基础,从而初步揭示了"肾阳虚证"的物质基础,以及"异病同治"的作用途径,并在1960年全国中西医结合学术交流大会上通报了该研究的发现[2,3]。这成为揭示和阐明中医脏象理论物质基础实验研究的一个重要的突破:即证明古典中医理论肾脏、肾虚证及其对应的辨证论治是客观存在且具有其物质基础的。

---

* 沈自尹(1928年3月—2019年3月7日),浙江镇海人,中国科学院院士,复旦大学附属华山医院教授。1952年他从上海第一医学院(现复旦大学上海医学院)医疗系毕业后,前往广州岭南医学院高师班学习;1953年返回上海医科大学第一附属医院(现复旦大学附属华山医院)担任内科助教;1955年师从中医姜春华教授,学习中医经典著作和临诊;后长期从事中医肾本质和老年医学中西医结合研究;1997年当选为中国科学院院士;2019年病逝,享年91岁。2019年,中华人民共和国人力资源和社会保障部、国家卫生健康委员会、国家中医药管理局决定,追授沈自尹同志"全国中医药杰出贡献奖"。

20 世纪 60 年代,沈自尹领导的团队采用能反映下丘脑-垂体-肾上腺皮质轴功能的最先进实验室检测技术,对正常组人群,及肾阴虚组、肾阳虚组患者进行对比研究,发现肾阳虚证患者具有下丘脑-垂体-肾上腺皮质轴不同环节(层次)、不同程度的功能紊乱,再次证明"证"是有物质基础的,符合科学研究中的可测量性和可重复性[4]。

至 20 世纪 70 年代末,沈自尹领导的团队发现除了下丘脑-垂体-肾上腺轴以外,肾阳虚证患者下丘脑-垂体-甲状腺轴和下丘脑-垂体-性腺轴功能等也均存在不同环节、不同程度的隐潜性变化,而且与平均 68 岁的老年人类似。由此得出结论:肾阳虚证具有多靶腺(3 个神经-内分泌轴都累及)功能紊乱,温补肾阳法方药治疗后各轴均有一定程度的恢复,推论肾阳虚证的主要发病环节为下丘脑(或更高中枢)的调节功能紊乱。老年人组在两轴上的异常表现和肾阳虚组甚为类似,因此,肾阳虚证的外象又意味着下丘脑-垂体及其某个靶腺轴上有一定程度的未老先衰[4]。

沈自尹发现:肾阳虚证所见异常指标的阳性率为 60%～85%,而且肾阳虚证是一种综合的功能态,是动态的,可以发展、可以转化,而人体具有一定的调节能力,在生理状态下能不断通过反馈机制使机体达到自稳态,其病理表现则是调节控制能力失常[4]。

自 20 世纪 80 年代中期起,沈自尹领导的团队开展了系列动物实验,以进一步阐明肾阳虚证的发生机制和补肾中药的药效机制。例如选用生理性肾虚的老龄大鼠,以及用外源性糖皮质激素(皮质酮)造成下丘脑-垂体-肾上腺皮质轴为抑制,模拟肾阳虚的动物,发现补肾药可直接作用于下丘脑[4]。

20 世纪 90 年代,沈自尹领导团队的研究还发现:补肾药能改善下丘脑儿茶酚胺类神经元功能的老化,而健脾药则不明显[4]。在研究中引入系统生物学思路与方法,并涉及肾藏精与干细胞关系的研究[5]。

通过以上对神经-内分泌-免疫网络的大量实验证实:肾阳虚证与神经-内分泌-免疫网络存在内在联系,补肾药是调节下丘脑、神经-内分泌-免疫网络、下丘脑-垂体-肾上腺-胸腺轴的有效手段[4]。

三、肾及肾虚证研究的发展

受沈自尹院士研究的启发,国内外相继开展了相关研究,有学者综述,"肾虚证"的物质基础涉及多个系统和器官功能的紊乱,诸如内分泌系统的下丘脑-垂体-肾上腺皮质轴、甲状腺轴、性腺轴,以及生殖系统、自由基、免疫系统等方面;其间还有学者开展了肾主骨、肾开窍于耳、肾为先天之本、肾气通于冬等古典中医基础理论的实验研究,采用了大量动物实验,实验技术手段不断丰富、进步[6-8]。还有学者综述了肾虚证临床观察的结果,涉及自主神经功能的变化、内分泌功能的变化(肾上腺皮质轴功能紊乱、甲状腺轴功能的紊乱、性腺轴功能的紊乱、生长激素的变化、胸腺激素的变化、心钠素的变化等)、免疫功能的变化、能量代谢和水盐调节功能的变化、微量元素的变化、自由基和脂质代谢的变化,以及骨矿物含量和骨密度的变化等[9]。

通过国内外大量的实验检测与探索，采用当代国际通行的生物医学知识，揭示出"肾虚证"等古典中医基础理论有关的物质基础及内涵，验证了古典中医理论的客观存在且有其物质基础，阐明了对应的治则治法与辨证论治理法方药的有效性，并揭示了药效机制，沟通古今，使古典中医理论不再神秘，并为生物医学研究和探索提供了新的视角。

顺着这样的思路，结合当代生命科学的进展，使学术界得以采用全新的视角来审视古典中医理论。仍以肾及肾虚证为例。

（1）肾藏五脏六腑之精，化生肾精、肾气、肾阴、肾阳，促进脏腑组织器官生理活动等功能——涵盖了人体营养的基本储备、神经-内分泌-免疫系统组织器官的储备与调控功能；而肾虚证，包含肾气虚、肾阴虚、肾阳虚、肾精亏虚，则不同程度涉及此类系统、组织器官的病理性改变及功能异常和衰退。

（2）肾主生长、发育、生殖——侧重在生长激素及其调控，神经-内分泌系统（尤其是下丘脑-垂体-性腺轴）及其主要效应器官及功能；而肾精亏虚（或肾精不足、肾精亏损），多与此类系统、组织器官的病理性改变及功能异常和衰退有关。

（3）肾主水，主持和调节人体水液代谢，及制约阳气——① 包括肾脏在内的泌尿系统及其调控，而心脏和肝脏功能衰竭引发的水肿，也与此有关；② 血管神经系统及其调节、体温中枢及其调节等；而肾气虚、肾阴虚、肾阳虚多与此类系统、组织器官的病理性改变及功能异常和衰退有关。

由此，学术界得以沿着这样的思路去探索和揭示古典中医理论，探索和揭示对应的理法方药理论与实践，审视生命科学现象，继承和发展中医理论。

四、肾上腺糖皮质激素的发现与应用

如前所述，肾虚证是临床常见证候，在面对相似的肾虚证临床现象和患者时，西医学最初是如何探索并最终发现、建立和完善肾上腺糖皮质激素相关理论与技术的呢？

（一）初步的医学观察和实验

英国医生托马斯·艾迪生（Thomas Addison，1793—1860）曾观察到一个罕见疾病：贫血、虚弱、疲劳、消化障碍、心脏活力减退、皮肤有很深的色素沉着，该患者死后的病理解剖发现，其肾上腺大部分被破坏。继而他开展动物实验观察发现，切除肾上腺会导致动物迅速死亡[10]。

这一案例提示：

（1）贫血、虚弱、疲劳、消化障碍、心脏活力减退、皮肤有很深的色素沉着，按中医证候的描述该为：乏力、面色少华、肤黑、食少、舌淡、脉弱，是典型的肾阳虚表现。

（2）从实验医学角度看，这得益于当时西方普遍开展的患者尸体解剖，以探寻可能的致死病理原因,由此艾迪生观察到肾上腺破坏与该患者疾病的联系,及肾上腺可能具有重要的生理作用。

(3)从实验动物学角度看,这得益于动物实验的普及与开展,从而验证了临床的观察结果:肾上腺具有重要的生理作用。而在此之前,学术界虽然早已观察到肾上腺这一组织,但一直不清楚肾上腺的生理作用。

(二)肾上腺功能及肾上腺素作用的验证与试验

1894年,奥利弗和谢菲尔证明注射肾上腺水提取物对艾迪生病有效[10]。

20世纪20年代末至20世纪30年代初,几个美国研究小组从肾上腺皮质获得了一定纯度的提取物,注射后可延长肾上腺切除动物的生命,对艾迪生病患者也有很好的疗效[10]。

这些案例提示:当时欧美国家的化学、实验动物学已普遍介入,知识和技术迅速积累,为后续的医学突破创造了条件。

(三)化学与产业介入所取得的突破

爱德华·卡尔文·肯德尔(Edward Calvin Kendall),美国化学家,于1934年从肾上腺皮质分离出皮质激素纯结晶,进而分离出20多种物质,其中有6种对肾上腺切除动物有效,并从中得到化合物A、B、E、F 4种类固醇。1941年肯德尔任明尼苏达大学梅奥诊所生化部主任,1944年根据他的方法,默克公司大量生产出化合物A。1945年,默克公司将化合物A转变成E,使E(可的松)的大量生产成为可能。因此,肯德尔荣获1950年诺贝尔奖。诺贝尔奖评审委员会评价[10]:肯德尔及其合作者对皮质激素的分离和鉴定有重大贡献,推动了这类物质的人工合成;明确地指出了其生物活性不同取决于其化学结构变化。由此提高了对这个领域的认识,促进和实现了这些新发现的实际运用。

塔德乌什·赖希施泰因(Tadeus Reichstein),瑞士生物化学家,1922年获化工学博士学位,1930年转入生物化学研究,1933年合成维生素C。1934年,他与欧加农公司合作从牛的肾上腺(1 000 kg)中提取大约1 kg干的剩余物,分离提取29种类固醇,其中有6种具有生物学活性[脱氧皮质酮、皮质酮、17-羟皮质酮、11-脱氧-17-羟皮质酮、11-脱氢皮质酮、17-羟11-脱氢皮质酮(可的松)],可以延长切除肾上腺动物的生命,而且可以消除某种或多种肾上腺类固醇激素合成酶缺乏症。因此,赖希施泰因荣获1950年诺贝尔生理学或医学奖。诺贝尔奖评审委员会评价[10]:赖希施泰因对肾上腺皮质中4种活性激素的首次分离,其中之一的首次合成,证明类固醇性质及这些重要物质的结构和性质许多细节的发现,并使得这类激素合成变得顺畅,新药被创制出来。

以上案例提示:

(1)梅奥诊所(代表着美国医学先进水平的医院)在人才方面已录用非医学专家,促成了多学科介入,直接孕育了对该激素的认识和临床应用。

(2)一些欧美制药企业不畏风险,积极介入、探索。而此时的前景尚不明朗,存在着较大的风险。

（3）生物化学及其实验技术的发展和介入，直接促进了医学的发展。

（4）那个年代，从制药企业到生物化学行业等不同领域处在蓬勃发展的阶段，形成了竞相投入、百花齐放、密切合作的局面，直接促进和推动了以肾上腺糖皮质激素为代表的医学知识的发现、发展。

（四）肾上腺皮质激素制剂临床试验与推广应用

菲利普·肖瓦特·亨奇（Philip Showalter Hench），美国医生。1920 年获得医学博士学位，德国留学。1928 年起他在梅奥诊所任职。其间，他发现黄疸患者或孕妇其原先所患的风湿性关节炎会减轻，在开展大量的治疗性探索无效后，推测这两类人群中含有同一物质能抑制风湿病发作。后来受到肯德尔关于"可的松"论文启发，1948 年亨奇与肯德尔博士合作，把可的松正式应用于风湿病患者，取得了显著效果。以后逐步扩大试验范围，证实了肾上腺皮质激素对许多炎症性疾病都有疗效。因此，亨奇荣获 1950 年诺贝尔生理学或医学奖。诺贝尔奖评审委员会评价[10]：亨奇关于黄疸和妊娠对风湿性关节炎有益影响的调查研究是肾上腺皮质激素临床应用发现的起点，表明这些病症和其他一些病症都与肾上腺皮质激素有关，据此开创了肾上腺皮质激素新疗法的可能性，揭示其本质和肾上腺皮质的作用。

这一案例提示：杰出的临床医师具有临床科研的素质，善于对纷繁的、看似不相关的临床现象的抽象、推理，并及时了解相关领域的进展和动态，可以推动和发展临床医学知识。

回顾以上沈自尹院士揭示肾虚证本质的案例，可以看到，该研究的最初突破是援用了肾上腺糖皮质激素理论与实验技术的，该理论与实验技术给探索肾及其中医理论物质基础/本质提供了新的视角和利器。因此，及时了解、掌握、引用当代先进生命科学理论与技术，对于中医药理论的揭示和发展是十分必要的。

五、问题和展望

从该案例可以看出，我国古代学者从不同患者纷繁的临证信息中，归纳出肾脏理论与肾虚特征，并探索和发展了补肾理法方药，行之有效，做出了重要的学术贡献。到了 19 世纪中叶，得益于普遍开展的实验医学，艾迪生医生观察到某一肾虚证患者的发病可能与其肾上腺破坏有关，从而揭开了肾上腺及肾上腺激素探索和研发的序幕。而沈自尹能不抱成见，在对肾虚证患者众多实验室指标检测的分析中，抓住肾上腺皮质激素代谢产物的异常，重复观察与验证，揭示出肾虚证的物质基础，使这一古典中医理论得到实验验证，在中医脏腑和证候现代化研究方面取得突破，沟通了中西医学理论。据此可以思考：

（一）有关中医理论

（1）肾虚证等古典中医理论与实践还蕴含着哪些重要生命科学信息，我们应该如何去挖掘?

(2) 当代我国人口营养、健康、环境等已得到改善,常见病、多发病等疾病谱也有了相应的变化,如何深入探索肾虚证的发生机制,发展防治方法?

(3) 古典中医理论有关肾及其虚证或病变,以及对应的理法方药,还有没有蕴含着迄今学术界尚未观察到的生命科学现象?

(4) 中药复方、单体的作用及其机制;与激素替代疗法的关系,开发的前景如何?

(二) 有关肾上腺糖皮质激素调控的分子机制

(1) 有关神经内分泌机制的深入研究与探索,如不同组织细胞具体而复杂的分子调节机制、应激反应的具体分子调节机制、神经-内分泌系统外的组织器官可能对其的影响?

(2) 肾上腺糖皮质激素调节的分子机制及其在常见疾病发生、发展中的变化与利弊?

(3) 相关领域形成了哪些理论? 发展了哪些诊疗技术?

(三) 有关肾上腺糖皮质激素临床应用

(1) 临床上采用糖皮质激素治疗许多疾病时会产生副作用,如何获取最佳疗效及确保最小的副作用?

(2) 肾上腺糖皮质激素临床使用中存在的普遍问题与解决措施。

(3) 中医药在其间可能发挥的作用与机遇。

参考文献

[1] 中医研究院.蒲辅周医案[M].北京:人民卫生出版社,1972.

[2] 沈自尹.我走过的中西医结合历程[J].中国医院,2002,6(3):40-42.

[3] 董竞成,蔡定芳.肾虚与科学——沈自尹院士的中西医结合研究心路历程[M].北京:人民卫生出版社,2007.

[4] 沈自尹.从肾本质研究到证本质研究的思考与实践——中西医结合研究推动了更高层次的中医与西医互补[J].上海中医药杂志,2000(4):4-7.

[5] 沈自尹.中西医结合肾本质研究回顾[J].中国中西医结合杂志,2012,32(3):304-306.

[6] 潘志性.肾虚本质的现代研究进展[J].上海中医药杂志,1995(5):44-46.

[7] 罗卫芳,郭树仁,程士德.中医学肾本质现代研究概述[J].中国中医基础医学杂志,2001,7(4):75-77.

[8] 宋春风,尹桂山,吕佩源.肾阳虚证的中西医结合研究概况[J].中国中医基础医学杂志,2001,7(7):76-79.

[9] 陶少平.肾虚实质的现代临床的研究[J].山东中医学院学报,1995,19(5):355-360.

[10]《诺贝尔奖演讲全集》编译委员会.诺贝尔奖演讲全集 生理学或医学卷Ⅱ[M].福州:福建人民出版社,2004.

阴阳之气及其物质基础

"阴阳"是中医学的一组重要概念。在经典著作《内经》中,阴阳主要指的是"阴阳之气",并由此及相互间运动变化所产生的种种现象和规律。例如:

"人生有形,不离阴阳。"(《素问·宝命全形论》)

"阴平阳秘,精神乃治,阴阳离决,精气乃绝。"(《素问·生气通天论》)

"阴胜则阳病,阳胜则阴病。阳胜则热,阴胜则寒。"(《素问·阴阳应象大论》)

"阴阳者,天地之道也,万物之纲纪,变化之父母,生杀之本始,神明之府也,治病必求于本。"(《素问·阴阳应象大论》)

一、《内经》的阴阳理论

阴阳是《内经》的重要概念,使用频繁,对后世产生了广泛且深远的影响。《内经》的阴阳理论重在阐释人体生理病理及其诊疗,成为中医学理论的重要组成部分,且具自然哲学的烙印。一些代表性的论述如下。

(一)自然界阴阳之气

(1)阴阳之气及其运动变化造就了宇宙万物。

"积阳为天,积阴为地。""天地之运,阴阳之化。"[1]

"阳中有阴,阴中有阳。""阴阳者,数之可十,推之可百,数之可千,推之可万,万之大不可胜数,然其要一也。"[1]

(2)阴阳之气的运化不息存在密切的关系,互助及相互依存、互根及相互转化。

"阴在内,阳之守也;阳在外,阴之使也。""君火之下,阴精承之。"[1]

"四时之变,寒暑之胜,重阴必阳,重阳必阴,故阴主寒,阳主热,故寒甚则热,热甚则寒。故曰:寒生热,热生寒,此阴阳之变也。"[2]

(二)自然界阴阳之气对人类的影响

"人之所以参天地而应阴阳也,不可不察。"[2]

"逆春气,则少阳不生,肝气内变。逆夏气,则太阳不长,心气内洞。逆秋气,则太阴不收,肺气焦满。逆冬气,则少阴不藏,肾气独沉。"[1]

"夫四时阴阳者,万物之根本也,所以圣人春夏养阳,秋冬养阴。"[1]

（三）人体阴阳之气

"人生有形,不离阴阳。"[1]

"故清阳出上窍,浊阴出下窍;清阳发腠理,浊阴走五藏;清阳实四支,浊阴归六府。"[1]

"其浮气之不循经者,为卫气;其精气之行于经者,为营气。阴阳相随,外内相贯,如环之无端。"[2]

"阴不胜其阳,则脉流薄疾,并乃狂;阳不胜其阴,则五藏气争,九窍不通。""阴平阳秘,精神乃治,阴阳离决,精气乃绝。"[1]

"清气在下,则生飧泄;浊气在上,则生䐜胀。此阴阳反作,病之逆从也。"[1]"阴胜则阳病,阳胜则阴病。阳胜则热,阴胜则寒。"[1]"阳虚则外寒,阴虚则内热,阳盛则外热,阴盛则内寒。"[1]"暴怒伤阴,暴喜伤阳。"[1]"阴气少而阳气胜,故热而烦满也……阳气少,阴气多,故身寒如从水中出。"[1]

（四）诊疗理论

"调气之方,必别阴阳。"[1]"凡刺之方,必别阴阳。"[1]

"诸寒之而热者取之阴,热之而寒者取之阳。"[1]

"调阴阳……泻其有余,补其不足,阴阳平复。"[2]

总之,"阴阳"是《内经》的重要医学概念,主要指阴阳之气;阴阳之气及其运行变化是人类生理和病理的基础。涉及:① 人体组织结构及生理功能,如阴阳之气的化生、阴阳之气及生理、阴阳之气的关系、阴阳不同禀赋人群,以及经脉、组织、器官等;② 病理,如发病、病机;③ 诊断,如通过望诊、脉诊等辨别阴阳;④ 治则治法,涉及治疗策略、平复阴阳之气等[3]。

二、组织与细胞形态学层面的阴阳之象

在《内经》年代,学者普遍认为自然界及其万物,包括人体,是由阴阳之气构成的;自然界万千气象,及人体的生理和病理活动,也是由阴阳之气的运动变化造成的。因此说,"人生有形,不离阴阳"[1]"阴阳者,数之可十,推之可百,数之可千,推之可万,万之大不可胜数,然其要一也。"[1]

然而,就医学实践而言,在了解了正常人体解剖和病理解剖的形态学知识之后,医学家自然会关心在细胞层面、分子层面的"阴阳"究竟是怎样的;例如"肝气内变""肺气焦满"[1]以及经治疗达到"阴阳平复"[2]等的微观病理形态是怎样的。

光学显微镜和电子显微镜设备与相关技术的诞生,给研究和揭示细微的阴阳之象创造了条件。

在近代光学显微镜被应用于医学研究后,学者得以观察构成脏腑组织器官的细微结构、细胞、细胞器,并逐渐发展出基于光学显微镜及标本制备和染色技术的组织学、病理学,极大地推动了医学的发展;并在组织、细胞层面诠释了人体组织的"阴阳者,数之可十,推之可百"[1]的细微阴阳之象。

在此基础上,学术界自然会好奇并探索细胞的超微结构及其调节与关系。在电子显微镜和超速离心机等技术的支撑下,生物医学界开始逐步揭开其神秘的面纱。

1938 年,当电子显微镜问世后,克劳德* 在美国洛克菲勒大学工作期间,与他的合作者于 20 世纪 40 年代中期探索和发展了制备"用于电子显微镜观察的细胞",利用电子显微镜观察了病毒如何侵入正常细胞。从 1945 年起克劳德发现了一系列细胞内的显微结构,同时,他还开拓了离心机分离细胞不同成分技术,使他得以从生物化学与电镜结合的角度研究这些小体。他在诺贝尔生理学或医学奖颁奖讲演词"细胞时代的到来——通过细胞分级分离、生化和电镜方法研究活体机制及综述此机制的发现对我们现状和思想的影响"中,回顾了细胞生物学发展的历程及对人类生命认识的价值[4]。

> * 埃尔伯特·克劳德(Albert Claude),比利时著名的细胞学家,于 1928 年毕业于比利时列日大学医学院,1928—1929 年在柏林进修并学习组织培养,1929 年夏进入美国洛克菲勒研究所(后改为大学)。

迪韦* 1947 年回到比利时卢万,在卢万大学医学院讲授生理化学,主要研究胰岛素和胰高血糖素,发现了碱性磷酸酶,及一种细胞器——过氧化物酶体及其功能。20 世纪 70 年代他在布鲁塞尔卢万大学医学院组建了一个国际细胞和分子病理学研究所。迪韦对离心机分离细胞不同成分技术做出了卓越贡献。他在诺贝尔生理学或医学奖颁奖讲演词"用离心机研究细胞"中,介绍了细胞分析的分级分离法的发展、在生物学领域的应用、在病理学和治疗学上的应用等。他强调,这一"发现不只是丰富了知识,而且也会有助于战胜疾病"[5]。

> * 克里斯蒂昂·勒内·德·迪韦(Christian Rene De Duve),比利时著名的细胞学家。他于 1934 年进入比利时卢万天主教大学学医,利用学余时间参加实验室研究胰岛素对葡萄糖摄取的影响;1941 年毕业,获医学博士学位。二战后,他先后到瑞典诺贝尔医学研究所、美国华盛顿大学学习。

帕拉德* 在洛克菲勒医学研究所成立了第一个"课题组"以研究细胞器,他们改进了用于电镜观察的组织固定和切片技术;阐明了线粒体的精细结构及细胞质中的核糖体,还描述了内质网的局部分化情况,揭示了化学突触的精细结构,其所在实验室成为举世闻名的生物电镜中心。帕拉德阐明了当细胞生长和产生分泌物时,细胞的哪些成分起作用。他在诺贝尔生理学或医学奖颁奖讲演词"细胞内的蛋白分泌过程"中,介绍了该领域背景、胰腺外分泌细胞分泌过程的 6 个阶段显微特征、细胞胞吐和细胞内转运对膜分布的作用、分泌过程的普遍性等[6]。

> ＊乔治·埃米尔·帕拉德(George Emil Palade),美国著名的细胞学家。他于 1930 年进入布加勒斯特大学医学院,学习解剖学,并临床实践 6 年,及研究鲸的神经元,于 1940 年获医学博士学位。1946 年他前往美国,参加了克劳德(以上学者)举办的电子显微镜学习班,留在洛克菲勒医学研究所工作。

　　1974 年诺贝尔生理学或医学奖颁给了细胞生物学的学科、细胞的超微结构和功能的研究者克劳德、迪韦和帕拉德,以表彰他们"发现并阐明了细胞功能,这些功能具有基础生理学和临床的重要性""在过去三十年中,(他们)创立了一个新的学科——细胞生物学"[4]。

　　以上研究成果,展现了细胞及细胞器层面上的阴阳之象。也因此,在当代中医药阴阳物质基础探索的相关实验中,已广泛采用光镜、电镜,以及组织化学和免疫组化等技术及其相关理论,在组织、细胞及细胞的亚微结构上揭示诸如类似于"肝气内变""肺气焦满"等的病理改变和异同,这对当代中医药学者阐释古典中医理论、揭示经方的作用机制等均是十分重要的;同时,光镜、电镜等不断发展的显微技术和图像处理分析技术,也使得当代中医药学者得以与国内外医学家位于同一起跑线,探索生命科学和医学的奥秘。

三、细胞与分子生物学层面的阴平阳秘

　　在功能及其调节异常方面,如:"阴平阳秘,精神乃治,阴阳离决,精气乃绝。"[1]其阴阳互动和调节、生长壮老已,在细胞、分子层面上会是怎样的,细微的调节机制如何呢?

　　在细胞生物学奠基之后,学术界开始探索细胞是如何分裂增殖及凋亡的。

　　附: 人体平均每克组织就约有 10 几个细胞,每个细胞的细胞核中有 23 对染色体,包含了细胞的遗传物质 DNA。人体所有组织细胞起源于一个受精卵。受精卵经过不断的分裂、分化,最后形成完整个体。即使在成体中,仍有大量细胞不断进行着分裂增殖,以补充那些衰老、死亡的细胞。

(一)调节细胞周期关键分子的发现

　　早先细胞分裂增殖的周期现象在显微镜下被发现后,如何实现其调节的分子机制却一直是个谜。

　　20 世纪 70 年代初,哈特韦尔＊任华盛顿大学教授,在哈钦森癌症研究中心采用芽殖

酵母菌研究细胞周期(后来发现这种酵母非常适合于细胞周期的研究)。他及其团队建立并分离了1 000多种温度敏感突变体酵母菌,这些酵母菌能在室温下生长而不能在36℃下生长。他们利用限温条件及温度敏感突变技术筛选出生长停滞在特定的细胞周期相的突变酵母菌,确定缺陷基因所编码的蛋白质在细胞周期调控中的作用。该团队采用显微摄影技术确定细胞所处于的周期,并据此分离出上百个涉及细胞周期调控的基因,命名为*Cdc*(cell division cycle)基因。在后续的研究发现,在这类基因中,*Cdc*4、*Cdc*6、*Cdc*7、*Cdc*8等控制DNA复制,*Cdc*5、*Cdc*14、*Cdc*15等参与染色体分离的调控;*Cdc*3、*Cdc*10、*Cdc*11、*Cdc*13等调控细胞质的分裂,*Cdc*1、*Cdc*4、*Cdc*24、*Cdc*28、*Cdc*33等在受精卵雌雄核融合过程中起重要的作用。其中,*Cdc*28启动细胞从G1期进入S期,当*Cdc*28基因突变时,细胞会停止在G1晚期的复制起点,因此认为Cdc28蛋白是控制细胞由G1期进入S期的重要蛋白,是*Start*基因。*Cdc*的发现开创了细胞周期调控新领域,吸引了许多科学家投入到这一方向,为后续的研究奠定了坚实的基础。

进而哈特韦尔小组利用辐射及诱导物质干扰酵母菌细胞周期,发现当酵母菌受到X射线或紫外线照射后,细胞周期的进程会延迟;当细胞DNA被烷基化、断裂或复制受阻时,细胞周期出现停滞,不能及时进入下一个时相。由此提出了检验点(check point)概念,指在细胞周期中,后一事件的发生依赖于前一事件的完成,如在DNA复制完成后经检测点通过后有丝分裂才能进行。进一步的研究表明,有众多基因及其产物参与该点检测细胞的状态,以保证细胞能对损伤的DNA进行修复。例如,当敲除*Rad*9基因,会消除射线对细胞周期的调节,揭示了*Rad*9对检验点的调节作用;还有*Rad*17等。检验点这一概念的提出使学术界对细胞周期调控的认识更为深入[5,6]。

> * 利兰·哈特韦尔(Leland H. Hartwell),1939年10月30日出生于美国,考入加利福尼亚理工技术学院,选修和阅读了噬菌体遗传学和基因调控的相关文献。1961年他大学毕业后,进入麻省理工大学研究基因调控,1964年获得博士学位,开展多形瘤病毒感染细胞的研究,希望加深对癌症的了解、揭示控制细胞分裂的基因。1965年他到加州大学,开始了解和采用酵母菌,开展细胞学和遗传学的研究。1968年,他出任华盛顿大学教授,在哈钦森癌症研究中心继续研究。

附:细胞周期(cell cycle)是指连续分裂的细胞从一次有丝分裂结束到下一次有丝分裂完成所经历的整个序贯过程。细胞周期可划分为4个时相,即G1期、S期、G2期和M期。在G1期中,细胞不断生长发育,然后细胞进入DNA合成的S期;在S期,细胞内遗传物质复制,逐渐倍增,形成两套完整的染色体,然后进入细胞的G2期,为细胞有丝分裂做好准备;接着细胞开始有丝分裂,即M期,染色体分离、细胞分裂,两套染色体被平均分配给两个子细胞,完成一个细胞周期。增殖后的两个子细胞将再次进入G1期。而一旦细胞不能完成细胞周期,细胞将进入程序化死亡;而细胞周期失去控制令细胞异常增殖则会引发癌变。

以上大量控制细胞周期基因的发现，尤其是起点 Start 基因及细胞周期检验点的发现，对于揭示细胞生长的奥秘具有重大意义，可在诊断、癌症发现与治疗等许多不同领域得到应用，且可视为对人体阴阳消长及其调节理论在细胞层面内涵上的深入。

同一时期，纳斯* 在哈特韦尔研究的基础上，使用裂殖酵母（S. pombe）作为细胞模型，发现了许多细胞周期的调控基因，其中 Cdc2 在细胞分裂调控中起着重要的作用，它控制细胞从 G2 期进入 M 期；之后还发现 Cdc2 基因还有着与 Start 基因相同的作用，即在细胞从 G1 期向 S 期的转换过程中起调控作用；Cdc2、Cdc18 以及 DNA 聚合酶 α 也与"检验点"的调控有关。1987 年，纳斯小组从人的细胞中分离了与 Cdc2 相似的基因，细胞周期依赖性蛋白激酶 1（cyclin dependent kinase 1），发现该基因编码一种 CDK1 蛋白质，系周期素依赖性激酶蛋白家族中的一员。研究表明，CDK 是通过对其他蛋白质的化学修饰（磷酸化作用）来驱动细胞周期的，该物质能够将早期的变异细胞（早期癌变细胞）基因修复，恢复成正常细胞。此后，他及其团队在人细胞中还发现了几十种不同的 CDK 分子。进一步的研究发现 Cdc2 和 Cdc28 都编码一个 34 kd 的蛋白激酶，参与 G1/S 和 G2/M 转换的调控，促进细胞周期的进行；他还观察到，Cdc2 编码的蛋白激酶必须与周期蛋白结合才具有活性；而基因 Weel 和 Cdc25 分别表现为抑制和促进 Cdc2 的活性。所以 CDK 蛋白是一种调控细胞周期的关键因子[5,6]。

> ＊ 保罗·纳斯（Paul Nurse），1949 年 1 月 25 日出生于英国；1970 年毕业于英国伯明翰大学，获得生物化学学士学位；1973 年毕业于英国东安格利亚大学，获细胞生物学和生物化学博士学位。

其间，纳斯在相关研究领域已经发表了超过 300 篇重要的科研论文和综述，其中 50 余篇发表在 Cell、Nature、Science 等顶级期刊上，其研究成果将会使多数生物医学的研究领域受益。在乳腺癌、脑瘤等人类肿瘤中有时会发现 CDK 分子和周期素的水平上升。因此，这可能为肿瘤治疗开辟新途径：针对细胞周期调控子设计出控制细胞生长、分裂的药物来阻止癌细胞的增殖[7,8]。

1983 年，亨特* 在美国实验室以海胆卵为实验材料，发现其在卵裂过程中有两种蛋白质的含量随细胞周期而变化：在每一轮间期开始合成，G2/M 时达到高峰，M 结束后突然消失，下轮间期又重新合成。由于其表达水平随细胞周期而剧烈起伏，他将其命名为周期蛋白。这些周期蛋白附在 CDK 分子上，调节 CDK 活性，选择需要被磷酸化的蛋白质。通过进一步研究，他发现细胞周期的运转必须有周期蛋白的参与，周期蛋白缺陷型细胞停滞在 G1 期或 G2 期，无法进行有丝分裂。此后，亨特发现其他物种中也含有周期蛋白，仅人类细胞中就有数十种，并且这类蛋白质在进化中具有较高的保守性。除了对细胞周期运转具有决定性功能外，周期蛋白还被证实能与某些转录调节因子（transcription factor）结合对基因进行调控，并且对细胞周期也具有重要意义，从而"发现了控制细胞周期的关键物质"[5,6]。

＊ 蒂莫西·亨特(Timothy Hunt)，1943 年出生于英国。1961 年进入剑桥大学卡莱尔学院学习自然科学，1968 年获得生物化学博士学位。

2001 年诺贝尔生理学或医学奖授予了哈特韦尔、纳斯和亨特，以表彰这 3 位科学家在有关控制细胞周期的研究中做出的重要贡献，发现了具有调节包括酵母、植物、动物和人类等所有真核有机体中细胞周期的关键分子，这些基础性研究对研究细胞发育具有重要意义。这一发现提示细胞周期控制出现缺陷时可能导致的染色体改变以及可能最终导致癌细胞的形成，因此这在研究癌症诊疗方面开创了新的方向[5,6]。

（二）程序性细胞死亡及调节分子的发现

在学术界许多学者不懈探索细胞分裂增殖分子调控机制的同时，另有学者却在执着探索细胞程序性死亡（凋亡）的分子调控机制。

附：程序性细胞死亡(programmed cell death)是指细胞的一种自主性死亡。在健康的机体中，细胞的生死处于一个良性的动态平衡中，阴平阳秘，一旦被破坏，就会患病。例如，该死亡的细胞不死亡，就可能导致组织恶性增长，形成癌症；而不该死亡的细胞过多地死亡，如受艾滋病病毒的攻击，淋巴细胞大量异常死亡，破坏了人体的免疫功能。甚至在生物的发育过程中，如人在胚胎阶段的尾巴消亡、指和趾蹼的退化等，都是通过程序性细胞死亡实现的。

早在 20 世纪 60 年代初期，科学家们就开始探索细胞分化和器官发育的奥秘。在选择的模式生物方面，单细胞生物（如细菌和酵母）太简单，而哺乳动物又太复杂。最终，布雷内＊选择了线虫（秀丽隐杆线虫，*Caenorhabditis elegans*，C. elegans）。线虫长 1 mm，生长期短，便于繁殖，线虫细胞数量不多，功能不复杂，而且身体透明，便于在显微镜下跟踪细胞的分裂过程，据此可以将基因分析与细胞的分裂、分化，以及器官的发育联系起来。这一具有远见卓识的实验模型选择，开创了一个全新的领域（以 C. elegans 这个主题词在 Medline 上检索，到 2002 年 10 月 7 日为止，已有 6 481 篇论文发表）。自 1965 年起，布雷内展开了长达 12 年的线虫研究。1974 年他发表了一篇重要的学术论文，报道采用乙基甲烷磺酸盐（EMS）诱导线虫特异的基因突变。他提出不同的基因突变可能与特异性基因有联系，可能导致器官发育过程中的不同结果。这种将基因分析与在显微镜下观察细胞分裂相结合的研究方法，引发了布雷内在这一领域的一系列重大发现，并成为后来者的许多相关发现的基础，包括苏尔斯顿和霍维茨的研究[7,8]。

＊ 悉尼·布雷内(Sydney Brenner)，英国生物学家，1927 年 1 月 13 日出生于南非，1951 年在南非威特沃特斯兰大学完成了硕士学业，1954 年取得英国牛津大学博士学位，赴剑桥大学卡文迪逊实验室师从弗朗西斯·克里克。其间，于 1956 年揭示了 DNA 转译密码机制；1961 年发现了信使 RNA(mRNA)。布雷内还是美国加利福尼亚州伯克利分子科学研究所的创始人，被称为"分子细胞学之父"。

　　1969 年,苏尔斯顿*应邀回到英国剑桥医学研究委员会分子生物学实验室从事研究,加入了由布雷内领导的小组,研究发育和行为的遗传控制。从 20 世纪 70 年代中期到 1982年,他在显微镜下观察线虫细胞分裂,并改进了实验技术,这使他得以在该线虫从受精卵到成虫的 959 个细胞的过程中,研究了全部的细胞分裂。在 1976 年发表的一篇论文中,他第一次为一部分发育中的神经系统描绘了细胞谱系图。他指出细胞谱系是固定不变的,即每一个线虫都要经历相同的程序性细胞分裂和分化过程。他发现,线虫在发育阶段总共产生1 090 个细胞,其中的 131 个细胞通过程序性细胞死亡的方式被清除,最终成体线虫由 959 个细胞组成;而"细胞的程序性死亡"是器官正常演变的一部分。他发现一些特异细胞的死亡总是按照一定程序进行的,他描述了细胞死亡过程的可视性步骤,证明了参与程序性细胞死亡的早期基因突变,包括 Nuc - 1 基因。他还揭示了 Nuc - 1 基因编码的蛋白质是降解死亡细胞 DNA 所必需的。1983 年在沃森领导的人类基因组计划的资助下,他开始线虫基因测序,绘制线虫基因组图谱,在 1998 年发表了线虫的基因组序列。此后参与人类基因组测序的工作,带领团队完成了人类基因组 1/3 的测序,到 2003 年所有基因组数据完整公开发表[7,8]。

> ＊ 约翰·爱德华·苏尔斯顿(John Edward Sulston)(1942 年 3 月 27 日—2018 年 3 月 6 日),英国生物学家。1963 年获英国剑桥大学学士学位,1966 年获剑桥大学博士学位后,即前往美国加利福尼亚圣选戈索尔克生物研究中心作博士后,研究生命的分子起源。

　　霍维茨*从 20 世纪 70 年代起,开始进行"细胞死亡"的系列研究,继续布雷内和苏尔斯顿在线虫遗传学和细胞谱系方面的工作。1978 年,他进入麻省理工学院生物系,研究秀丽隐杆线虫器官发育和细胞程序性细胞死亡(凋亡)的遗传调控机制。他在研究中发现,"程序性细胞死亡"是细胞按程序进行的一种"自杀"。为了揭示其机制,他选择从遗传学角度入手,利用遗传突变的技术,去筛查和寻找关键基因。经十多年的不懈努力,他发现了在线虫中控制细胞凋亡的关键基因,并描绘出这些基因的特征,揭示了这些基因在细胞凋亡过程中相互作用。1986 年发表的一篇重要论文中,他首次报道鉴定出两个"死亡基因",即 Ced - 3 和 Ced - 4(从 1986 年至 2002 年 10 月初,在 Medline 上已经收集到了237 篇论文研究 Ced - 3 基因)。他证明发挥功能的 Ced - 3 和 Ced - 4 基因是正在进行的细胞死亡的先决条件。此后,他又找到另一类与细胞死亡有关的基因,即 Ced - 9,但它的功能正好与 Ced - 3 和 Ced - 4 相反,是保护细胞免受 Ced - 3 和 Ced - 4 引起的细胞死亡的作用。后人把这两类"死亡基因"称为正向的和负向的"死亡基因"。更为重要的是,他在人体的基因组中找到了与 Ced - 3 相似的基因,促进了医学界的相关研究[7,8]。

> ＊ 罗伯特·霍维茨(H. Robert Horvitz),1947 年 3 月 8 日出生于美国,生物学家,1968 年获得麻省理工学院数学和经济学学士学位,1972 年和 1974 年取得哈佛大学生物学硕士学位和博士学位。

2002 年度诺贝尔生理学或医学奖授予了布雷内、霍维茨和苏尔斯顿,以表彰他们在器官发育及程序性细胞死亡的基因调控方面做出的贡献。通过对线虫的研究,他们发现了能调节器官发育和细胞程序性死亡的关键性基因,并证明这些基因也存在于高等生物包括人体内,这些发现开启了探究人体细胞分化和演变的大门,并对很多疾病的发病机制研究产生深远的影响[7,8]。

对于中医理论而言,以上研究成果,诠释了人体细胞内"阴平阳秘"[1]精细的调节机制,展现了细胞内分子调节复杂的阴阳之象。因此,在当代中医药研究中,已广泛采用这样的技术与理论。

四、问题和展望

通过以上研究和进展,在细胞分子水平很好地诠释了《内经》"阳中有阴,阴中有阳""阴阳者,数之可十,推之可百,数之可千,推之可万,万之大不可胜数,然其要一也"[1]的理论,有助于我们更加深刻地理解《内经》的阴阳理论及其物质基础。可能是受阴阳理论的影响,1975 年,美国 Goldberg 提出了环腺苷酸(cAMP)与环磷酸鸟苷(cGMP)在参与调节细胞生理功能时有拮抗作用,将这种拮抗作用的分子比喻为阴阳,即"阴阳学说"中的"阴"和"阳"[9]。1986 年美国 Marx 在 *Science* 期刊上发表"The yin and yang of cell growth control"的文章,指出细胞中抑制生长功能的丧失在释放细胞的恶性潜能方面可能和促进生长功能的激活同样重要,这是阴阳的概念第一次在世界顶级科学刊物上被得到了认可[10]。

总之,掌握与运用《内经》有关阴阳理论及思辨方式,在当代中医药研究涉及细胞与分子水平,仍是具有启迪意义的;而采用当代涉及细胞、分子层面的先进实验理论、方法和技术,更是中医药行业研发的基本要求。

参考文献

[1] 黄帝内经素问[M].北京:人民卫生出版社,1963.

[2] 灵枢经[M].北京:人民卫生出版社,1963.

[3] 方肇勤.古典中医基础理论研究[M].上海:上海科学技术出版社,2020.

[4]《诺贝尔奖演讲全集》编译委员会.诺贝尔奖演讲全集 生理学或医学卷Ⅲ[M].福州:福建人民出版社,2004.

[5] 兰蕾,赫荣乔.细胞周期分子机制的成功探索——2001 年诺贝尔生理学及医学奖部分工作介绍[J].生物化学与生物物理进展,2001,28(6):773 - 777.

[6] 高燕,林莉萍,丁健.细胞周期调控的研究进展[J].生命科学,2005,17(4):318 - 322.

[7] 杨宏彦,王晓民.由"程序性细胞死亡"透视 2002 年诺贝尔生理学或医学奖[J].生理科学进展,2003,34(1):92 - 94.

[8] 傅杰青.从程序性细胞死亡想到癌的征服——对 2002 年诺贝尔生理学或医学奖的评介[J].自然杂

志,2002,24(6):356 - 359.

[9] Goldberg ND, Haddox MK, Nicol SE, et al. Biologic regulation through opposing influences of cyclic GMP and cyclic AMP: the Yin Yang hypothesis[J]. Adv Cyclic Nucleotide Res, 1975, 5: 307 - 330.

[10] Marx JL. The yin and yang of cell growth control[J]. Science, 1986, 232(4754): 1093 - 1095.

"卫气"是中医学的一个重要概念,属人体正气。在《内经》理论中,卫气的重要功能之一是抵御外来的邪气(致病原)。例如:

"阳者*,卫外而为固也。"(《素问·生气通天论》)

> * 阳,在这指的是卫气。

一、卫气及其功能

卫气在《内经》中使用频繁,该书有关卫气功能的论述大致可以分为 3 个层次。

1. 护卫肌表抵御外邪

《内经》相似的描述有:"阳者,卫外而为固也。"[1]"阳气者若天与日,失其所则折寿而不彰……是故阳因而上,卫外者也。"[1]在这,阳、阳气主要指的是卫气,体现了卫气的人体免疫作用,卫外。

2. 在感受外邪后具有搏击外邪的作用

如"正邪相攻,两气相搏"[2]"(虚邪)与卫气相搏"[2]。在《内经》看来,一旦邪气侵犯人体,卫气会迎上,与其相搏。

3. 营养和调节肌表腠理和气穴开合

"卫气者,所以温分肉,充皮肤,肥腠理,司开合者也"[2]。因此,"卫气和则分肉解利,皮肤调柔,腠理致密矣"[2]。

"温分肉,充皮肤,肥腠理"指卫气对肌表的充实和营养作用,构成天然免疫的基础;而"司开合"则指调节体表腠理和气穴开合的作用,热则开启汗出,寒则闭合以抵御外来寒邪之气。其时,寒邪被视为主要的致病原。

总之,卫气发挥着人体重要的免疫作用。

二、外感热病及预防

《内经》指出："虚邪贼风,避之有时;恬惔虚无,真气从之,精神内守,病安从来。""五疫之至,皆相染易,无问大小,病状相似""(五疫)不相染者,正气存内,邪不可干;避其毒气"[1]。

以上代表了《内经》对常见外感热病(疫病)预防的观点。概括起来是两条。

1. "避其毒气"

积极主动回避可能的致病毒气/疫气/邪气,如远离疫区、患者的尸体等。

2. 固护和提高自身正气,以加强免疫力

即"恬惔虚无,真气从之,精神内守""正气存内,邪不可干"。其中,提高卫气的免疫功能是防疫的主要途径之一。

三、人工免疫的先驱[3]

回顾历史,"人痘接种"是提高人体免疫力的杰出医学成就。

据记载,在我国清代,天花流行,发病率高,"生人所不能免";一旦感染,"顺吉者少,险逆者多",给清政府疾病防治带来了严峻的挑战!

附: 天花患者主要表现为寒战、高热、乏力、头痛、四肢及腰背部酸痛,甚至惊厥、昏迷;全身皮肤依次出现斑疹、丘疹、疱疹、脓疱,最后结痂、脱痂,遗留痘瘢。重型患者可伴并发症,如败血症、骨髓炎、脑炎、脑膜炎、肺炎、支气管炎、中耳炎、喉炎、失明、流产等,是致死的主要原因。感染天花后 15~20 日内致死率可高达 30%。

相传宋真宗时(998—1002 年),有来自峨眉山的道士,探索和发明了人痘接种术,接种后使人体对天花产生免疫作用,他"为丞相王旦之子种痘而愈,遂传于世"。成为国际上最早的人工免疫实践。

到了清代,人痘接种法(种痘),多口传心授,有一些不同的方法在流行,如取痘疱浆接种的(痘浆)、贴身穿戴患者衣服接种的(痘衣)、把患者痘痂屑干末吹入鼻中接种的(旱苗)、把患者痘痂屑湿拌后纳入鼻孔接种的(水苗),等等,莫衷一是。

鉴此,以御医吴谦领衔的团队,基于大量的调查与实验探索,制定出人痘接种的标准操作方法,并对这些方法进行了临床前研究和临床试验,成果收录于《医宗金鉴·幼科种痘心法要旨》[3](1742 年)。

(一)探索和制定标准化水苗种法

吴谦团队"将种痘一法,细加研究,审度精详",通过大量的临床前研究及临床试验,完善了水苗种法的标准操作方法。

1.选苗

"苗"即痘痂。取出痘顺的患儿痘痂：患儿出痘期间无"夹杂之证"，痘出"尖圆,色则红润,浆则充满,所落之痂,苍蜡光泽,肥大厚实"。但这样的供体较少,因此务必考察确切,告知患儿及家属,征得同意,方可取之。

2.蓄苗

取以上好苗,贮于新瓷瓶内,密封,置于洁净、清凉处。保存期：春季为 30 日,冬季为40～50 日。

3.水苗种法

(1)适应证：1～4 岁儿童,被接种者应健康,即"气血冲和,脏腑均平,内无痰热食积所伤,外无六淫之气相侵"。

(2)剂量：一岁者用二十余粒痘痂,三四岁者用三十余粒痘痂。

(3)痘痂处理：取痘痂碾为细末,净水三五滴拌匀,取一点新棉摊极薄片,裹住痘屑,捏成枣核样(水苗),以红线拴定,留寸许。

(4)接种方法：将苗纳入一侧鼻孔,勿令小儿拈弄；若被嚏出,应立即塞回鼻内。接种12 小时后取出。

(5)出苗：接种后 7 日患儿会发热,发热 3 日后苗见,苗见 3 日出齐,出齐 3 日灌浆,灌足 3 日会回水结痂。

4.接种的最佳季节

春季是最佳接种季节,其次是冬季。而夏、秋不宜。

5.注意事项

(1)信苗。指种痘后发热前,小儿面部出现颗粒似痘。无需处理；严重者,可以挑破敷以外治中药。

(2)自出。指接种后提前出痘。系恰好感染天花,与接种无关。为此,在接种前应告知家属。

(3)补苗。指接种失败、无效,可以待日后补种。

(4)治疗。接种后若证情严重者,可以按天花常规治疗方案治疗。

(二)不同种痘法的临床评价

他们的对照研究发现,在 4 种方法中,水苗最好、旱苗次之、痘衣多无效,而窃取痘浆有违伦理。具体如下。

1.水苗种法

接种后,患儿未受伤害,反应平稳,"胎毒有渐发之机",人工免疫成功率高,"百发百中"。

2.旱苗种法(吹花)

接种后反应"迅烈",对那些体质偏弱的儿童不宜。且该法还存在接种量难以控制的缺点,成功率低:或未能准确吹入鼻孔;或吹入鼻孔的痘痂屑随鼻涕排出,导致接种失败。

3. 痘衣种法(衣传)

取出痘患儿贴身衣,给未出痘儿童贴身穿戴 2～3 日。但多有接种失败的。

4. 痘浆种法

捏破患儿疱疹,以棉拭患儿痘浆,塞入被接种儿童鼻中。这样对患儿而言,有悖伦理,不宜推荐。

（三）分析

人痘接种令儿童患上一次较轻的天花,以获得终生免疫。

从《医宗金鉴·幼科种痘心法要旨》所载内容看,该文是对大量临床前研发、临床回顾性研究和临床前瞻性试验的综合总结。

（1）在临床前研发方面,该团队曾"细加研究,审度精详"。例如,文中详细描述的"选苗""蓄苗""水苗种法"中有关苗的制备探索及所制定的操作标准,这些显然是经历了前期不同的探索与比较。

（2）在临床回顾性研究方面,例如对"旱苗植法""痘衣种法""痘浆种法"等方法的详细描绘;在"种痘要旨"中对水苗、旱苗、痘衣、痘浆 4 种接种方法的比较与评价。

（3）在前瞻性临床试验方面,详细描述了"水苗种法"的具体接种步骤;详细记录了"信苗""补苗""自出"等接种后各类反应,表明这些是在临床试验之际一再观察到的结果并完善后的诊疗方案;对接种结果"百发百中"的描述,提示曾开展大量的临床前瞻性试验,且获得阳性结果;而对"旱苗植法""痘衣种法"等评价,也可能部分出自同期临床对照性试验观察的结果。

（4）结合回顾性和前瞻性临床试验的成果,如种痘最佳季节的"天时",受接种人群的入选标准"可种",以及种痘后的"调摄"等。

（5）鉴于该书编写团队阵容强大,有大量来自皇宫内外名医,医疗经验丰富;而京城皇宫内外八旗子弟、皇亲国戚、杂役工匠等子女,提供了丰富的自愿受试者。

（四）启示

（1）历史上,我国古代医学家针对当时传染病防治的需求,开展了大量的基础实验探索与发展,面对实际需求而不是恪守本本主义,这对当代中医基础理论学科选题是具有启示意义的。

（2）这样的探索和发展,突破了中医经典理论的范畴,具有开拓和创新精神,且提高了卫气的防疫能力和传染病的防治水平。

（3）大样本的临床对照试验代表了中医药临床试验的方向,值得借鉴与推广。

四、牛痘接种的发现[4]

(一)历程

据悉人痘接种方法引入英国后,曾在该国普遍使用。但人痘接种具有染上天花的风险,因此,医学界长期以来一直期盼有更为安全的接种方法。

早先,詹纳*就听说牛痘是牛患上的一种较轻的传染病,在牛乳房上发作脓疮,患牛奶量减少,1周后症状消失;牛痘除了在牛之间传染外,还可以传染给人;而人一旦传染上牛痘,发病轻且此后不会被患上天花。他推测,给人接种牛痘可望预防天花,且安全。

> *爱德华·詹纳(Edward Jenner,1749年5月17日—1823年1月26日),英国人,在8岁时接种过人痘。他12岁起跟医师学习,后在一家医院里学习解剖,1792年在圣安德鲁斯大学获得医学学位,此后为格洛斯特郡的外科医生。

此后,詹纳开展了为期20多年的大量调查和实验探索[4,5]。

他留心观察当地农场的牛是否出牛痘,牛痘的特征,痘疹的发展与转归,绘画记录。他还发现,患过牛痘的挤奶姑娘在护理天花患者时,可以不被传染。

他到牧场挤奶女工中调查,发现给患牛痘的奶牛挤奶时,如果女工皮肤上有伤口,就很容易得牛痘,皮肤上出现丘疹,慢慢发展成水疱、脓疱,还会出现一些其他的症状,如发热、发炎,与天花相似。感染后,牛痘比天花的症状要轻得多,症状在第6日消失,大约经过3~4周痊愈,此外没有别的不良反应。牛痘不会引起牛死亡,感染了牛痘的患者也不会死亡。

1780年,他发现牛乳头上所生的疱疹都能传染给人,但只有一种疱疹的脓浆可以预防天花。他把引起牛疱疹的物质称为病毒。

1790年,他说服了一些患过牛痘的挤奶女工进行实验,给她们接种从天花患者身上采集的痂皮,结果没有被染上天花,从而确认患过牛痘者确可避免被传染天花。然而在实验中,他还发现,一些得过牛痘的挤奶女工,接种人痘后,仍会感染天花。他此后的观察发现,在患牛出痘的早期,痘浆中的病毒可能不强,而患牛出痘的晚期,病毒可能已经被牛免疫系统弱化了,接种这样的痘浆预防天花的效果欠佳;而只有牛痘发展至高峰时的痘浆,才具有预防天花发作的作用。

他详细记录调查结果,并建立了大量档案。

此后,他进一步设计实验,如何将牛痘保种,以便在没有牛痘流行时,得以继续为人群接种以预防天花。例如,在某人接种牛痘出痘后,取其痘痂接种到另一个人手臂上,实现牛痘的保种。

1796 年 5 月 14 日,挤奶女工萨拉·内尔姆斯感染了牛痘,手上长出脓疱。他取出女工牛痘疱疹中的浆液,给 8 岁的詹姆斯·菲普斯的手臂上接种了 2 次。接种后,詹纳记录了患儿的反应:3 日后接种处出现小脓疱,第 7 日手臂不适,腋下淋巴结肿大;第 9 日畏寒,轻度发热,没有食欲,头痛,晚上难以入睡,次日便缓解;不久,患儿手臂出痘,然后脱落。证明牛痘接种是安全和有效的。此后,天花在当地流行。7 月 1 日,詹纳在詹姆斯的双臂上接种了从天花患者脓疱中提取的浆液,滴在菲普斯被手术刀划破的手臂上。结果菲普斯没有出现任何症状,从而证明了接种牛痘确可预防天花。

1798 年,天花和牛痘在当地一同爆发,詹纳给 7 岁的姑娘汉娜接种牛痘,再取汉娜的痘浆给另外 4 个孩子接种,其中包括自己一岁半的儿子罗伯特。接种牛痘后,他再次给这些孩子接种天花,结果孩子都没有感染上天花。

1798 年,詹纳将研究结果整理成一本小册子并自费出版,即 *An Inquiry into the Causes and Effects of the Variolae Vaccinae, a Disease Discovered in Some Western Counties of England*(《牛痘的起因与后果——英格兰西部某些郡的调查》),在拉丁语中 cow 是 vacca,cowpox 是 vaccinia,因此詹纳决定将这一新程序称为 vaccination,即牛痘接种[5,6]。1799 年出版了 *Further Observations on the Variolae Vaccinae*(《牛痘的进一步观察》)[7];1800 年出版 *A Continuation of Facts and Observations Relative to the Variolae Vaccinae or Cow Pox.*(《与牛痘相关的事实和观察的继续》)[8]。

（二）分析

詹纳牛痘接种术发明得益于以下几个因素。

（1）有着良好的高等医学教育和医疗实践背景,具备扎实的实验医学知识与技能的储备。

（2）密切关注当时的重要流行病发病与防治。

（3）对流行的医学知识和技术不抱成见,对所见所闻的敏感、好奇,且富探究精神。

（4）生活和工作区域有较好的实验条件,如自家就有饲养的奶牛、雇工和患者愿意作为自愿受试者等。

（5）持之以恒,不畏挫折,开展系列实验探索。

（三）牛痘及人工免疫的发展与普及

詹纳的接种技术在 19 世纪传播到英国以外的欧美,天花疫苗也得到发展,欧美开始改良和发展詹纳的牛痘疫苗接种法,例如将减毒的天花病毒接种给牛犊,再取含有病毒的痘疱制成活疫苗,此疫苗被接种进人体的皮肤后,局部会发生痘疮,并对天花病毒产生免疫。

天花疫苗确切的作用机制至 20 世纪才逐渐明了。现代人工免疫采用的天花病毒是一种牛痘相关的病毒;而随着疫苗的广泛传播,制备疫苗的过程也越来越规范。

继牛痘接种后,学术界陆续发展出卡介苗(结核病疫苗)、脊髓灰质炎疫苗、百日咳疫苗、白喉疫苗、麻疹减毒活疫苗、风疹减毒活疫苗、流行性腮腺炎减毒活疫苗、流行性乙型脑炎疫苗、炭疽减毒活疫苗、狂犬病疫苗、水痘减毒活疫苗、乙型病毒性肝炎疫苗、甲型肝炎疫苗、轮状病毒减毒活疫苗等。

五、新型冠状病毒流行及抗疫

北京时间 2020 年 2 月 11 日,国际病毒分类委员会的冠状病毒研究小组(CSG)在医学类预印本发布平台 medRxiv 发表最新关于新型冠状病毒命名的论文,将新冠病毒从"2019－CoV"正式命名为"SARS－CoV－2"[9]。同日,世界卫生组织(WHO)宣布,由这一病毒导致的疾病的正式名称为"COVID－19",其中"Co"代表"冠状","Vi"为"病毒","D"为"疾病",而 19 代表这一疾病最初的病例是在 2019 年发生的[10]。此后,该病毒在世界各地陆续流行,目前已发现了大量的变种新冠病毒,其中一些传染性更强。WHO 提出的"关切的变异株"(variant of concern,VOC)有 5 个,分别为阿尔法(Alpha)、贝塔(Beta)、伽马(Gamma)、德尔塔(Delta)和奥密克戎(Omicron)。目前 Omicron 株感染病例已取代 Delta 株成为主要流行株[11]。

人感染了新冠病毒后,潜伏期 1～14 日,多为 3～7 日,以发热、干咳、乏力为主要表现。在较严重病例中,可快速进展为急性呼吸窘迫综合征、脓毒症休克、难以纠正的代谢性酸中毒和出凝血功能障碍及多器官功能衰竭等[11],甚至死亡。在治疗方面,对据病情确定隔离管理和治疗场所、一般治疗、抗病毒治疗、免疫治疗、抗凝治疗、俯卧位治疗、心理干预、重型及危重型支持治疗、中医治疗和早期康复十个方面进行了阐述[11]。近来,随着新冠病毒不断变异,病毒致病力减弱,感染人体主要表现为咳嗽、发热、咽痛等,仅有少部分感染者会进展为肺炎,鉴此,国家卫生健康委员会在最新颁布的《新型冠状病毒感染诊疗方案(试行第十版)》中将疾病名称由"新型冠状病毒肺炎"更名为"新型冠状病毒感染",实行乙类乙管措施,对其诊断标准、预防与控制方案、治疗方法、出院标准等均进行了一些调整。

(一)疫苗

在全球抗疫斗争中,我国医学界发挥了重要的作用,成效显著,其中就包括新型冠状病毒疫苗的研制与普及接种,构筑免疫屏障。

2020 年 1 月 24 日,中国疾病预防控制中心成功分离中国首株新型冠状病毒毒种[12];2020 年 3 月 16 日,重组新冠疫苗获批启动临床试验,2020 年 4 月 13 日,中国腺病毒载体重组新冠病毒疫苗率先进入Ⅱ期临床试验[13];2020 年 6 月 19 日,中国首个新冠 mRNA 疫苗获批启动临床试验[14]。截至 2022 年 7 月,中国一共有 36 款新冠疫苗获得批准进入临床试验阶段,其中有 5 款获批准上市,包含 3 个灭活疫苗,1 个腺病毒载体疫苗,1 个重组蛋白疫苗[15]。截至 2022 年 7 月 24 日,我国 31 个省(自治区、直辖市)和新疆生产建设兵团累计报告接种新冠病毒疫苗 341 790 万剂次[16]。疫苗接种剂次和覆盖人群数量都居于全球首位。

（二）中医药

在新冠疫情的防治中，多地运用中医药防治新冠肺炎积极有效[17]。已有大量中药方剂应用于临床，并显示出明确治疗作用[18]。张伯礼院士在国家中药科学监管大会上指出，抗击新冠肺炎疫情，加强疫苗接种是第一道防线；还要发挥中医药治未病优势，构筑起第二道防线[19]。

同时，针对抗疫过程中被证实有效的中药复方或中成药进行科学研究，明确其药效物质基础也是十分必要的。如赵静等采用网络药理学方法探讨《新型冠状病毒感染的肺炎诊疗方案》第四、五版推荐的分期治疗所用 4 个中药治疗新冠肺炎的多成分、多靶标的机制及与疾病过程证候的关联。发现 4 个复方通过多成分、多靶标对机体起到多个方面的调控，针对性地治疗不同分期的 COVID-19。它们共同作用的重点是肺经和脾经，并各有侧重。都具有调节免疫、抑制病毒复制、消除炎症、改善机体代谢等功能。此外，初期、中期复方更侧重调节免疫、避免细胞因子风暴；重症期复方还有为细胞提供能量、保护心肌细胞的作用；恢复期复方还有神经保护与功能恢复的作用[20]。Leung EL 等则从靶向 SARS-CoV-2 及其宿主受体 ACE-2 发挥抗病毒、抑制促炎细胞因子，阻断细胞因子风暴、抑制肺部炎症以减少肺上皮分泌并预防肺阻塞、保护肺及多器官不受损害、预防肺纤维化 5 个方面，对包括复方如连花清瘟胶囊、清肺排毒汤、玉屏风散等，单味药如鱼腥草水提物等，中药单体如丹参酮ⅡA、盐酸麻黄碱等在内的多种复方及药物进行了研究，发现具有不同程度的作用[21]。

综上，在采取严格的流行病学调查、英明的防疫决策和严格的实施，以及包括中医药治疗的积极介入，我国的新冠疫情得到迅速控制，领先于世界各国[22]。同时，我国积极发扬国际人道主义精神，截至 2022 年 5 月 10 日，已向全世界 120 多个国家和国家组织提供超过 22 亿剂疫苗，以实际行动践行将中国疫苗作为全球公共产品的承诺[23]。

六、问题和展望

致病微生物学的发展为检测和发现新的致病原提供了方法学，而免疫学和人工免疫的发展既有利于传染病的防治，又丰富了卫气理论。我们祖先所开创的人痘接种提高人体免疫的方法，把临床需求作为医学探索选题的方向，其开拓创新精神仍值得当代中医药学者学习和践行。

新型冠状病毒自 2019 年开始在世界各地陆续流行以来，至 2022 年，已持续了 3 年，其间一些病毒的变异株加剧了病毒传播，总体上人类对其发病机制和治疗方法的认识还不充分，给学术界带来了新的、严峻的挑战。

卫气理论、人痘接种、免疫学和人工免疫发展的案例，对当代中医药学者积极参与新型冠状病毒流行的防治是具有启迪意义的。

参考文献

［1］黄帝内经素问［M］.北京：人民卫生出版社,1963.

［2］灵枢经［M］.北京：人民卫生出版社,1963.

［3］［清］吴谦.医宗金鉴［M］.2 版.北京：人民卫生出版社,2005.

［4］Riedel S. Edward Jenner and the history of smallpox and vaccination［J］. Proc（Bayl Univ Med Cent），2005，18(1)：21－25.

［5］Smith KA. Edward Jenner and the small pox vaccine［J］. Frontiers in Immunity，2011，2：21.

［6］Jenner E. An inquiry into the causes and effects of variolae vaccinae，a disease discovered in some western counties of England［M］. London：Sampson Low，1798.

［7］Jenner E. Further observations on the variolae vaccinae［M］. London：Sampson Low，1799.

［8］Jenner E. A continuation of facts and observations relative to the variolae vaccinae or cow pox［M］. London：Sampson Low，1800.

［9］Gorbalenya AE，Baker SC，Baric RS，et al. Severe acute respiratory syndrome-related coronavirus：The species and its viruses — a statement of the coronavirus study group［Preprint］. BioRxiv，2020. 02.07.937862.

［10］世界卫生组织.世卫组织总干事在 2020 年 2 月 11 日举行的 2019 新型冠状病毒媒体通报会上的讲话［N］.2020－02－12. https：//www. who. int/zh/director-general/speeches/detail/who-director-general-s-remarks-at-the-media-briefing-on-2019-ncov-on-11-february-2020.

［11］国家卫生健康委员会.关于印发新型冠状病毒肺炎诊疗方案（试行第九版）的通知［N］. 2022－03－15. http：//www.nhc.gov.cn/yzygj/s7653p/202203/b74ade1ba4494583805a3d2e40093d88.shtml.

［12］中国疾控中心.中国疾控中心成功分离我国首株新型冠状病毒毒种［N］.2020－01－24. https：//mp. weixin. qq. com/s/zO8rW8W2TgzN2o6JEKcLnQ.

［13］国家卫生健康委.重组新冠疫苗获批启动临床试验［N］.2020－03－17. http：//www.nhc.gov.cn/xcs/xwbd/202003/d435dd35cab24b2b8906101da3041e9f.shtml.

［14］李纯,庄颖娜.中国首个新冠 mRNA 疫苗获批启动临床试验［N］.中国新闻网,2020－06－25. https：//baijiahao.baidu.com/s? id=1670448907206936797&wfr=spider&for=pc.

［15］国家卫生健康委.国务院联防联控机制 2022 年 7 月 23 日新闻发布会介绍新冠病毒疫苗安全性有效性有关情况［N］.2022－07－25. http：//www. nhc. gov. cn/xwzb/webcontroller. do? titleSeq=11464&gecstype=1.

［16］国家卫生健康委.新冠病毒疫苗接种情况［N］.2022－07－25. http：//www.nhc.gov.cn/jkj/s7915/202207/393ee0f2dc41493cace12b8b8a11cc91.shtml.

［17］国家卫生健康委.多地运用中医药防治新冠肺炎积极有效［N］. 2020－02－20. http：//www. nhc. gov.cn/xcs/xwbd/202002/f53efaf3c6ab4fe8a7c1fb5f1d714050.shtml.

［18］新华网.中医药对新型冠状病毒感染的肺炎防治可全程发挥作用——专访国家科研攻关专家组专家张伯礼院士［N］. 2020－01－27. http：//www.xinhuanet.com//2020－01/27/c_1125505871.html.

［19］每日经济新闻.张伯礼院士：发挥中医药优势,构筑抗疫第二道防线［N］.2022－07－18. https：//m.

nbd.com.cn/articles/2022-07-18/2368816.html.

［20］赵静,刘剑锋,王燕平,等.中药复方分期治疗新冠肺炎的网络药理学分析[J].世界科学技术-中医药现代化,2020,22(2)：278-288.

［21］Leung EL，Pan HD，Huang YF，et al. The scientific foundation of Chinese Herbal Medicine against COVID-19[J]. Engineering,2020,6(10)：94-112.

［22］国务院应对新型冠状病毒肺炎疫情联防联控机制综合组.《新型冠状病毒肺炎防控方案(第九版)》[EB/OL]. 2022-06-27.

［23］国家卫生健康委.第十二届金砖国家卫生部长视频会议成功召开[N].2022-05-10. http://www.nhc.gov.cn/gjhzs/s3578/202205/0021b252d82c475e981490e5138ddd0d.shtml.

"卫气"的功能不仅仅是抵御外邪,在《内经》的理论中,内伤杂病的发病,也与卫气有关。例如:

"肠覃何如? 岐伯曰:寒气客于肠外,与卫气相搏,气不得营,因有所系,癖而内著,恶气乃起,瘜肉乃生。其始生也,大如鸡卵,稍以益大,至其成,如怀子之状,久者离岁,按之则坚,推之则移,月事以时下,此其候也。"(《灵枢经·水胀》)

按: 该篇经文在于阐释内伤杂病中水、肤胀、鼓胀、肠覃、石瘕、石水 6 种以腹部肿大为特征疾病的发病机制与鉴别。文中"肠覃"(cháng tán,或读 cháng qín),指腹部肿块。"瘜肉",同"息肉"。

一、《内经》有关卫气与内伤杂病的记载

《内经》记载,虚劳、虚证、喘逆、偏枯、疠风、肉苛、痹、大惋、肤胀、胀、肠溜、漏泄、炅中、健忘、惊狂、心烦善怒、多卧、昼不精、夜不暝、卧不安而梦扰、不得卧、目不得视、痈肿、痈疽、骨痹、疮疡、瘜肉等内伤杂病及外科疾病的发病,与卫气和营气的分布与运行异常有关。

按现代医学的观点看,在这些病证中,喘逆、疠风、肉苛、痹、肤胀等涉及自身免疫性疾病;而以上肠覃、石瘕、石水等部分包含腹部的肿瘤。

（一）卫气运行异常是常见病发生的基本病机

《内经》代表性的论述如:

"百病生于气也……喜则气和志达,荣卫通利,故气缓矣。"[1]

"夫百病之始生也,皆生于风雨寒暑,阴阳喜怒,饮食居处,大惊卒恐。则血气分离,阴阳破败,经络厥绝,脉道不通,阴阳相逆,卫气稽留,经脉虚空,血气不次,乃失其常。"[2]

《内经》类似的论述有"卫气不行""卫气留之""卫气不营""卫气有所凝而不行""荣卫不行"等。因此,治疗原则是"以通营卫"[2]。

（二）卫气的免疫与异常

《内经》代表性的论述如："厥气在下，营卫留止，寒气逆上，真邪相攻，两气相搏，乃合为胀也。"[2]文中"真邪相攻，两气相搏"表明卫气具有迎着寒气而上，与寒气"攻"与"搏"。

《内经》类似的论述有"卫气归之""卫气从之"。

以上论述提示，在《内经》年代，认为卫气具有主动趋向并攻击邪气的作用；而一旦祛邪未果，则会与邪气在局部纠缠，形成肿块及多种自身免疫性疾病。

（三）增强和改善卫气的免疫功能

《内经》的相关论述主要有：

"卫气之在于身也，上下往来不以期，候气而刺之。"[2]

"凡刺之理，经脉为始，营其所行，知其度量，内刺五藏，外刺六府，审察卫气，为百病母，调诸虚实，虚实乃止，泻其血络，血尽不殆矣。"[2]

"（刺微）取分肉间，无中其经，无伤其络，卫气得复，邪气乃索。"[1]

"用针之类，在于调气……以通营卫，各行其道。"[2]

（四）《内经》后的发展

1.《内经》后有关内伤杂病防治的发展

《内经》以后，历代对内伤杂病多采用中药复方辨证论治，在不断丰富疾病发病与病机的同时，极大发展了辨证论治方法和理论，其中，以"扶正"为代表的理法方药，部分在于增强卫气，提高其免疫力，殊途同归。

2.《内经》有关卫气免疫的生物学机制探索及意义

就卫气理论与实践而言，学术界自然会关心，卫气免疫的生物学机制是什么？如何在常见内伤杂病，如在恶性肿瘤的防治中，提高卫气的免疫功能呢？

二、免疫学与肿瘤免疫学的奠基与发展

前文（案例三）提及的"人痘接种"通常被认为是免疫学（immunology）的起源，且可以视为在"外感热病"防治中提高卫气免疫功能的措施。而在"内伤杂病"方面，肿瘤发生、发展与免疫系统的关系、肿瘤的免疫治疗，是其代表。

近代以来免疫学领域的探索及免疫学学科的建立与分化，展现出卫气及其免疫的复杂内涵。

（一）免疫学

进入 19 世纪下半叶，欧美等国家随着医学实验及生命科学实验普遍开展，在针对常

见传染病防治的长期不懈探索中,免疫学领域开始有了许多重要的发现与突破。其间还逐步展现出免疫与许多非传染病,即中医所谓的"内伤杂病"发病与防治的关系。

1. 抗体和抗原的发现[3-6]

1890 年,Behring 和 kitasato 在探索用白喉外毒素免疫动物时发现动物血清中形成一种能中和外毒素的物质"抗毒素";此后另有学者发现了"凝集素""沉淀素"等能与细菌或细胞特异性反应的物质,学术界统称其为抗体(Ab),而将能引起抗体产生的物质称为抗原(Ag),从而确立了抗原和抗体的概念。1897 年,Ehrlich 进一步提出了关于抗体产生的"侧链学说"(side-chain theory)。

2. 体液免疫和细胞免疫[3,4]

19 世纪末,随着大量实验探索,在免疫领域形成了细胞免疫学派,认为抗感染免疫是由体内的吞噬细胞所决定的;而体液免疫学派,则认为抗体是抗感染免疫的主要因素。进入 20 世纪后,学术界开始认识到机体的免疫机制包括两个方面:体液免疫和细胞免疫。

3. 免疫系统的发现[3,4,7-9]

1957 年 Click 观察到鸡的法氏囊(禽的中枢免疫器官,囊壁充满淋巴组织。人类似结构可能是骨髓或肠道中的淋巴组织如集合淋巴结、阑尾等)是抗体产生细胞(B 细胞)聚集的主要场所;Miller 和 Good 观察到聚集于胸腺的免疫细胞(T 细胞)执行细胞免疫;1969 年 Claman 和 Mitchell 等提出了 T 细胞亚群的概念。此后,学术界进一步证实经胸腺和法氏囊分化、成熟的 T、B 淋巴细胞在外周淋巴组织的分布,以及 T、B 细胞在抗体产生中的协同作用,建立起免疫系统的组织学和细胞学。

4. 抗体结构与功能的揭示

20 世纪中叶,Porter 揭示了抗体不同分子片段,证明了抗体分子的不均一性[10-12]。此后,学术界统一了抗体球蛋白名称,建立了免疫球蛋白的分类,并开展了抗体多样性研究。

5. 细胞因子与免疫细胞膜分子发现

进入 21 世纪,细胞因子和免疫细胞膜分子研究成为热点。

相继发现了白细胞介素(IL)、干扰素(IFN)、肿瘤坏死因子(TNF)、集落刺激因子(CSF)等细胞因子,以及免疫细胞膜分子包括 T、B 细胞抗原识别受体(TCR/BCR)、主要组织相容性抗原、白细胞分化抗原(CD)、促分裂素受体、细胞因子受体、免疫球蛋白受体,以及其他受体和分子,对其生物学功能、作用特点有了进一步的了解[4,5]。

细胞毒性 T 细胞(CTL)杀伤靶细胞,从而诱导细胞发生程序性死亡(programmed cell death,PCD),或称凋亡(apoptosis)的机制也被发现[13,14]。

(二)肿瘤免疫学[4,5]

伴随着免疫学知识、理论、技术、方法等发展,在肿瘤防治领域逐渐形成了肿瘤免疫学(tumor immunology)。

肿瘤免疫学利用免疫学的理论和方法,研究和探索肿瘤的抗原性、机体免疫功能与肿瘤发生、发展的关系,机体对肿瘤的免疫应答及其抗肿瘤免疫的机制、肿瘤的免疫诊断和免疫防治等科学。

1. 肿瘤的抗原及免疫应答

肿瘤细胞存在与同类正常细胞不同的肿瘤特异性抗原。通常,自发性肿瘤的抗原性较弱,化学致癌物质诱发的肿瘤抗原性居中,病毒诱发的肿瘤抗原性较强。

肿瘤抗原能引起多种免疫应答,包括激发抗体和细胞免疫。研究发现在肿瘤的免疫应答中存在肿瘤细胞的免疫监视、免疫逃逸、肿瘤细胞表面抗原调变、肿瘤引发的免疫抑制、封闭因子阻碍免疫作用等。

2. 肿瘤的免疫诊断

(1) 肿瘤标记物检查。肿瘤标记物是肿瘤细胞所产生的大分子物质,如肿瘤特异性抗原和肿瘤相关抗原等。

(2) 肿瘤特异性抗体检查。

(3) 人体细胞免疫状态检查,主要指细胞免疫。

3. 肿瘤的免疫治疗

早些年免疫治疗只是作为辅助手段,有关自体肿瘤疫苗、异体肿瘤疫苗,以及强化抗原性肿瘤疫苗等开展了大量的探索;抗肿瘤血清治疗、抗癌药与抗体联结的免疫化疗等也有探索;一些疫苗及免疫刺激剂,也被尝试用于提高患者的细胞免疫功能。

以上免疫学与肿瘤免疫学的奠基与发展提示:19 世纪中叶以来,随着欧美经济的发展壮大、医学高等教育对大批医学人才的储备、医学实验探索和基础医学的兴起,在开展对常见病防治攻坚、探索的艰难历程中,大量基础医学现象和知识被发现和积累,医学基础学科纷纷开创和发展,并极大促进了医学诊疗水平的提高。而免疫学大量知识的发现,很好地阐释了卫气防疫的生物学机制,并多途径开拓了疾病防治的手段。

三、恶性肿瘤免疫治疗理论与实践的突破

随着国际学术界广泛开展有关生命科学和肿瘤防治的研究,一些研发工作取得了突破,以细胞毒 T 淋巴细胞相关抗原 4(cytotoxic T lymphocyte-associated antigen - 4,CTLA - 4)和程序性细胞死亡蛋白 1(programmed cell death protein 1,PD - 1)为代表。

(一) CTLA - 4 分子作用的发现及其治疗用抑制剂上市

该工作由艾利森* 领导的团队完成[15,16]。

---

* 詹姆斯·艾利森(James P. Allison),出生于美国得克萨斯州,1969 年毕业于得克萨斯大学奥斯汀分校,获得微生物学学士学位;1973 年毕业于得克萨斯大学奥斯汀分校,获得微生命科学博

士学位。1985年,艾利森被任命为加州大学伯克利分校免疫学教授和癌症研究实验室主任,并在此做出了诺贝尔奖的成果。2018年获得诺贝尔生理学或医学奖。

艾利森从1990年开始关注CTLA-4,至1994年,他发现癌症患者T细胞的免疫功能往往是被抑制的,而且T细胞表面CTLA-4分子被激活后反而会抑制T细胞的活性。于是他推测,CTLA-4蛋白是一种免疫抑制分子——"免疫刹车",会抑制T细胞去杀伤癌细胞。1995年,他领衔的研究小组将小鼠体内的*Ctla4*基因敲除,结果这些小鼠出生几周后就出现死亡。通过解剖发现,小鼠器官内充满了大量活化的T细胞。提示T细胞的*Ctla4*被敲除后,免疫力会变得太强,从而攻击自身器官。该实验证明CTLA-4是一种免疫抑制分子。1996年,他指导的一名博士后设计出CTLA-4抗体,将其注入肿瘤小鼠体内,"关闭"了CTLA-4的免疫抑制功能,肿瘤细胞被免疫攻击。证明,该抗体可以阻断CTLA-4,并可以激活机体抗肿瘤的免疫功能;而且2个月后这样的功能仍能够保持,艾利森称之为"免疫检查点阻断"。1996年该成果"CTLA-4抑制剂对肿瘤免疫的增强作用"发表在美国《科学》杂志上,证实CTLA-4抗体能够治愈小鼠体内的癌症:抑制CTLA-4可激活T细胞的抗肿瘤反应,小鼠肿瘤发生后该治疗有效,肿瘤清除后能获得持久的免疫反应,且对多种肿瘤有效。

艾利森的另一重要贡献是,他在美国各地推介这一发现,经过2年多的努力终于实现成果转化,2000年梅达瑞克斯公司(Medarex)据此研制出能在人体使用的CTLA-4单克隆抗体——Ipilimumab,并开展小型临床试验观察治疗恶性黑色素瘤等多种癌症疗效,但疗效不稳定。2009年美国百时美施贵宝公司(BMS)收购了梅达瑞克斯的股份后继续推进临床试验。2010年BMS的Ipilimumab进入Ⅲ期临床试验,并获得预期疗效。2011年,美国食品药品监督管理局(FDA)批准BMS的Ipilimumab(商品名Yervoy,伊匹单抗)上市,用于晚期黑色素瘤治疗,成为第一个上市的新型肿瘤免疫治疗药物。

(二)PD-1分子作用的发现及其治疗用抑制剂上市

该工作由本庶佑*领导的团队完成[16,17]。

* 本庶佑(Tasuku Honjo),出生于日本京都市,1975年毕业于京都大学医学部,获得医学博士学位。他曾于1971—1974年先后在美国卡内基研究所、NIH的NICHD分子遗传研究室任客座研究员。1984—2005年,任京都大学医学部医化学研究室教授,并在此做出了诺贝尔奖的成果。2018年获得诺贝尔生理学或医学奖。

1992年,本庶佑研究室的研究生石田靖雄发现了PD-1,并在小鼠实验中意外发现在T淋巴细胞和B淋巴细胞中存在大量的PD-1,且具有抑制免疫应答的功能——免疫抑制(免疫检查点因子)。同时,本庶佑从小鼠免疫细胞分离、鉴定了*PD-1*基因,从凋亡的小鼠 B 细胞系中克隆出 *PD-1* 基因。该成果发表于 1992 年《欧洲分子生物学组织杂志》，其结论是"这些结果提示 *PD-1* 基因的激活，可能与经典的细胞程序性死亡有关"[18]。为进一步揭示该基因的功能，本庶佑团队开展了系列实验，并发现 PD-1 和 CTLA-4 相似，是一种重要的免疫负调控因子，可视为 T 细胞的"制动器"，但两者的运作机制不同；并发现 PD-1 是一个受体蛋白。1999 年，本庶佑团队敲除了小鼠的 *PD-1*，发现小鼠会发生自身免疫性疾病，由此判断 PD-1 可能具有免疫抑制功能。该研究结果发表在同年的《免疫》杂志上：*PD-1* 基因敲除小鼠，会发生一些自身免疫疾病性状，例如增生性狼疮肾炎与肾小球肾炎，表明 PD-1 具有抑制免疫的功能[19]。2000 年，本庶佑团队在《实验医学杂志》报道，发现 PD-1 的配体 PD-L1(programmed death-ligand 1)，报道了 PD-L1 通过结合 PD-1，抑制 T 细胞的增殖和分泌细胞因子的功能：一旦位于 T 细胞上的 PD-1，与位于癌细胞上的 PD-L1 结合，T 细胞便不攻击癌细胞；亦即癌细胞通过 PD-L1 与 T 细胞 PD-1 的结合后，实现抑制 T 细胞活性的作用，实现免疫逃逸[20]。该成果揭示了免疫系统 PD-1 信号通路，阻断该信号通路可以有效抗击癌症。

该研究成果引导了肿瘤免疫检查点疗法(immune checkpoint therapy)的发展，对癌症治疗产生了革命性的影响，并促成系列治疗肿瘤用抑制剂的上市。

以上案例提示：20 世纪 90 年代以来，国际上有多个团队和个人在该领域开展相似的探索，其中一些研究成果与信息，对以上科学发现起到了积极的促进作用。这也提示，在当代中医药实验探索中，及时跟踪国内外相关学术进展，打造领先的学术团队和学术高地，积极推进科研成果的转化等是十分必要的。

四、恶性肿瘤免疫治疗的探索

有学者综述了有关现状，包括以下几个方面[21]。

(一) 靶向 T 细胞共抑制分子的单抗治疗

研究表明，T 细胞存在若干具备激活、发挥效应，及抑制其活化和增殖的双向调控及相关分子和受体，以维持免疫稳态。但肿瘤患者普遍存在肿瘤特异性 T 细胞表面高表达共抑制分子，令 T 细胞处于失能状态。因此可采用共抑制分子(或配体)的单克隆抗体来阻断其信号，达到活化 T 细胞，恢复其肿瘤免疫的目的。目前 CTLA-4 和 PD-1/PD-L1 是临床上此类单抗中最常用制剂，其中 ipilimumab、nivolumab、pembrolizumab 等已被 FDA 批准用于治疗非小细胞肺癌和黑色素瘤。同时，这些制剂以及另一些相关制剂对头颈癌、肾细胞癌、卵巢癌、膀胱癌、尿路上皮癌、小细胞肺癌等治疗的临床试验也在进行中。此外，针对其他的共抑制分子如 OX40、4-1BB 等单抗制剂也在研发中。

以上制剂的缺陷在于无法专一地激活肿瘤特异性 T 细胞应答，治疗中所引发的 T 细胞活化会造成系列不良反应。

（二）嵌合抗原受体 T 细胞免疫疗法(chimeric antigen receptor T-cell immunotherapy, CAR－T)[22]

CAR－T 属于过继免疫治疗(adoptive immuno-therapy，AIT)。AIT 疗法通常采用患者肿瘤浸润淋巴细胞(TIL)或者细胞因子激活的杀伤细胞(NK)，在体外经过抗原特异性选择、扩增、细胞因子诱导活化后回输至患者体内，达到杀伤肿瘤细胞的目的。为提高 AIT 疗效，CAR－T 疗法通过构建特异性嵌合抗原受体，经基因转导使 T 淋巴细胞表达这种嵌合抗原受体，特异性识别靶抗原从而杀伤靶细胞。目前 CAR－T 疗法已发展到第 4 代，在克服肿瘤细胞免疫逃逸、增产细胞因子、识别蛋白和糖脂类抗原等方面得到增强，能更加广谱地杀伤肿瘤细胞。

CAR－T 疗法面临的挑战主要是如何提高对实体瘤的疗效、治疗中释放的大量细胞因子、摧毁正常的 B 细胞、脱靶导致患者正常组织细胞被损伤，以及治疗费用昂贵。

（三）肿瘤疫苗

目前在研的有肿瘤细胞疫苗、抗原疫苗、以树突状细胞为基础的疫苗、亚细胞结构的疫苗，以及核酸疫苗等。目前研发最成功的是子宫颈癌疫苗。已有 2 种针对子宫颈癌的疫苗(Cervarix 和 Gardasil)获 FDA 批准上市，但这 2 种疫苗只能预防子宫颈癌的发生。在治疗性疫苗方面，治疗前列腺癌的树突状细胞疫苗 Sipuleucel－T，于 2010 年获 FDA 批准上市。在国内外还有一些疫苗在开展不同阶段的临床试验。

肿瘤疫苗存在的问题是，多数肿瘤疫苗在临床试验阶段未能取得预期疗效，此外在研发和试验阶段还存在许多技术上和理论上的困难，有待解决。

（四）靶向肿瘤的被动免疫治疗

靶向肿瘤的单克隆抗体治疗在肿瘤免疫治疗中较为成功。一些药物如利妥昔单抗(美罗华)、曲妥珠单抗(赫赛汀)、西妥昔单抗 cetuximab、贝伐珠单抗 Avastin 等已在临床广泛使用，还有一些制剂正开展肿瘤治疗的临床试验。

存在的问题是，单克隆抗体及单抗偶联物的免疫导向治疗可因肿瘤细胞抗原性的调变、肿瘤局部药物浓度不高等原因限制其疗效。

（五）细胞因子和小分子药物治疗

肿瘤组织内部存在免疫抑制性微环境，而抑制性细胞浸润是重要因素。这类细胞包括髓系来源的抑制性细胞(MDSC)、肿瘤相关巨噬细胞(TAM)、调节性 T 细胞(Treg)，这些细胞产生的细胞因子抑制了细胞毒性 T 细胞(CTL)、NK 细胞的活性。针对抑制性细胞亚群，细胞因子和小分子药物旨在抑制其数量或功能，活化抗肿瘤细胞功能。在开展临床试验的药物包括：靶向 Treg 的药物 cyclophosphamide、cyclosporine、denileukin diftitox，靶向 TAM 的 trabectedin，靶向 MDSC 的 gemcitabine、全反式维甲酸，免疫刺激剂类如 Toll 样受体 9 激动剂 CpG -寡核苷酸、卡介苗、T 细胞活化因子 IL - 2 和 IFN - γ 等。

五、问题和展望

以上的研发进展，在免疫学、肿瘤免疫学、肿瘤免疫治疗等角度，诠释了"卫气得复，邪气乃索"[1] 的《内经》理论。展望未来：

（一）恶性肿瘤免疫治疗研发方兴未艾

例如，仅在 PD - 1/PD - L1 信号通路小分子抑制剂方面，有学者综述了相关公开专利的进展[23]。相比较已上市和在临床试验的抗体类药物自身缺陷，如生产成本高、免疫原性、药物半衰期较长（副作用很难缓解），小分子药物有其不可取代的优势，诸如口服生物利用度高、在肿瘤微环境中更大的暴露量、药物半衰期短等。因此，研发 PD - 1/PD - L1 小分子抑制剂药物已成为热点。目前在研和进入临床 I 期的有：磺胺间甲氧嘧啶和磺胺甲噻二唑类、联苯/杂芳基联苯类、二唑及噻二唑类、苄苯醚类、咪唑并吡啶及杂环类等。

也因此，恶性肿瘤免疫治疗研发对国内外所有生物医药行业，包括中医药行业都是挑战与机会。

（二）研发策略与投入

从以上介绍所取得的成果及存在问题看，该领域仍有大量的研发探索空间，而如何贴近临床发病和肿瘤病理学特点与实际，开展针对性更强、综合性更好的试验，以及及时综合分析已有基础研究和临床试验结果等，选择和优化更为合理的研发策略和开展深入、艰巨的研发，有望取得积极的进展。

参考文献

［１］黄帝内经素问[M].北京：人民卫生出版社，1963.

［２］灵枢经[M].北京：人民卫生出版社，1963.

［３］曹雪涛，何维.医学免疫学[M].北京：人民卫生出版社，2015.

［４］曹雪涛.医学免疫学[M].北京：人民卫生出版社，2018.

［５］Kanth SS. A centennial review: the 1890 tetanus antitoxin paper of von Behring and Kitasato and the related developments[J]. Keio J Med, 1991,40(1)：35 - 39.

［６］Lindenmann J. Origin of the terms "antibody" and "antigen"[J]. Scand J Immunol, 1984,19(4)：281 - 285.

［７］Cooper MD, Raymond DA, Peterson RD, et al. The functions of the thymus system and the bursa system in the chicken[J]. J Exp Med, 1966,123(1)：75 - 102.

［８］Miller JF, Mitchell GF. Cell to cell interaction in the immune response. I. Hemolysin-forming cells in neonatally thymectomized mice reconstituted with thymus or thoracic duct lymphocytes[J]. J Exp Med，1968，128(4)：801-820.

[9] Bromberg JS. The beginnings of T-B collaboration[J]. J Immunol, 2004, 173(1)：7-8.

[10] Porter RR. The formation of a specific inhibitor by hydrolysis of rabbit antiovalbumin[J]. Biochemical Journal，1950,46(4)：479-484.

[11] Porter RR. The hydrolysis of rabbit γ-globulin and antibodies with crystalline papain[J]. Biochemical Journal,1959,73(1)：119-127.

[12] Fleischman JB, Porter RR, Press EM. The arrangement of the peptide chains in γ-globulin[J]. Biochemical Journal,1963, 88(2)：220-228.

[13] 陈誉华.医学细胞生物学[M].北京：人民卫生出版社,2015.

[14] The nobel prize in physiology and medicine 2002[OL].http://www.nobelprize.org/nobel_prizes/medicine/2002/press-release.

[15] 奇云.詹姆斯·艾利森的科学贡献[J].生命世界,2019,354(4)：12-17.

[16] The nobel prize in physiology and medicine 2018[OL].http://www.nobelprize.org/nobel_prizes/medicine/2018/press-release.

[17] 奇云.本庶佑的科学贡献[J].生命世界,2019,354(4)：18-20.

[18] Ishida Y, Agata Y, Shibahara K, et al. Induced expression of PD-1, a novel member of the immunoglobulin gene superfamily, upon programmed cell death[J]. EMBO J, 1992,11(11)：3887-3895.

[19] Nishimura H，Nose M，Hiai H，et al. Development of Lupus-like Autoimmune Diseases by Disruption of the PD-1 gene encoding an ITIM motif-carrying immunoreceptor[J]. Immunity,1999，11(2)：141-151.

[20] Freeman GJ, Long AJ, Iwai Y, et al. Engagement of the PD-1 immunoinhibitory receptor by a novel B7 family member leads to negative regulation of lymphocyte activation[J]. J Exp Med，2000，192(7)：1027-1034.

[21] 肖鹏,曹雪涛,王青青.恶性肿瘤免疫治疗的现状及展望[J].实用肿瘤杂志,2016,31(1)：5-9.

[22] 王思佳.CAR-T疗法技术发展综述[J].科技与创新,2018,111(15)：56-59.

[23] 王倩.PD-1/PD-L1小分子抑制剂的专利研究进展综述[J].上海医药,2019,40(17)：76-80.

案例五 > 杂气与致病微生物

"杂气""异气""疠气""六淫"等"邪气",是气的理论在传染病领域的应用,是古典传染病理论的重要概念,泛指那些引发传染病的致病原。到17世纪中叶,我国学者对致病原理论做出了杰出的贡献。吴有性*是其中最典型的代表。

"温疫之为病,非风非寒,非暑非湿,乃天地间别有一种异气所感。"(《温疫论》)[1]

"大约病偏于一方,沿门合户,众人相同者,皆时行之气,即杂气为病也。"(《温疫论》)

> * 吴有性(1582—1652),字又可,号淡斋,江苏吴县人,1642年著《温疫论》。

一、吴有性有关致病原的理论

几千年来,外感热病(以发热为突出症状的传染病)一直是困扰人类的主要疾病。自《内经》以降,学术界主流观点认为外感热病是风、寒、暑、湿、燥、火六淫之气或传染性较强的邪气(疠气、瘴气、尸气等)感染所致。

吴有性则以他丰富的临床观察和经验,以及严密的逻辑推理和论证,发展了这一主流学术理论。他指出,不同外感热病是由各自相对应的致病原——"杂气"感染所致,是"一气一病"。

由于致病原的种类繁多,所以吴有性称之为"杂气"。在他1642年所著《温疫论》中,"杂气"的不同称谓还有"时行之气""异气""厉气""疠气"等。区别在于,"杂气""异气"重在强调致病原的种类多;"时行之气"重在强调导致疫病广为流行的致病原;而"厉气""疠气"重在强调造成危害大的致病原。

(一)"一气一病"的致病原理论

吴有性的论证分以下几个层次。

1. 疫病由传染性强的疠气所导致

"疫者感天地之疠气,在岁有多寡,在方隅有厚薄,在四时有盛衰。此气之来,无论老少强弱,触之者即病。"[1]

按：吴氏强调疠气传染性强的特点,不同于普通六淫,后者传染性不强。

2."一气一病"导致传染病多样性的临床证据

"然气无形可求,无象可见,况无声复无臭,何能得睹得闻? 人恶得而知其气,又恶得而知其气之不一也。是气也,其来无时,其著无方,众人有触之者,各随其气而为诸病焉。其为病也,或时众人发颐,或时众人头面浮肿,俗名为大头瘟是也;或时众人咽痛,或时声哑,俗虾蟆瘟是也;或时众人疟痢,或为痹气,或为痘疮,或为斑疹,或为疮疥疔肿,或时众人目赤肿痛,或时众人呕血暴亡,俗名为瓜瓤瘟、探头瘟是也;或时众人瘿痤,俗名为疙瘩瘟是也。为病种种,难以枚举。"[1]

按：诚如《内经》所言:"善言气者,必彰于物。"[2]以上提及的病症,如疟、痢、疮疥、疔肿等,虽历史上早有记载,但从未有学者指出这些疾病是由各自特殊致病原所引发的。

3."一气一病"导致不同物种传染病多样性的证据

"然牛病而羊不病,鸡病而鸭不病,人病而禽兽不病,究其所伤不同,因其气各异也。"[1]

按：吴氏进一步论证了"一气一病",即这些传染病是由各自对应致病原所引发。

4."一气一病"的不同疠气致病有各自独特的发病机制与表现

"大约病偏于一方,沿门合户,众人相同者,皆时行之气,即杂气为病也。为病种种,是知气之不一也。盖当时适有某气,专入某脏腑某经络,专发为某病,故众人之病相同,是知气之不一,非关脏腑经络或为之证也。夫病不可以年岁四时为拘,盖非五运六气所印定者,是知气之所至无时也。或发于城市,或发于村落,他处截然无有,是知气之所著无方也。"[1]

按：这段文字进一步就疠气的流行性、致病原的多样性,及具有各自独特的发病机制,不宜简单归纳为"脏腑经络"病变,亦不宜简单归纳为"五运六气"(而五运六气曾长期在传染病理论中占主导地位)。

5."杂气"致病不宜与六淫混淆

"况杂气为病最多,而举世误认为六气。假如误认为风者,如大麻风、鹤膝风、痛风、历节风、老人中风、肠风、厉风、痛风之类,盖用风药,未常一效,实非风也,皆杂气为病耳;至又误认为火者,如疔疮发背,痈疽肿毒,气毒流注,流火丹毒,与夫发斑痘疹之类,以为诸痛疮疡,皆属心火,投芩、连、栀、柏,未尚一效,实非火也,亦杂气之所为耳;至于误认为暑者,如霍乱吐泻,疟痢暴注,腹痛绞肠痧之类,因作暑证治之,未尚一效,与暑何与焉? 至于一切杂证,无因而生者,并皆杂气所成,从古未闻者何耶? 盖因诸气来而不知,感而不觉,惟向风寒暑湿所见之气求知,是令无声无臭,不睹不闻之气,推察既错认病原,未免误投他药。"[1]

按：在这里,作者从不同疾病的表现、疗效评价等角度,进一步论证了疠气不同于风寒暑湿燥火六淫之气。

6."杂气"致病的强弱之别

"疫气者,亦杂气中之一,但有甚于他气,故为病颇重,因名之厉气,虽有多寡不同,然无岁不有。至于瓜瓤瘟、疙瘩瘟,缓者朝发夕死,急者顷刻而亡,此在诸疫之最重者,幸而几百年来罕有之证,不可以常疫并论也。"[1]

按: 这段文字表明,吴有性已观察到不同致病原所导致传染病的严重和危害程度不同,程度轻者可以称为"杂气""时行之气","杂气"中严重者称为"疫气""厉气",而"疫气"之中,仍有强弱之分。

7."杂气"致病或散发或流行

"至于发颐、咽痛、目赤、斑疹之类,其时村落中,偶有一二人所患者,虽不与众人同,然考其证,甚合某年某处众人所患之病,纤悉相同,治法无异,此即当年之杂气,但目今所钟不厚,所患者稀少耳。此又不可以众人无有,断为非杂气也。"[1]

按: 这段文字表明,即便没有出现大的流行,但引发这些疾病的病原仍是"杂气"。

(二)疠气流行的历史记载

"崇祯辛巳(1641年),疫气流行,山东浙省,南北两直,感者尤多,至五六月益甚,或至阖门传染。"[1]

按: 这段文字记录了当年外感热病流行季节、波及的地域,以及传染性强的特点。

(三)提出针对杂气特效药的构想

"惟其不知何物之能制,故勉用汗吐下三法以决之⋯⋯能知以物制气,一病只有一药,药到病已,不烦君臣佐使,品味加减之劳矣。"[1]

按: 吴氏"一病一药"的假说代表了那个年代临床中医师的期盼。

以上案例表明:17世纪中叶,吴有性有关传染病的理论是对传染病理论的杰出贡献,在国内外是遥遥领先的。遗憾的是由于我国长期以来受到生物医学实验理念和实验条件的限制,没有机会去检验和发展吴有性的理论,这些理论在200多年后,却陆续被欧美兴起的实验医学逐步验证和发展。

二、引发传染病的致病微生物发现

(一)光学显微镜的发明与普及

在欧洲,1590年,荷兰人詹森父子发明了显微镜。1665年,英国人胡克设计了一台复杂的复合显微镜,他观察到植物细胞形态类似单人房间,所以用单人房间的cell来命名植物细胞为cellua。同年他出版了《显微术》一书,书中介绍了他使用显微镜观察的结果。1673—1677年,荷兰工匠列文胡克(或译作列文虎克)受此启发,对英国人胡克的显微镜进行了改进,并利用自制的显微镜开展动、植物微观结构的研究,他首次发现了微生物,最早描绘了肌纤维、红细胞和精子等,被后世称为微生物学之父。显微镜及其相关技术和应用,是人类历史上最伟大的发明之一,为传染病的致病微生物发现提供了技术支撑。

（二）常见致病微生物的发现

到了 19 世纪下半叶,德国外科医生科赫＊率先通过实验研究和临床试验,发现一些常见传染病是由特定的病原细菌感染造成,对致病微生物的发现做出了杰出的贡献,被后世公认为细菌学家、病原细菌学的奠基人和开拓者。

> ＊ 罗伯特·科赫(Robert Koch, 1843—1910),1866 年从德国哥廷根大学医学院毕业,获医学博士学位,在经历住院医师后私人开业,任外科医生,并建立了一个简陋实验室,从事病原微生物研究。

1872 年,在科赫从业的地区沃尔施顿流行牛炭疽病,他采用显微镜技术,在牛的脾脏中发现了炭疽杆菌,并经动物实验证明,该杆菌可引发炭疽病传染,并发明了固体培养基的细菌划线分离纯种法,第一次培养和分离出炭疽杆菌,观察和揭示了炭疽杆菌增殖"杆菌-芽孢-杆菌"的循环。1876 年发表了他的研究成果,这是人类第一次采用实验证明一种特定的细菌是引起一种特定的传染病的致病微生物理论[3]。

1880 年,科赫被柏林的德国卫生署聘用,1881 年他开始研究结核病。他发现结核病死亡者肺的匀浆虽然能传染实验动物,但显微镜下却难以观察到细菌,遂尝试采用不同染色方法对样本进行染色观察,发现了被着染后的结核杆菌;鉴于已有的培养方法难以体外扩增结核杆菌,他摸索后发明了血清培养基对结核杆菌进行培养与扩增;然后将培养出的结核杆菌混悬液注射至豚鼠腹腔内,4～6 周后豚鼠死于结核病,证明了结核杆菌是结核病的病原菌。他还通过实验证明结核菌不论感染猴、牛或人,均会产生类似症状。1882 年他在德国柏林生理学会上宣读了他的发现,将论文发表在《柏林医学周报》上。此后,他进一步研究和阐明了结核病的传播途径是空气和接触。1890 年,他通过实验研究,提出用结核菌素诊断和治疗结核病[3]。

1883 年科赫被任命为德国霍乱委员会主席,并被派往埃及、印度等地去调查那里的霍乱暴发流行情况。经研究,他和他的同事发现了引发霍乱的致病菌是霍乱弧菌,并成功找到了霍乱弧菌交叉感染的途径:经过水、食物、衣物等途径传播,据此提出控制霍乱流行的法则。在他的研究生涯中,还发明了细菌照相法,蒸汽杀菌法,发现了伤寒杆菌和鼠蚤传播鼠疫的秘密,发现睡眠症是由采采蝇(布氏锥虫经舌蝇)叮咬传播的,以及发明了预防炭疽病的接种方法等。他还为研究病原微生物制订了严格准则,被后世称为科赫法则,包括:第一,这种微生物必须能够在患病动物组织内找到,而未患病的动物体内则找不到;第二,从患病动物体内分离的这种微生物能够在体外被纯化和培养;第三,经培养的微生物被转移至健康动物后,动物将表现出感染的征象;第四,受感染的健康动物体内又能分离出这种微生物。科赫创立的微生物学方法一直沿用至今,为微生物学成为生命科学中一门重要的独立分支学科奠定了坚实的基础。这些实验技术涉及分离和纯培养技术、培养基技术、悬滴标本检查法、组织切片染色法等。他一生的主要著作有《炭疽病病原学——论炭疽杆菌发育史》(1876)、《创伤感染的病原学》(1878)、《论结核病》(1882)、《抗结核药物》(1891)、《与伤寒病的斗争》(1902)等[3]。

1905 年,科赫荣获诺贝尔生理学或医学奖,以表彰他代表性的和重要的"结核病的研究和发现"。在颁奖词中回顾了科赫"提出了发现结核杆菌的证据""叙述了在不同组织中对该菌的染色方法,提了在人体内和动物体内结核过程的经常出现的事实,并提出了关于在动物体内接种结核杆菌获得典型和阳性的结果。此外,他还强调了结核杆菌发育和增殖离不开活着的机体,而且结核病主要是来自于结核病患者的痰液,也有可能来自患了牛结核的牛"[4]。

以上案例表明:科赫的开创性研究成果,使得 19 世纪 70 年代至 20 世纪 20 年代成为发现病原菌的"黄金时代"。正是得益于这样的医学基础学科的探索与发展,积累了大量的相关知识。由此开创了西医基础理论中寄生虫学、微生物学、病毒学等有关致病微生物学和病原生物学的学科。几千年来困扰人类的传染病、寄生虫病先后被人类所征服,极大地延长了人类的寿命。

三、幽门螺杆菌的发现

长期以来,中医把常见疾病划分为"外感热病"和"内伤杂病"两类。类似地,西医也大致区分为"传染病"和"非传染病"。

结核病又被称为痨病,国内外学术界主流视之为内伤杂病或非传染病(虽然我国有痨虫发病之说),科赫在他的诺贝尔奖演讲词中提道:"结核病是传染病中的最危险的类型,但在 20 年前仍然未被人们视作为传染病。"[4]因此,科赫的这一研究,是需要科学家不抱成见并具有科学探索的勇气。

科赫以后,随着常见传染病和各类致病原被揭示后,传染病和非传染病的界限变得越来越清晰。

例如,胃炎、胃溃疡和十二指肠溃疡,通常被归类为内伤杂病、非传染病/非感染性疾病,认为其发病与精神压力和生活方式等因素有关,阻止胃酸可以治愈;而且基于一般生物学常识,在胃腔内高酸度环境下,细菌是难以生长和传代的。

然而,马歇尔*和沃伦**的研究颠覆了这样的认知,证明胃炎、胃溃疡和十二指肠溃疡与感染幽门螺杆菌有关,且抗感染治疗有效[5,6]。

---

* 巴里·马歇尔(Barry J. Marshall)是澳大利亚人,1974 年获医学本科学位,1977 年成为珀斯皇家医院注册医师。

＊＊罗宾·沃伦(J. Robin Warren)是澳大利亚人,1961年获硕士学位,1968年起任珀斯皇家医院病理学家。

　　1979年,病理学家沃伦在慢性胃炎患者的胃窦黏膜组织切片上观察到一种弯曲状细菌,而且大约在50％胃窦部活检组织中可见这样的细菌,他意识到这种细菌可能与慢性胃炎发病有关。1981年,沃伦遇到了在皇家珀斯医院做内科医学研究生的马歇尔,他介绍了这一现象后,引起了马歇尔的重视。于是他们开始合作、设计,对100名接受胃镜检查及活检的胃病患者进行研究,结果发现,这种细菌确实与胃炎相关,而且,这种细菌还存在于所有十二指肠溃疡患者、大多数胃溃疡患者和约一半胃癌患者的胃黏膜中。

　　经过反复尝试后,1982年,马歇尔成功地从几个患者的胃黏膜活检组织中分离和培养出了幽门螺杆菌,为进一步实验研究创造了条件。

　　为了检验幽门螺杆菌的致病作用,马歇尔和另一医师莫里斯自愿进行了幽门螺杆菌致病的临床试验。他们服用经培养的细菌后,均患上了胃炎。在治疗试验中,马歇尔和沃伦,以及参与试验者的研究证明,清除了胃内的幽门螺杆菌就可以治愈消化性溃疡。

　　基于以上结果,他们提出幽门螺杆菌是造成胃炎、胃溃疡和十二指肠溃疡的致病菌。

　　马歇尔和沃伦的研究结果发表后,引起了全世界学术界的关注,并加强了对幽门螺杆菌的研究,对其发病机制的认识不断加深。发现幽门螺杆菌会导致终生的感染。在社会经济水平较高的国家,幽门螺杆菌大大少于发展中国家,而且在发展中国家几乎每个人都可能染上幽门螺杆菌。这种感染在幼儿时就形成了,通常是母亲传递给孩子,而且细菌可能留存于胃中直至其余生。马歇尔和沃伦的研究结果,也促使世界各大药厂开发相关药物。

　　幽门螺杆菌及其作用的发现,打破了长期流行的人们对胃炎和消化性溃疡发病机制的错误认识,被誉为是消化病学研究领域的里程碑式的革命。由于他们的发现,溃疡病从原先难以治愈、反复发作的慢性病,变成了一种采用短疗程的抗生素和抑酸剂就可治愈的疾病,大幅度提高了胃溃疡等患者获得彻底治愈的机会,为改善人类生活质量做出了贡献。这一发现还会启发学术界去研究微生物与其他慢性炎症疾病的关系。

　　2005年巴里·马歇尔和罗宾·沃伦荣获诺贝尔生理学或医学奖,以褒奖他们发现幽门螺杆菌是导致人类胃炎、胃溃疡和十二指肠溃疡的致病菌,革命性地改变了世人对这些疾病的认识。诺贝尔奖评审委员会指出:"幽门螺杆菌的发现加深了人类对慢性感染、炎症和癌症之间关系的认识。"

四、问题和展望

　　显微镜和实验医学的引入,大量的致病微生物被发现,同时也证明了明代末年吴有性的"一气一病"的疠气理论;而各种抗生素的发现与发明,进一步验证了吴有性有关"能知以物制气,一病只有一药,药到病已"的构想。在此基础上,学术界可能会关心:

(1) 目前我国常见病、多发病、难治病的发病机制探索的前沿在哪? 以往取得了哪些成就? 目前还存在什么问题?

(2) 如何针对当前某个难治病开展实验探索研究?

(3) 以上吴有性、科赫、马歇尔和沃伦的探索,对当代中医药理论的继承和发展有何启迪?

参考文献

[1] [明] 吴又可.温疫论译注[M].曹东义,杜省乾校注.北京:中医古籍出版社,2004.

[2] 黄帝内经素问[M].北京:人民卫生出版社,1963.

[3] 朱石生.法则奠基:科赫与细菌学[M].北京:新星出版社,2020.

[4] 诺贝尔奖演讲全集编译委员会.诺贝尔奖演讲全集 生理学或医学卷 I[M].福州:福建人民出版社,2004.

[5] 王子安.走近 193 位诺贝尔生理医学奖精英——病菌的克星[M].天津:天津科学技术出版社,2010.

[6] 张田勘.2005 年诺贝尔生理学或医学奖解读[J].科学世界,2005(11):33 - 34.

案例六　风气与过敏

"风者百病之长。"(《素问·玉机真藏论》)

按：古典中医理论认为，六淫之一的"风气"是引发许多疾病的主要病因，其中包含了过敏性疾病。

一、风气与荨麻疹的发病

在风气引发的许多过敏性疾病中，荨麻疹是其代表。

(一) 宋代有关论述

早在 10 世纪末(992 年)的宋代，我国对于荨麻疹的发病及证治就已积累了丰富的经验，因此有着大量的相关记载。如宋代《太平圣惠方》[1] 的第二十四卷中有两个篇章涉及荨麻疹(该书称之为"瘾疹")的发病与辨证论治，即"治风瘙瘾疹生疮诸方"和"治风瘾疹诸方"。

1. 瘾疹发病及特征

"夫风邪客热在皮肤，遇风寒所折，则起瘾疹。热多则色赤，风多则色白。甚者痒痛。"[1]

"夫风瘾疹者，由邪气客于皮肤，复遇风寒相搏，则为瘾疹。若赤疹者，由冷湿搏于肌中。"[1]

按：在以上发病机制的综述中，"风邪"即风气、"邪气"主要指风气。"客热""风寒""冷湿"等提示涉及病原还有热气、寒气、湿气，但以风气为主。

值得注意的是，两处文字均提及"风邪客热在皮肤""邪气客于皮肤"，即原先已有伏邪，然后"遇风寒所折""复遇风寒相搏"，新感后发病。提示当时的学者，已经意识到荨麻疹是有宿邪，患者有其内在的发病基础，类似于今天所说的过敏体质。

2. 瘾疹的辨证论治

该书已有许多治疗瘾疹的方剂和方法。诸如：

口服的方剂有：羚羊角散、犀角散、鬼箭羽散、枫香丸、乌蛇膏、蒴藋膏、野葛膏等。

　　常用药物有：防风、附子、白蒺藜、犀角屑、白鲜皮、升麻、天麻、白芷、藁本、独活、蛇床子、羚羊角屑、僵蚕、白附子、川乌头、乌蛇、乌喙、天南星、苍术、白蔹、黄芩、苦参、漏芦、汉防己、鬼箭羽、人参、淫羊藿、景天花、杏仁、牛黄、玄参、竹叶、枳壳、蒴藋根、蔷薇根、大黄、白矾、枫香、野葛等。

　　外治的方剂有：枫香洗汤、蒴藋煎涂方、揩拭方、淋浴方、淋洗方等。

　　外治药物常用：盐、蒴藋根、蒴藋茎叶、白矾、白蒺藜、景天、蛇床子、巴豆、苦参、花椒、地骨白皮、白杨皮、麻黄根、升麻、辛夷、茺蔚子、虎杖、蒺藜苗、大戟、蛇衔草、枫香、杏叶、柳蛙屑、黄栌木、马兰子、羊桃根、竹叶、大黄、黄芩、川芎、当归、枳壳、玉屑、石膏、生姜汁、蛇蜕、酪、小便等。

（二）明代有关论述

　　到了 15 世纪初（1406 年），在明代《普济方·诸风门》[2]"风瘙瘾疹"篇中对荨麻疹（瘾疹）的发病特征有了更丰富的记载。例如：

　　"风气挟热起于腠理，皮肤不肿不疼，发为瘙痒，谓之瘾疹，此风热之浮浅者也，其亦有寒暑湿之气行焉，热在表。天时炎暄而燥气乘之，则为赤疹，风热在表。天时寒凉而冷气折之，则为白疹。赤者，遇凉清而后消。白者，遇温暖而后灭。"[2]

　　该书在引述历代医书内容时，补充了"瘾疹"皮疹表现，例如：

　　"肿起时痒时痛。"（引《圣济总录》）

　　"风瘙瘾疹肿痒，状如茧栗。"（引《太平圣惠方》）

　　按：以上发病机制的综述中，涉及病因有风气、热气，以及寒气、暑气、湿气、燥气，风、寒、暑、湿、燥、火，六淫之气几乎全都涉及了；但以风气、热气为主。

（三）清代有关论述

　　18 世纪中叶（1742 年）清代的《医宗金鉴·外科心法要诀》[3]有"发无定处"篇，在该篇中对荨麻疹（该书称之为"痦瘟"）的发病特征有着形象准确的描述，并出方：

　　"痦瘟汗出中邪风，状类豆瓣扁雷形，日痒秦艽汤宜服，夜重当归饮服宁。"该书注："此证俗名鬼饭疙瘩。由汗出受风，或露卧乘凉，风邪多中表虚之人。初起皮肤作痒，次发扁疙瘩，形如豆瓣，堆累成片。日痒甚者，宜服秦艽牛蒡汤；夜痒重者，宜当归饮子服之。外用烧酒浸百部，以蓝布蘸酒擦之，谨避风凉自效。"[3]

　　按：以上秦艽牛蒡汤组成为秦艽、牛蒡子、枳壳、麻黄、犀角、黄芩、防风、甘草、玄参、升麻。当归饮子组成为当归、生地、白芍、川芎、何首乌、荆芥、防风、白蒺藜、黄芪、甘草。

　　在发病方面，该书与《太平圣惠方》的认识不同，认为其内在基础不是伏邪，而是"表虚"。依据"急则治其标，缓则治其本"的理论，该书的发病理论为荨麻疹的治则治法及用药开拓了新的空间。

二、过敏反应机制的发现

19 世纪末至 20 世纪初,对于过敏反应的发病机制及相关理论的研究有了突破。值得注意的是,这一突破不像以往通过临床观察与推理实现,而是通过实验室探索意外发现的。

也是从这个历史阶段开始,进行实验室探索及针对异常现象的敏锐捕捉,并在此基础上更进一步地深入探索,成为医学知识发展的重要方法,这种以实验医学方法获得的知识也成为医学知识的重要来源;因而实验医学在医学中的地位变得越来越重要。

在那个年代,医学家们积极探索病原微生物减毒疫苗、血清疗法等当时的新方法以防治传染病,这些疗法往往需要多次接种。其时,医学界通过大量实验已观察到,在接受中等剂量的毒物(例如疫苗)后可以见到两种现象:① 与第一次反应类似(被称为"稳定性");② 不敏感(被称为"适应性"),需要不断增大剂量,例如吗啡。但里歇*的实验偶尔观察并意识到另一重要现象:过敏反应[4]。即第一次注射非但不能保护机体,反而使机体变得更脆弱、更敏感。

> * 夏尔·罗伯特·里歇(Charles Robert Richet)是法国著名免疫学家,1850 年生于巴黎,1935 年卒于巴黎。他 1876 年于医学院毕业,从事研究工作;1887 年任巴黎大学生理学教授[4]。

1902 年,在一次实验中,里歇意外发现,实验狗在首次被注射溶于甘油的僧帽水母触须的几个星期后,再次注射很小剂量的该制剂时,出现剧烈的症状:呕吐、便血、晕厥、意识丧失、窒息、死亡。

虽然"这绝不是什么深刻思维的结果,只不过是一项简单的观察"[4],但这却引起了里歇的重视。

他用动物性和植物性的几种蛋白毒素做了试验。发现如果将其中一种毒素注入受试动物的皮下,用量很小,将不引起受试对象发生反应;如果在间隔 2 周或 3 周以后,再用相等的小剂量进行重复注射,随之而来的几乎总是很剧烈的中毒症状(有时甚至出现在第二次注射时):能在几分钟内致动物于死地。这种酷似休克的剧烈反应,绝对不是由于第二次注射剂量叠加到前一剂量中去而可能造成的后果。这里必须有一个过渡阶段,在毒素注射之前有一个潜伏期,使它们有时间在机体内造成超过敏现象[4]。

几年后的 1907 年,里歇的实验还发现,将已致敏动物血液注射到另一动物体内,可以令后者也产生致敏状态,提示导致过敏的化学物质在血液里。此后他还观察到,实验动物过敏反应的程度不同,轻则以瘙痒为主,如荨麻疹等,重则会发生呼吸和神经抑制导致的"过敏反应性休克",甚至死亡。

在反复实验观察和验证后,1912 年他对这一过敏反应总结出 3 条:① 过去接受过注射的个体要比没有接受过注射的个体敏感得多;② 第二次注射引起的症状与第一次不同,即立即出现神经系统整体抑制;③ 在过敏反应产生前需经过 3~4 个星期,即潜伏期。

里歇公布了其研究结果后,欧美各地纷纷开展相关研究,揭示出大量的过敏现象,迅速丰富了该领域的知识,学术界对过敏反应的表现及机制的认识逐渐清晰起来。

1913 年诺贝尔生理学或医学奖授予了里歇,"以表彰他对过敏反应的研究工作"。诺贝尔奖委员会指出,"过敏反应已经进入了医学实践的领域。能够用于引起过敏反应的物质数量是非常之多的"。而里歇"为医学科学开辟了一个过去无人开垦的广袤领域……在生理学或医学领域中作出了最重大的发现"[4]。

三、抗过敏药物的研发

博维 * 自 1920 年起参与了有关生物胺的探索。当时学术界陆续发现神经末梢释放少量具有高活性的物质:乙酰胆碱、肾上腺素、去甲肾上腺素等,它们发挥着传递神经冲动的周围效应;而组胺,在过敏反应中,能释放远多于正常时的量……湿疹、哮喘等似乎都取决于组胺产生的部位[5]。

> * 丹尼尔・博维(Daniel Bovet),意大利著名药物化学家,1907 年生于瑞士,1992 年卒。他于 1929 年日内瓦大学毕业,获科学博士学位,同年到巴黎的巴斯德研究院化学治疗研究室工作。1947 年应邀为罗马的高级卫生研究所建立化疗研究室,把新药的化学合成实验室同检验这些新药的药理实验室结合起来[5]。

自 1930 年起,博维将其研究工作集中于用药理学方法阻断上述胺类的作用,并成功地生产了特异性抑制这些胺类作用的物质。博维团队发现组胺 * 与肾上腺素及乙酰胆碱之间有许多相似之处,因此决定研究组胺是否也有特异的拮抗物存在,如同抗交感神经药拮抗肾上腺素,以及抗副交感神经药拮抗乙酰胆碱。1937 年,博维团队得到组胺的第一个特异拮抗药麝香草酚氧乙基二乙胺,可以治疗动物(能致死的)过敏性休克。之后几乎所有抗过敏反应组胺药均由它衍生而来[5]。此后,博维提到,大约有 500 位化学家在不到 10 年的时间内,合成了约 5 000 种抗组胺药[5]!

> * 组胺是过敏反应中的一个非常重要的物质,主要储存在肥大细胞和嗜碱性粒细胞内,在过敏原的刺激下释放,会引起瘙痒、打喷嚏、鼻塞、流涕等,所导致的血管扩张可产生局部水肿、皮肤风团,所引发的气管平滑肌收缩、气道狭窄,可引起呼吸困难等。

20 世纪 40 年代,在交感神经末梢释放肾上腺素和去甲肾上腺素方面,其阻抗制剂麦角生物碱和箭毒生物碱等因化学结构复杂、毒性大,不适用于临床。博维团队逐步简化其化学结构并系统地加以改变,并随之设计了生物检定的新方法,他们合成了数以百计的新的化学物质,并且逐步取得成功。最后合成了简单的化合物并证明其特异性,以及无不良作用上都远较天然产物优越。此后,1946 年,他研发出长效与短效肌肉松弛剂,在外科手术麻醉中使用,以减少麻醉药使用,提高外科手术的安全性[5]。1948 年,博维夫妇发表《植物性神经系统药物的化学结构和药物动力学活性》,总结了他们的工作[5]。

博维因"在应用药理学方法对生物活性胺的阻断效应研究中的卓越成就",于 1957 年荣获诺贝尔生理学或医学奖[5]。

附:过敏、超敏反应与自身免疫[6]

1. 一些概念

过敏(hypersensitivity)属Ⅰ型超敏反应。

超敏反应(hypersensitivity),又称变态反应,指异常的、过度的免疫应答。超敏反应由"变应原"所引发,包括完全抗原(如异种动物血清、组织细胞、微生物、寄生虫、植物花粉、兽类皮毛等),及半抗原(如青霉素、磺胺、非那西汀、生漆等)。变应原可以是外源性的,也可以是内源性的。

自身免疫(autoimmune),又称自身变态反应,是机体因自身稳定性破坏而出现针对自身组织的抗体(或细胞)所介导的免疫反应。其诱因除了药物、微生物感染等外因外,还与机体自身遗传异常相关,如主要组织相容性系统中的免疫应答和免疫抑制基因的表达异常。某些自身免疫性疾病属Ⅳ型超敏反应。

2. 超敏反应分类

盖尔(Gell)和库姆斯(Coombs)于 1963 年将超敏反应分为 4 类。

(1) Ⅰ型超敏反应。又称过敏性反应(anaphylaxis)或速发型超敏反应(immediate hypersensitivity)。该型超敏反应的特点是发作快、消退快,一般无严重的组织损伤。是由抗原与抗体(IgE 类,部分 IgG 亚类)在介质释放细胞上相互作用,使一些活性介质(如组胺、5-羟色胺、慢反应物质-A 等)释放。这些介质能引起平滑肌收缩、毛细血管扩张及通透性增加、腺体分泌增多等,可造成呼吸道、消化道、皮肤或全身性的过敏反应。

过敏属Ⅰ型超敏反应,可分为过敏反应和过敏性疾病。后者累及某特定的组织器官,导致疾病发生,常见的有荨麻疹、过敏性鼻炎、过敏性休克、花粉症(枯草热)、过敏性哮喘等。Ⅰ型超敏反应还有过敏性休克、药疹、过敏性胃肠炎等。前文提及的案例均属此类。

(2) Ⅱ型超敏反应。又称细胞溶解型超敏反应或细胞毒型超敏反应。由 IgG 或 IgM 类抗体与靶细胞表面相应抗原结合后,在补体、吞噬细胞和 NK 细胞等参与作用下引起以细胞溶解或组织损伤为特征的病理性改变。如输血反应、新生儿溶血反应、药物性溶血性贫血。甲状腺功能亢进(Graves 病)是一种特殊的Ⅱ型超敏反应。

(3) Ⅲ型超敏反应。又称免疫复合物型超敏反应或血管炎型超敏反应。由中等大小可溶性抗原抗体复合物沉积到局部或全身毛细血管基底膜,通过激活补体,以及在血小板、嗜碱性粒细胞、中性粒细胞等的参与下,引起以充血水肿、局部坏死和中性粒细胞浸润为主要特证的炎症反应和组织损伤。如链球菌感染后的肾小球肾炎、外源性哮喘等,以及在反复注射抗原(如狂犬病疫苗、胰岛素)后,局部出现的水肿、出血、坏死等。

(4)Ⅳ型超敏反应。又称迟发性超敏反应,由T细胞介导。常见的有化学药品与皮肤蛋白结合或改变其组成形成抗原,使T细胞致敏,当再次接触时引起接触性皮炎;以及由某些病原体作为抗原引起的,如结核病、梅毒等传染性变态反应。而器官移植的排斥反应、接种疫苗后的脑脊髓炎、某些自身免疫病等都属于此型。

此外,还有些学者提出Ⅴ型、Ⅵ型,甚至更多的超敏反应类型。

3. 自身免疫性疾病

自身免疫性疾病是指机体对自身抗原发生免疫反应而导致自身组织损害所引起的疾病。

(1)病因:包括自身抗原(隐蔽抗原的释放、自身抗原发生改变)、交叉抗原(柯萨奇病毒引发的糖尿病、链球菌感染引发的急性肾小球肾炎、风湿性心脏病)、免疫调节异常(多克隆刺激剂的旁路活化、Th1和Th2细胞功能失衡),以及遗传因素等。

(2)临床表现

1)器官特异性自身免疫病:某一组织器官损害,由抗体或致敏淋巴细胞所引起。主要有慢性淋巴细胞性甲状腺炎、甲状腺功能亢进、胰岛素依赖型糖尿病、重症肌无力、溃疡性结肠炎、恶性贫血伴慢性萎缩性胃炎、肺出血肾炎综合征、寻常天疱疮、类天疱疮、原发性胆汁性肝硬化、多发性脑脊髓硬化症、急性特发性多神经炎等。

2)系统性自身免疫病:全身多器官损害,由抗原抗体复合物广泛沉积于血管壁等原因引起。常见有系统性红斑狼疮、类风湿关节炎、系统性血管炎(常见结节性多动脉炎)、硬皮病、天疱疮、皮肌炎、混合性结缔组织病、自身免疫性溶血性贫血、干燥综合征、强直性脊柱炎等。

四、问题和展望

(一)风气与发病

从当代对过敏的研发历程和所获得的知识可以看到,我国古代有关风邪引发过敏反应的描述,其中的"风邪"显然不仅仅指致敏原,也还涉及患者过敏发生的多个环节;而中药祛风药及复方的治疗,也涉及复杂的药效途径,可能并非单纯的祛除"风邪"。因此,这对当代有关发展和优化抗过敏中医药的研发是具有启发意义的。

(二)有关中医理论与实践

在中医古典文献中,还有大量超敏反应性疾病、自身免疫性疾病的发病与防治的记载,并在治法上积累了丰富的经验,值得进一步挖掘和提高。

以哮喘为例,《医宗金鉴》在喘证门中记载了突发且十分严重的患儿哮喘"马脾风":"暴喘传名马脾风,胸高胀满胁作坑,鼻窍扇动神闷乱,五虎一捻方最灵。[注]马脾风俗得之名,即暴喘是也,因寒邪客于肺俞,寒化为热,闭于肺经,故胸高气促,肺张喘满,两肩捐动,陷下作坑,鼻窍握张,神气闷乱。初遇之急服五虎汤,继用一捻金下之,倘得气开,其喘自止。"[3]

五虎汤:麻黄、杏仁、甘草、石膏、生姜。

一捻金:人参、大黄、黑丑、白丑、槟榔。

(三)中药及其有效成分

博维提到,进入 20 世纪,很多药物来源自生物界的产物,例如生物碱。药物化学家欲合成类似的化合物,必须首先阐明其结构并以此为出发点,可卡因、阿托品及吗啡等都是这方面很好的例子。在中药方面,博维还提到常用的麻黄,"早在 1 000 年前中国的实践家们就已经应用了富含麻黄碱的麻黄"[5]。这一现象表明,随着国际药物化学学科的发展及技术与理论的突破、药物化学研究人员素质的提升与规模的扩大,天然药物,包括中草药,有效成分被分离、提取、纯化、修饰和发展,在治疗学中、治疗用药中占比将越来越大,重要性也越来越高。

参考文献

[1] [宋]王怀隐.太平圣惠方[M].北京:人民卫生出版社,1958.

[2] [明]朱橚.普济方[M].上海:上海古籍出版社,1991.

[3] [清]吴谦.医宗金鉴[M].2 版.北京:人民卫生出版社,2005.

[4] 诺贝尔奖演讲全集编译委员会.诺贝尔奖演讲全集 生理学或医学卷Ⅰ[M].福州:福建人民出版社,2004.

[5] 诺贝尔奖演讲全集编译委员会.诺贝尔奖演讲全集 生理学或医学卷Ⅱ[M].福州:福建人民出版社,2004.

[6] 何维.医学免疫学[M].北京:人民卫生出版社,2005.

<table>
<tr><td>案例七</td><td>实验动物辨证论治方法学
的探索与创建</td></tr>
</table>

在临床上,常见病患者普遍存在着"同病异证"和"异病同证",因而需要施以"同病异治"和"异病同治"的辨证论治。辨证论治是中医学特色,而辨别阴阳、表里、寒热、虚实是其基础。著名中医专家蒲辅周曾总结经验如下。

"在临床,必须掌握年龄的长幼,形体的强弱,阴阳的偏盛;四时季节的气候之常变,地域有五方之异;生活的情况,意志之苦乐,四损四不足(即大劳、大欲、大病、久病失血,气血两伤,阴阳并竭)。所以,有同病异治,异病同治,谨守病机,各司其属,这是辨证论治,掌握常变的重点。把理论搞明白,临床就不至于出现仓皇失措,阴阳混淆、表里不分、寒热颠倒、虚实莫辨等盲目施治。而能做到处常应变,治病求本。"(《蒲辅周医疗经验》)[1]

一、背景

针对"证"/"证候"和"辨证论治",学术界长期以来一直关心与之相关的系列学术问题:证候形成与发展的复杂物质基础是什么?证候与疾病的发生、发展、转归的关系如何?疾病与证候相互作用、影响机制如何?辨证论治对疾病的疗效如何?对证候的疗效如何?如何计量化评价其疗效?"同病异治"和"异病同治"取效的复杂机制是什么?如何通过实验方法去比较、筛选、评价、优化和提高辨证论治的疗效?与辨证论治密切相关的中药、中药复方、中药有效成分等的药性如何?等等。回答这些学术问题,需要开展大量的动物实验研究与探索。

据悉,长期以来我国的兽医是给牲口实施辨证论治的。但在动物实验中,包括在中医药辨证论治实验研究中,最常用的实验动物是大鼠和小鼠,体型非常小,由此研究者会好奇和担心:大鼠/小鼠会不会发生同病异证呢?能不能观察和检测到其同病异证呢?能不能开展个体化的辨证论治及其疗效评价呢?

这给中医学者提出了挑战和要求。

(一)大鼠/小鼠证候模型的创建和发展

在动物实验中,最早的尝试来自实验动物的证候造模。

20世纪中叶,基于肾上腺皮质功能衰退以及肾上腺皮质激素临床应用和所产生的副作用,借鉴西医疾病模型建立的方法和思路,邝安堃等尝试采用肾上腺皮质激素建立肾虚证小鼠模型,开创了中医证候实验动物造模的新领域。到二十世纪七八十年代,伴随着肾虚证、脾虚证、血瘀证等研究的开展,证候动物模型探索的步伐加大,不同证候动物模型的报道日增,涉及病种越来越多,推动了中医药辨证论治的实验研究及普及。

（二）大鼠/小鼠证候造模存在的问题

在大鼠/小鼠证候模型取得丰硕成果的同时,也暴露出一些学术问题,归纳起来有以下几类。

1. 证候造模存在的问题

（1）一些证候造模方法不规范,造模结果不稳定,造模因素的选择和实施强度不易控制;一些造模方法难度大、周期长、难以重复。

（2）直接引用疾病造模的方法,在大多情况下并不符合中医理论。

（3）片面模拟古典中医病因理论,或脱离疾病发生原因的证候造模,不符合当代临床的实际和需求。

2. 疾病叠加证候造模存在的问题

借鉴证候造模的思路,学术界提出了病证结合模型的概念,即在疾病造模的基础上,叠加证候造模。

这一构想的突出问题在于,除证候造模本身属性不确定外,在一些严重的疾病模型中,实验动物往往难以承受再次的证候造模。而且临床上患者的同病异证和异病同证大多不是"造"出来的,更多的是与遗传和体质有关、与疾病的自然发展和演变有关、与基础性疾病有关,部分与治疗不当和延误有关。

3. 缺少标准化/计量化的大鼠/小鼠辨证论治方法

证候造模,以及疾病叠加证候造模存在的关键问题之一是无法鉴定所造证候模型是否准确,即所建立的证候模型动物是不是确实发生了所期望的证候。例如气虚模型,实验动物是不是确有气虚证;是单纯的气虚,还是兼有其他证候? 为此学术界开展了一些探索。

（1）实验室检测:例如借鉴肾虚证患者会不同程度地存在激素水平降低的现象,检测大鼠/小鼠对应的实验室指标。这样探索存在的问题是:

1）以往尚无不同证候实验动物与实验室指标对应的联系数据,以致一些实验室指标的选择基于主观臆测,辨证意义不明确,不能替代诊法。

2）实验室检测,例如放血和组织活检,对实验动物叠加了干预刺激,会产生心理和组织的创伤,或可能会类似针灸、放血等治疗。这样额外的刺激是应该避免的。

3）实验室检测往往还要求处死动物,如此则难以动态观察和跟踪实验动物证候自然的发生和演变,也难以动态评估辨证论治的疗效。

4）实验室检测成本高、检测周期长，难以达到药理等实验研究和发展高效、批量的要求。

（2）治疗反证：依据寒者热之、热者寒之等中医理论，采用与造模证候对应的治法干预。例如建立气虚模型，采用补气药治疗，一旦治疗取效，则得出气虚证候造模正确的结论。尝试下来，暴露出的局限性有：① 对应治疗往往难以奏效；② 一些不相干的治疗，甚至也会出现"疗效"。

（3）模拟临床诊法：以往的实验研究业已涉及一些实验动物外在表现的观察和描述。但零星散落、缺乏比较和筛选、不成系统，且缺少标准化、客观化的采集与分析方法。有些报道的方法还十分复杂、操作困难、检测费时，难普及、不实用。

（4）综合以上三种方法：这是多数学者比较接受的方法。但是实施不易，当结论不一致时，难以取舍。

总之，由于缺乏大鼠/小鼠基于诊法的辨证及评价方法，一些证候造模的准确性、可靠性还有待验证，需要再辨证、再评价。而证候发生机制探索、同病异证和异病同证发生机制研究、辨证论治疗效评价、辨证论治作用机制揭示等需求，一再呼吁中医实验方法学的创新。

中医辨证论治讲究望、闻、问、切，四诊合参，但长期以来一直缺少实用的模拟望闻问切实验动物诊法和辨证的方法、技术和理论。这既不符合中医的理论与实践，还忽视了中医辨证的优势。

因此，探索和建立常用实验动物的标准化、计量化的辨证论治方法和技术，是开展辨证论治相关研究的基本要求和前提。

二、大鼠/小鼠辨证论治方法学探索与创建[2,3]

自 20 世纪 80 年代起，方肇勤等在动物实验研究中一再发现，疾病模型大鼠和小鼠与人类近似，普遍存在着个体差异，是典型的"同病异证"和"异病同证"，不加辨证的治疗，往往使疗效受到限制。例如，在肿瘤实验中常常可以见到：与正常对照小鼠比较，某小鼠右腋下出现肿瘤、消瘦、少动、爪色淡且消瘦、爪和尾凉、体温略低等。在动物实验中很容易观察到这些表现，并且个体差异很大。能不能辨证？按照中医理论显然是可以辨证的。

为此，该团队提出模拟中医诊法和辨证的思路、方法和技术，探索和创建大鼠/小鼠基于诊法辨证的假说，并开展了长期的探索和研究。

（一）大鼠/小鼠诊法的探索与创建

1. 一些相关的学术问题

开展大鼠/小鼠基于诊法辨证的探索，会涉及一系列学术问题，诸如：

（1）大鼠/小鼠诊法提法的理论依据是什么？

（2）大鼠/小鼠能不能模拟中医临床的望、闻、问、切四诊，建立起类似于人类的大鼠/小鼠四诊采集的方法？如何证明这样的方法是正确的、可行的？

（3）大鼠/小鼠所采集的诊法信息能不能满足辨证的需要？

（4）如何实现大鼠/小鼠诊法信息的标准化、计量化的采集，以及标准化、客观化、计量化的辨证？如何准确地评价证候及其程度，并作为药效评价指标？

（5）能不能提高诊法的采集效率，以满足大样本实验的需要？如何使所建立的方法便于操作与普及？

2. 开展的工作

自 1999 年起，该团队开展了长期的探索与研发。

（1）在理论上证明了大鼠/小鼠与人类相似，是可以实施诊法和辨证的，阐明了实验大鼠/小鼠实现"四诊"（诊法）的可能。

（2）在"问诊"方面，论证了通过遗传、饲养、造模、治疗干预、行为学等观察，结合部分检测等手段，可以详细、准确获得大量问诊所期望获得的诊法信息，其中一些信息还可以精确定量，其可靠性、准确性优于问诊。所采集的"问诊"信息非常丰富，是可以满足辨证之需的。以"十问歌"为例：

1）问寒热。大鼠/小鼠畏寒，表现为蜷缩、扎堆，可以观察到；畏寒所致的体表温度下降，可以通过红外成像数码拍摄、精确定量；而体内和体表温度的改变，可以分别通过肛温、腋温、红外眼温等检测获得。因此，这些检测可以很好地达到问寒热的目的，而且部分实现了计量化。

2）问汗。有报道称可以检测掌爪面出汗点和数量，或观察皮毛潮湿的程度。

3）问头身。头身感受可以综合造模方法（如可能造成头身证候的头颅手术、高血压、感冒等），及大鼠/小鼠旷场自主探究和活动、抖笼检测等，如果头身痛楚，则大鼠/小鼠活动和探究频率和幅度会减少。

4）问便。可以直接观察和测量粪便、尿液相关指标。

5）问饮食。可以检测摄食量、饮水量，甚至检测啮齿频率和音量。

6）胸腹。方法类似于问头身。

7）聋。可以引入听觉反应检测等。

8）渴。可以检测饮水量、尿液量。

9）问旧病。实验动物的疾病遗传，及疾病模型或证候模型是明确的。

10）问病因。同上，而且造模药物干预过程也是明确的。

11）参服药。同上。

12）一般情况。包括动物购入和实验日期、品系、月龄、性别、饲养、繁殖背景等均是明确的。

因此，大鼠/小鼠虽然难以问诊，例如疼痛的性质或持续时间，但问诊的许多重要信息,是可以详细、准确获得的。而且,大部分还可以精确地定量,因而其可靠性、准确性往往还要优于通常意义上的临床问诊。

(3) 在"望诊"方面,该团队通过实验比较,论证了爪、尾的显微望诊可以部分替代面色、舌色的"望诊",而红色程度的定量分析,在证候程度和疗效评价方面的优势,优于普通临床望诊。例如:

1) 望面色。大鼠/小鼠神态、眼、吻、耳等可以方便地观察。

2) 望舌。当大鼠/小鼠麻醉后,取仰卧位,可以轻轻地撑开已松弛的嘴,令舌自然暴露,采用显微放大拍摄,其舌象表现与人类舌象十分相似,可供深入分析。

3) 望爪和尾。大鼠/小鼠爪、尾的角化质比较薄,可以较好地反映气血充盈和阴阳盛衰的表现。

4) 望诊其他采集内容。包括:称重、望形体虚实、望形体神、望形体寒热、望运动步态、望精力、望毛色虚实、望呼吸状况、望眼神、望耳、望鼻、望唇、望腹、望二阴、望大便、望小便、望爪、望尾、望睡眠、爪和尾显微拍照(颜色、胖瘦、光泽、爪舒展、爪伸展、爪老嫩、爪洁净、爪溃烂)等。

通过以上观察,可以方便辨识正常大鼠/小鼠体质的差异、疾病大鼠/小鼠证候的差异。

(4) 在"切诊"方面,该团队研制了大鼠/小鼠自然状态下心电图的采集装置,可以采集近似于促、结、代、数、疾、缓、迟7种以速率、节律为特点的脉象,而这些脉象对于寒热虚实的判别是十分重要的。

切诊的其他项目与内容。包括体温和肤之温凉、肿块的大小与质地、肌力的强弱等,不同疾病和证候动物还会有一些特殊的检测内容。

(5) 在"闻诊"方面,理论上可以标准化采集气味、声音信息,予以分析。

(6) 进而该团队提出了大鼠/小鼠诊法工作站的思路及设计原则,并创建了大鼠/小鼠诊法工作站。

1) 思路是:继承中医有关诊法和辨证论治的理论和方法,模拟中医临床四诊信息的采集方式,通过创建诊法采集工作站,实现大鼠/小鼠的非创伤性诊法检测,同时部分实现诊法检测的标准化、计量化,提高诊法检测速度,以满足大样本实验之需。

2) 设计原则包括:非创伤性检测原则,标准化、客观化、计量化原则,可操作原则,低成本原则,以及流水作业原则。

3) 创建了大鼠/小鼠诊法工作站。该工作站包括:全身和局部数码拍照、爪和尾显微拍照(及计算机图像提取反映红色程度的 r 值)、舌显微拍照(及提取 r 值)与分析,自然状态下心电快速采集,旷场自主活动、抖笼、抓力、体温等检测,体重、摄食量、饮水量测量,以及其他诊法信息的标准采集,计算机中央数据挖掘和处理、分析等单元。

4) 开展了一系列、大量的大鼠/小鼠实验予以评价与完善。在对我国常见虚证动物模型进行了系统研究的基础上,该团队参考了所涉及的实验动物证候及其采集方法,采用 SD、Wistar/C57、BALB/c、ICR、昆明种等国内外常用不同品系的大鼠/小鼠,开展了环磷酰胺气虚模型、番泻叶气虚模型、乙酰苯肼血虚模型、尾静脉放血血虚模型、甲状腺素阴虚模型、氢化可的松阴虚模型、丙基硫氧嘧啶阳虚模型、氢化可的松阳虚模型8种常见气血阴阳虚证模型的造模与比较研究;尝试在这些模型建立的基础上实施中药干预及疗效评价;探索肿瘤大鼠/小鼠的诊法检测与观察、肿瘤大鼠/小鼠的辨证论治及肿瘤大鼠/小鼠分期论治;并配套开展有关病理检测和有关证候组织基因表达的检测,初步验证了以上的假说,验证和发展了诊法工作站及其标准,证明所建立诊法工作站及其方法、标准是适用于不同品系大鼠/小鼠的。

(7) 建立有关标准:该团队在大量研究的基础上,建立起2个标准。

1) 大鼠/小鼠诊法采集项目标准。

2) 大鼠/小鼠诊法工作站及其操作标准。

(二) 大鼠/小鼠辨证方法学的探索和创建

与诊法采集同步,该团队探索和发展了辨证方法。

1. 一些相关的学术问题

给大鼠和小鼠辨证,会面临一系列学术问题。

(1) 如何实现大鼠/小鼠的辨证?

(2) 大鼠/小鼠辨证方法是否符合中医临床实际? 动物辨证结论确定的标准和理论依据是什么?

(3) 如何实现辨证的标准化、计量化? 该方法能不能用于辨证论治及其疗效评价?

(4) 计量辨证标准与中医理论是否存在较大差异?

2. 所开展的工作

为此,该团队模拟中医辨证思路与方法,探索和初步建立了相关标准。

(1) 大鼠/小鼠常见证候普通辨证标准的建立

1) 寒、热、虚、实等辨证标准。

2) 阴虚证、阴虚火旺、阳虚证、阴阳两虚、气虚证、血虚证等辨证标准。

3) 部分病邪的辨证标准。

4) 五脏证候的辨证标准。

以上标准涉及建立各诊法信息的正常参考值、部分检测数据的校正、症状归类预处理方法等。

(2) 小鼠标准化、计量化辨证标准的建立

该团队首先从气血阴阳等寒热、虚实辨证入手,模拟中医辨证方法,在精简诊法检测内容的基础上,标准化、计量化地辨证,并使之可以实现计量化的疗效评价。主要工作包括:

1) 探索和建立计量化辨证公式

气盛衰度＝各动物旷场水平移动实测值/正常对照动物实测值均数(正常均数,下同)×0.3＋各动物旷场直立次数/正常均数×0.2＋各动物抓力实测值/正常均数×0.5

> 备注:
>
> 　a. "气盛衰度"即气的盛衰程度,量化反映气虚或气盛的程度。
>
> 　b. 以上公式综合了旷场水平移动、直立次数以及抓力。式中抓力权重大,是因为该检测稳定、重现性较好;水平移动较直立次数权重大,是因为前者较灵敏和重现性好。
>
> 　c. 式中与正常均数比较,可以校正批次检测可能带来的差异,以及便捷地显示各动物所检测值的强弱、大小。

血盛衰度＝爪 r/正常均数×0.7＋尾 r/正常均数×0.3

> 备注:
>
> 　a. "血盛衰度"即血的盛衰程度,量化反映血虚和气血充盈的程度。
>
> 　b. "r"是采用计算机图像数据处理提取的红色分量值,可以准确和灵敏地反映红色程度。
>
> 　c. 血虚主要指贫血,见有面色少华、舌淡,红色程度下降;此外还有心血虚、肝血虚的一些特殊表现。反映红色程度可以采用舌 r、爪 r、尾 r。但是,舌的检测要求麻醉动物,且麻醉后易干扰气血运行,因而难以作为常规检测。因此,常规辨证采纳爪 r、尾 r。其中爪信息量大、灵敏,权重定为 0.7,尾较弱定为 0.3。

阴盛衰度＝各动物体重/正常均值

> 备注:
>
> 　a. "阴盛衰度"即阴的盛衰程度,量化反映阴虚与否及其程度。
>
> 　b. 阴虚辨证的主要依据为"形质减少",如消瘦、脉细、舌体瘦小、苔剥等。因此,气阴两虚、阴阳两虚的"阴虚"往往没有热像,不必清热;而兼有火热时,辨证为"阴虚火旺",需要滋阴清热。一些学者经常把"阴虚"与"阴虚火旺"混淆,应注意区别。
>
> 　c. "形质减少"的检测,体重检测最便捷、最客观,因此作为阴虚评价的指标。形体、舌、爪消瘦等,图像提取和计算较耗时,暂不列入。

阳盛衰度＝腋温/正常均数×0.3＋爪 r/正常均数×0.5＋尾 r/正常均数×0.2

> 备注:
>
> 　a. "阳盛衰度"即阳气的盛衰程度,量化反映阳虚或阳盛及其程度。
>
> 　b. 阳虚与阳盛包括热的程度(体温、体表温度的高低,怕热或怕寒等,腋温可以较为准确地反

映)、红/深色的程度(面赤、舌红、肌肤红、尿赤等,或相反,面苍白、舌淡紫为寒,r 可以较为准确地反映)、气的盛衰(详前)。因此,以上辨证选用了腋温和爪 r、尾 r。

　　c. 以发热为主要症状者,腋温检测值的权重可以加大,甚至单列。

　　2) 探索和建立辨证的入选标准和阈值*

　　气盛衰辨证标准:与正常组比较,大于 1.25 为气盛,小于 0.75 为气虚,小于 0.5 为气虚甚,小于 0.25 为气亏。

　　阳盛衰辨证标准:与正常组比较,大于 1.02 为阳气盛,小于 0.98 为阳虚,小于 0.95 为阳虚重,小于 0.9 为阳损。

　　阴盛衰辨证标准:与正常组比较,大于 1.2 为形丰,小于 0.9 为阴偏虚,小于 0.85 为阴虚,小于 0.7 为阴精亏损。

　　血盛衰辨证标准:与正常组比较,大于 1.1 为血充盈,小于 0.95 为血虚,小于 0.9 为血虚重,小于 0.85 为血亏。

　　* 针对不同动物,可以通过对大样本正常动物和模型动物的检测结果,适当调整入选标准和阈值。

　　3) 以上计量化指标涉及:气虚(或气盛)、阴虚、阳虚(或阳盛)、血虚(或气血充盈),及包含八纲辨证中的寒热、虚实、阴阳。而八纲中的"表里"适用于外感热病,动物实验较少涉及。

　　(3) 建立大鼠标准化、计量化辨证标准:在小鼠标准化、计量化辨证标准的基础上,建立大鼠的标准。并依据不同疾病、证候、实验动物等特点,予以增补和调整辨证标准。

　　(4) 所建立的方法最多一次可实现同步检测 200 余只小鼠,除旷场检测与分析在前一日晚开展外(啮齿类动物晚上活动),其余诊法和辨证均在一天内完成,参加成员 4 人,流水作业。可以实现当天辨证,当天傍晚或晚上用药。若样本较少,例如在 100 例以内,则可以实现当天辨证,傍晚用药。可以满足大样本动物实验的需求。

三、大鼠/小鼠诊法和辨证与临床的符合程度[2,3]

(一) 一些相关的学术问题

面对大鼠/小鼠诊法和辨证方法,一些学者仍有疑虑,例如:

(1) 正常大鼠/小鼠是否与人类相似,具有体质差异?

(2) 大鼠/小鼠是否与人类相似,存在证候? 表现如何,与人类的一致性如何? 能不能采集?

（3）疾病大鼠/小鼠是否会自发形成证候，及其兼夹与演变；或者疾病大鼠/小鼠要不要叠加证候造模？

（4）证候有没有内在的物质基础？若有，则物质基础是什么？

（5）大鼠/小鼠诊法和辨证方法的可靠性如何？所采用客观体征指标对证候辨证是否具有代表意义，是否能够涵盖证候的本质？能不能作为辨证的依据以及证候造模动物的评价指标体系？

（6）辨证的可靠性如何？重复性如何？

（7）能不能实现疾病大鼠/小鼠的个体化辨证论治，并客观、计量化地评价辨证论治的疗效？

（二）所开展的工作

对此，该团队开展了长期、大量的探索和验证工作，结果表明：

（1）与人类近似，常用实验小鼠存在体质、证候的差异。

（2）与人类近似，肿瘤小鼠会自发形成证候及其演变和兼夹。

（3）与人类近似，常见疾病（诸如肺癌、肝癌、胃癌、糖尿病、肥胖、高血压等）大鼠/小鼠普遍存在同病异证和异病同证。

因此，常见疾病模型大鼠/小鼠（包括裸鼠）普遍存在证候的自然发生与演变、存在证候的兼夹，与人类近似，是可以用于辨证论治研究的；而所建立的大鼠/小鼠计量化诊法与辨证方法，符合中医学理论与实践，是可以客观、动态、量化检测和评价证候和辨证论治疗效的，是可以广泛适用于常见疾病模型和疾病大鼠和小鼠的，是适用于同病异证、异病同证研究的。

四、大鼠/小鼠个体化的辨证论治及疗效评价[2,3]

（一）一些相关的学术问题

（1）大鼠/小鼠是否能够与中医临床类似，开展个体化的辨证论治？

（2）能否计量化、客观化地比较与评价辨证论治的疗效？

（3）辨证论治对疾病的疗效如何？对证候的疗效如何？各自的有效程度如何？

（4）辨证论治是否较非辨证论治具有优势？辨证论治是否较固定治法具有优势？

（5）由此还引申出，辨证论治是否具有发展和优化的空间？

（6）是否能够尝试通过动物实验的手段，优化辨证论治方案？

（二）所开展的工作

早些年，该团队已尝试采用当时所建立的一些方法，给荷瘤小鼠辨证论治或分阶段论治，取得了初步的经验。之后的实验发现，对于其他疾病的模型大鼠，也可以开展个体化的辨证论治。

例如,对自发性糖尿病大鼠开展的实验发现,西药二甲双胍,与西药结合的中药辨证论治,后者在气虚程度、胃热程度等方面具有一定的改善作用。但在自发性高血压大鼠的实验中发现,西药培哚普利/氨氯地平,与西药结合的中药辨证论治,后者在证候和血压方面未见显著的优势,提示有待调整和完善中药处方给药与剂量。

五、大鼠/小鼠辨证论治方法学[2,3]

（一）大鼠/小鼠辨证论治方法学的建立

通过长期的研究,该团队创建了大鼠/小鼠辨证论治方法学。

（1）创建的大鼠/小鼠诊法和辨证方法/标准,具有较好的重现性和客观性,可以实现其诊法与辨证客观化、标准化、计量化,可以作为大鼠/小鼠诊法和辨证标准。该标准化、计量化诊法检测和辨证方法的建立,抓住了常见证候的基本核心信息,集中反映了基本证候核心指标,且初步实现了标准、实用、高效等目的;能较好地模拟中医临床辨证,是符合中医理论与实践的。

（2）采用大鼠/小鼠诊法和辨证方法/标准,可以客观、动态、量化检测和评价证候,可以动态跟踪疾病动物证候的演变,可以用于大鼠/小鼠个体化辨证论治及疗效评价,以及辨证论治治疗方案的实验室优化和评价,还可以用于中药、中药有效成分和复方药性的判断。

（3）发现常用实验大鼠/小鼠与人类相似,存在体质差异,疾病发生后存在证候差异,是"有诸内必形诸外"的;常见疾病大鼠/小鼠普遍会自发形成证候及其演变和兼夹、存在同病异证和异病同证,与人类十分类似。

（4）证明与中医临床类似,大鼠/小鼠是可以开展个体化辨证论治的,在技术上,实现了从疾病和证候两方面开展计量化的疗效评价;不同寒温药性中药会对大鼠/小鼠的证候产生影响;而大鼠/小鼠辨证论治取效有其复杂的物质基础。初步观察到辨证论治确实对某些疾病的若干证候具有一定的改善作用和疗效。对于不同疾病,辨证论治的优势可能有所差别。这与临床报道类似。

（5）辨证论治具有优化的空间,通过大量的大鼠/小鼠辨证论治实验比较、筛选,有望提供一些具有优势的辨证论治方案,供临床试验。这也为通过动物实验的途径,优化辨证论治方案,奠定了理论和方法学基础。

（6）其间该团队撰写了:中华人民共和国国家中医药管理局标准"大鼠和小鼠辨证论治方法"稿;主编和出版了两本专著[2,3]。

（二）大鼠/小鼠辨证论治方法学的用途

该方法学的用途主要包括:

（1）证候造模动物的证候属性鉴定。

（2）辨证论治方法的验证、比较、筛选、评价、优化、发展及其机制探索。

（3）中医基础学科，如藏象理论研究、证候的物质基础研究、辨证论治方法和作用机制的研究、中医诊断学等。

（4）中药学科，如中药药性的研究、中药学和方剂学的药理研究。

（5）丰富中医药行业标准。

六、问题和展望

（1）大鼠/小鼠诊法检测方法和辨证标准有待继续发展和优化。

（2）大鼠/小鼠同病异证和异病同证的复杂发生机制待深入探索。

参考文献

［1］中医研究院.蒲辅周医疗经验[M].北京：人民卫生出版社,1976.

［2］方肇勤.大鼠/小鼠辨证论治实验方法学[M].北京：科学出版社,2009.

［3］方肇勤.辨证论治实验方法学——实验小鼠诊法与辨证[M].上海：上海科学技术出版社,2006.

案例八 　同病异证及其物质基础的揭示

"证"是中医学特有的概念,是对疾病过程中某一阶段或某一类型的病理概括,一般由一组相对固定的、有内在联系的、能揭示疾病某一阶段或某一类型病变本质的症状和体征构成。"同病异证"是指在相同的疾病中出现了不同的"证"。

患者为什么会发生"同病异证"?

清代名医徐大椿指出,"病同而人异也"[1]。

他说:"七情六淫之感不殊,而受感之人各殊。或气体有强弱,质性有阴阳,生长有南北,性情有刚柔,筋骨有坚脆,肢体有劳逸,年力有老少,奉养有膏粱藜藿之殊,心境有忧劳和乐之别。更加天时有寒暖之不同,受病有深浅之各异。一概施治,则病情虽中,而于人之气体,迥乎相反,则利害亦相反矣。故医者必须审察其人之种种不同,而后轻重缓急、大小先后之法因之而定。"[1]

以上,徐大椿扼要解释了为什么患者会出现"同病异证"及为什么要"同病异治"。这段文字包含了几层含义:"气体有强弱,质性有阴阳,生长有南北,性情有刚柔,筋骨有坚脆"等,指的是体质差异,其中部分与"生长有南北"的地理、饮食、居处等因素叠加和干预有关;"年力有老少"指与年龄及与增龄密切相关的神经-内分泌-免疫系统的演变相关;"肢体有劳逸……奉养有膏粱藜藿之殊,心境有忧劳和乐之别。更加天时有寒暖之不同"指与社会环境、心理、饮食、劳逸等因素相关;"受病有深浅"包括了发病的不同阶段及其对应的病理改变与特征。综合了如此众多因素的叠加、干预,导致新感疾病的自然病程会受到影响、发生变化,疾病(包括可能存在的基础性疾病)的病机变得复杂,发生为"同病异证"。

一、背景

同病异证等理论的深入挖掘对于丰富医学理论、提高诊疗水平等均具有十分重要的基础理论意义和应用前景。而以实验的方式揭示同病异证及同病异治、异病同证和异病同治的发生机制和作用原理,则需要开展大量的动物实验研究。

因此,学术界自然会关心,常用的实验动物是不是也会自然发生同病异证和异病同证,并具有相应的物质基础;而开展同病异治、异病同治的实验研究,是不是可以采用常用实验动物,如大鼠和小鼠来进行?

随着相关研究的不断进展,一些新现象的发现和实验技术、方法学的发展,为这一方向的研究,奠定了基础。

（一）肾虚证物质基础的发现

如"案例一 肾虚证及其物质基础"所述,沈自尹领衔的团队发现,不同疾病的患者均有肾虚证的表现,且普遍存在肾上腺皮质功能的减退和紊乱,从而揭开了证候物质基础探索的序幕。此后在国内多地纷纷开展研究,一些常见证候发生的物质基础不断被发现。这些成果集中表明,常见虚证与神经-内分泌-免疫系统功能的减退和调节紊乱有关,即神经-内分泌-免疫系统是常见虚证发生的靶器官、靶系统;亦即研究和评价虚证发生的物质基础,应以神经-内分泌-免疫系统为切入点、观察点。

（二）表达谱芯片技术发展与肝癌复杂分子特征的发现

在分子生物学技术的发展过程中,表达谱芯片的开创与完善,为检测某一组织、细胞详细的基因表达谱特征与改变奠定了基础。如本书"案例十二 原发性肝癌中医药防治的探索"所述,方肇勤团队在开展了多年的中医药防治肝癌的动物实验后,于 21 世纪初即采用了 Affymetrix 公司 Rat 230A GeneChip 表达谱芯片（每张含有 15 710 个基因,是当时国际上最先进的芯片及技术）,发现在二乙基亚硝胺诱发大鼠肝癌的不同阶段及中药全方和拆方治疗后,大鼠肝组织或含肝癌组织存在大量的基因差异表达。对先进表达谱芯片检测的优势有了深切的认识和体验,并积累了芯片高通量数据分析的初步经验,为该团队后续实验检测指标和表达谱芯片的研究积累了经验。

（三）大鼠/小鼠标准化计量化诊法和辨证方法学的创建

如本书"案例七 实验动物辨证论治方法学的探索与创建"所述,该团队在长期动物实验中所观察到疾病模型大鼠/小鼠普遍存在的同病异证和异病同证现象,以及大鼠/小鼠标准化、计量化辨证论治方法学的建立,为揭示同病异证和异病同证发生复杂物质基础奠定了技术基础。

二、同病异证 H22 肿瘤小鼠神经-内分泌-免疫系统的差异性特征[2]

在肿瘤模型小鼠实验中,可以观察到,虽然接种同样数量的 H22 腹水癌细胞,在小鼠出瘤的早期,肿瘤体积大小差异很大（可以用"邪盛衰度"刻画）,带瘤生存时间差异也很大,是典型的"同病异证",并且具有普遍性。如果进一步观察,可以看到部分小鼠会出现典型的气虚现象,是同病异证的另一代表性表现。因此,采用标准化、计量化小鼠诊法和辨证方法,可以准确地筛选出不同邪盛衰度证小鼠及气虚证小鼠,以便检测和观察这些同病异证肿瘤小鼠神经-内分泌-免疫系统标志性指标是否存在差异性特征,揭示其同病异证的物质基础。

因此,方肇勤团队采用小鼠标准化、计量化诊法技术,筛选出同病异证肿瘤小鼠,检测这些小鼠神经-内分泌-免疫系统的改变,以揭示同病异证发生的物质基础。

（一）方法

1. 实验动物与造模

实验采用清洁级昆明种雄性小鼠,体质量(22±2) g,250 只。随机取 230 只小鼠右腋下接种 H22 腹水癌细胞,细胞浓度为 $4×10^7/mL$,0.2 mL 细胞悬液。出瘤后第 7 日淘汰死亡和未出瘤小鼠,余 180 只荷瘤小鼠;另设 20 只小鼠为正常对照组。

2. 计量化检测指标与标准

计量化检测指标包括:体重、腋温、旷场及计算 35 秒内水平跨格数和垂直站立数、抓力、爪和尾显微数码拍照及提取反映红色程度的 r 值、瘤长短径。

(1) 估算瘤体积(cm^3)和瘤重(g)＝abb/2(a 代表肿瘤的长径,b 代表肿瘤的短径,单位 cm;按 1∶1 折算为瘤重 g)。

(2) 邪盛衰度＝估算瘤重/所有估算瘤重均数。辨证标准详下"3. 同病异证肿瘤小鼠的筛选"。

(3) 气盛衰度＝抓力/正常均数×0.5＋旷场水平/正常均数×0.3＋旷场站立/正常均数×0.2。辨证标准:与正常组比较,大于 1.25 为气盛,小于 0.75 为气虚,小于 0.5 为气虚甚,小于 0.25 为气亏。

(4) 阳盛衰度＝腋温/正常均数。辨证标准:与正常组比较,大于 1.02 为阳气盛,小于 0.98 为阳虚,小于 0.95 为阳虚重,小于 0.9 为阳损。

(5) 阴盛衰度＝去瘤体重/正常体重均数。辨证标准:与正常组比较,大于 1.2 为形丰,小于 0.9 为阴偏虚,小于 0.85 为阴虚,小于 0.7 为阴亏。

(6) 血盛衰度＝爪 r/正常均数×0.7＋尾 r/正常均数×0.3。辨证标准:与正常组比较,大于 1.1 为血充盈,小于 0.95 为血虚,小于 0.9 为血虚重,小于 0.85 为血亏。

3. 同病异证肿瘤小鼠的筛选

(1) 正常对照组(正常组)。取气、血、阴、阳盛衰度居中者 14 只,其余 6 只淘汰。

肿瘤小鼠以邪盛衰度大小排序,淘汰阳虚濒临死亡者。取:

(2) 邪毒壅盛濒危者(邪危组)。取邪盛衰度最为严重,且兼有轻度阳气虚者 21 只(实际处死 14 只,以免次日部分小鼠自然死亡)。

(3) 邪毒壅盛(邪毒组)。取邪盛衰度次于上组,兼证少者 17 只(实际处死 14 只,以免次日部分自然死亡)。

(4) 邪盛衰度居中兼气虚小鼠 14 只(气虚组)。

（5）邪盛衰度居中小鼠 14 只（邪中组，没有气虚，与上组对照）。

（6）邪盛衰度微弱小鼠 14 只（邪微组）。

以上共计 6 个组别，其余肿瘤小鼠淘汰。

4. 处死取材及检测

（1）接种后第 8 日，摘除眼球取血，离心取血清，−80℃保存。各组取 14 只小鼠（其时，气虚组仅存 10 只，邪中组仅存 13 只）。引颈处死实验动物，分离肿瘤、睾丸、胸腺、脾脏等称重。

（2）采用美国 Peninsula Laboratories、R&D Systems, Inc.等公司的 ACTH、Mouse TSH、Mouse Aldosterone、Mouse Triiodothyronine、Mouse thyroxine、Testoterone、Mouse IL‐2、Mouse IL‐10、Mouse IL‐12 p70、Mouse TNF‐α、Mouse IFN‐γ，以及武汉 EIAab Science Co.，Ltd.的 Mouse Free Triiodothyronine、Mouse Free Thyroxine 等 ELISA 试剂盒及其方法，检测对应指标的含量。

（二）结果

1. 各组小鼠存活情况

接种后第 8 日，邪危组 21 只中自然死亡 4 只，邪毒组 17 只中自然死亡 3 只，气虚组 14 只中自然死亡 4 只，邪中组 14 只中自然死亡 1 只。提示：邪盛衰度大小确与预后有关，与该团队以往观察到的现象[3]一致；本实验气虚组死亡率偏高，可能与因实致虚、气虚严重、免疫抑制等有关。

2. 各组小鼠邪盛衰度与实际瘤重

（1）邪盛衰度。邪危组、邪毒组、气虚和邪中组、邪微组等邪盛衰度依次减小，除气虚组与邪中组接近外，差异均有统计意义（$P<0.05$），表明采用计量化辨证分组是可行的。

（2）次日肿瘤取材，邪危组、邪毒组、邪中组、邪微组等实际瘤重依次减轻，与各组邪盛衰度近似且对应。表明体表测量及计算瘤体积方法正确。值得注意的是，气虚组瘤重明显大于邪中组，提示在小鼠四诊检测到处死间约 20 小时内，气虚组肿瘤增殖快，这也可能是该组死亡率高、预后差的原因。

3. 各组小鼠气血阴阳盛衰度

（1）肿瘤发生后，总体上邪盛衰度愈重的小鼠气虚程度也愈重；气虚组气盛衰度值最小，气虚十分严重，这可能是其预后差的主要原因之一。

（2）肿瘤发生后，总体上邪盛衰度愈严重的小鼠阳虚程度也愈严重，因实致虚。

（3）肿瘤发生后，总体上邪盛衰度愈严重的小鼠血虚程度也愈严重。

（4）该轮实验肿瘤小鼠病势发展快，实验及时终止，以致往往因疾病迁延引发的阴虚证尚不明显。

4. 同病异证小鼠内分泌‐免疫网络的特征

（1）垂体‐肾上腺轴

1）在肿瘤发生的早期，肿瘤小鼠各组促肾上腺皮质激素（adrenocorticotropic hormone,

ACTH)检测值均显著升高,而且总体上与邪盛衰度呈正相关,表明肿瘤增殖引发的应激反应使垂体 ACTH 合成与释放增加。

2)与 ACTH 对应,肿瘤发生时肿瘤小鼠各组肾上腺醛固酮分泌增加,总体上与邪盛衰度呈正相关;其中邪危组下调,提示该组小鼠肾上腺已失代偿,与该组小鼠死亡率高有关。

(2)垂体-甲状腺轴

1)邪中组和邪微组血清促甲状腺激素(thyroid stimulating hormone,TSH)含量升高,但肿瘤增长迅速的邪危组、邪毒组和气虚组 TSH 含量下降,出现失代偿。

2)与 TSH 对应的,小鼠甲状腺三碘甲状腺原氨酸(triiodothyronine,T3)、甲状腺素(thyroxine,T4)血清含量与肿瘤体积大小和增速负相关,邪危组 T3 显著下降;T4 在肿瘤发生后迅速抑制,与正常组比较,各组均显著降低。显然,与肾上腺轴不同,荷瘤小鼠甲状腺轴以抑制为主。

3)小鼠游离三碘甲状腺原氨酸(free triiodothyronine,FT3)、游离四碘甲状腺原氨酸(free thyroxine,FT4)血清含量与 T3、T4 趋势不一致,仍可维持在较高和正常水平。其中 FT3 显著升高;FT4 总体上有升高趋势,提示一些不明的机制促进 T3、T4 的转化和利用。

(3)垂体-性腺轴

1)荷瘤小鼠睾丸有重量减轻趋势;气虚组与各组比较下降显著。

2)各组小鼠血清睾酮含量与 TSH 模式近似:肿瘤早期邪毒微弱者有升高趋势,而邪毒壅盛和预后差者显著降低。表明性腺轴也以抑制为主。

(4)免疫系统

1)胸腺重量。在肿瘤发生的早期,荷瘤小鼠胸腺已见萎缩,其中邪危组、邪毒组、气虚组与正常组比较,差异具有统计意义;肿瘤邪毒程度严重者,抑制更显著,气虚证小鼠尤甚。

2)脾脏重量。在肿瘤发生的早期,荷瘤小鼠脾脏一致增重,但各肿瘤组间差距不大。

3)白细胞介素-2(interleukin-2,IL-2)。小鼠 IL-2 表达量低,且个体差异大。在肿瘤发生的早期,荷瘤小鼠血清 IL-2 水平呈下降趋势,与胸腺萎缩的趋势一致。

4)白细胞介素-10(interleukin-10,IL-10)。荷瘤小鼠血清 IL-10 一致升高趋势,与肿瘤大小趋势一致,仅邪危组例外。

5)白细胞介素-12(interleukin-12,IL-12)。正常小鼠几乎检测不到,而荷瘤小鼠血清 IL-12 显著升高,与肿瘤大小趋势相反;气虚证预后差者例外。

6)肿瘤坏死因子-α(tumor necrosis factor-α,TNF-α)。小鼠 TNF-α 含量低,正常小鼠几乎检测不到,且个体差异大。肿瘤发生后,TNF-α 分泌量上升,且与肿瘤体积呈负相关。

7)干扰素-γ(interferon-γ,IFN-γ)。与 TNF-α 一致,肿瘤发生后 IFN-γ 分泌

量上升,与正常组比较,除邪微组外,差异均有统计意义,且与肿瘤体积呈负相关。

(三)思考与结论

1. 以肿瘤大小作为辨证条件的依据

中医学辨证论治往往抓住反映证候本质的四诊信息,而不在于四诊信息采集的多寡[4],因而有"但见一证便是"的说法。肿瘤体积的大小,综合反映了肿瘤痰热瘀毒病邪及其严重程度。在相同造模条件下(接种同样数量的肿瘤细胞,以及接种后相同的时间),肿瘤体积大者,痰热瘀毒邪盛,肿瘤发生和增殖快,预后差;肿瘤体积小者,痰热瘀毒邪微,肿瘤发生和增殖慢,预后好[3]。依据该团队以往大量的研究[3,5-8],以及本实验结果看,按肿瘤体积的大小筛选的同病异证小鼠,的确存在内分泌和免疫客观的差异和特征性的表现,验证了辨证的合理性,及其同病异证的客观性;邪毒证候的形成确有其复杂的内在物质基础。

2. 因实致虚和因虚致实的因果关系

与人类肝癌的发生机制不同,H22荷瘤小鼠没有长期的肝脏受损、纤维化和肝细胞异常增殖等背景,肿瘤细胞接种前的免疫系统也处于正常状态,所有改变均发生在外来肿瘤细胞的接种之后。因此,从发病学角度看,是因实致虚(甲状腺轴、性腺轴功能减退,以及气血阴阳虚证的发生)。但是,为什么接种同样数量的肿瘤细胞,会发生如此多变的同病异证呢?其内分泌、免疫系统与证候严重程度的对应性改变,可能与肿瘤细胞及接种局部环境、小鼠内分泌和免疫储备差异有关,这还需要更多的实验去解释。

3. 检测指标和试剂盒方面的考虑

订购进口小鼠皮质酮试剂盒周期长且保质期短,依据该团队前期研究发现,同病异证小鼠皮质酮与醛固酮浓度有类似的改变,因而该实验采用了项目组现存的小鼠醛固酮试剂盒。此外,鉴于难以购买到同一公司小鼠甲状腺激素试剂盒,该团队采用了不同公司的产品,这导致试剂盒有关浓度描述的差异,但同步平行检测组间差异的对比是客观的。

4. 结论

总之,腋下接种H22肿瘤细胞造模的肿瘤小鼠与人类近似,存在同病异证,且具有其对应的、内在的复杂神经-内分泌-免疫系统的特征性改变。这样的改变涉及激素、蛋白、核酸等各个层面。因此,该研究为肿瘤小鼠个体化辨证论治及其疗效评价提供了客观的依据,也为比较和优化辨证论治方案提供了模式生物的依据。

(四)后续研究

为了进一步观察不同证候肿瘤小鼠神经-内分泌-免疫-肿瘤基因差异表达的特征,该团队先后于2006年和2009年开展了两批肿瘤小鼠实验,综合采用Trizol和RNeasy Mini Kit及其方法分离和纯化RNA;采用生物分析仪自动化电泳(Agilent2100)检测RNA的质量;采用Affymetrix GeneChip Mouse Exon 1.0 ST Array及其方法,检测了同病异证荷瘤小鼠的下丘脑、垂体、肾上腺、甲状腺、睾丸、胸腺、脾脏、肿瘤组织基因表达的差异,共计 101 张芯片。研究发现,早期阶段的荷瘤小鼠个体差异小,随着疾病的发展,个体差异加大。初步刻画了早期邪毒壅盛证和气虚证荷瘤小鼠基因表达的特征,早期、中期、中晚期荷瘤小鼠基因表达的特征。其间,该团队陆续报道了不同证候小鼠神经-内分泌-免疫-肿瘤基因差异表达的总体特征[9-11],以及下丘脑[12]、垂体[13-24]、肾上腺[25-37]、甲状腺[38-45]、睾丸[46-49]、胸腺[50-52]、脾脏[53,54]、肿瘤[55-61]等组织基因表达的差异。

三、常见疾病大鼠神经-内分泌-免疫组织等基因差异表达的特征[62]

临床研究与动物实验研究均表明,常见虚证患者血液或尿液中神经-内分泌有关激素及其代谢产物的含量下降,成为虚证的突出表现和标志[63-69]。但是,限于研究手段,至今尚不清楚在虚证情况下,这些激素是如何被调节的,以及下丘脑、垂体等组织在这些激素分泌调节中扮演着什么样的角色。

方肇勤团队以往的研究发现,正常大鼠、小鼠中可以检测和筛选出气虚体质者。肿瘤模型小鼠,以及自发性高血压和自发性糖尿病模型大鼠均会自发形成证候及证候演变,即存在"有是病便有是证",同时又存在同病异证和异病同证,是研究疾病-证候复杂物质基础的理想模式生物[70]。在此基础上,该团队开展了自发性高血压和自发性糖尿病大鼠同病异证、异病同证的研究,采用 Affymetrix 外显子芯片,检测了下丘脑、垂体、肾上腺、甲状腺、睾丸等组织基因表达与剪接的变化,以期揭示自发性高血压大鼠和自发性糖尿病大鼠同病异证和异病同证,及其与普通正常大鼠在神经-内分泌系统组织基因表达差异及特征。在此,重点介绍高血压、糖尿病同病异证、异病同证大鼠神经-内分泌组织一些重要激素表达的特征。

(一) 材料与方法

1. 实验动物及分组处理

16 周龄正常 Wistar 雄性大鼠 60 只,16 周龄雄性自发性高血压大鼠(spontaneously hypertensive rats,SHR)50 只,16 周龄雄性自发性糖尿病大鼠 50 只。SPF 条件下常规饲养。

2. 实验动物的诊法与辨证

采用项目组建立的诊法计量化检测工作站及计量化辨证方法[5,6]。

从自发性高血压大鼠和自发性糖尿病大鼠中辨证筛选出:高血压气盛大鼠、高血压气虚大鼠,糖尿病气盛大鼠、糖尿病气虚大鼠,正常对照大鼠和正常对照大鼠见有气虚证者,计 6 组,每组 4 只,其余淘汰。

3. 不同证候高血压和糖尿病大鼠的处死与取材

饲养至第 25 日,处死高血压气盛证和相对气虚证大鼠各 4 只,糖尿病相对气盛证和气虚证大鼠各 4 只,以及正常对照大鼠和正常气虚证大鼠各 4 只,其余大鼠淘汰。分别取下丘脑、垂体、肾上腺、甲状腺、睾丸、胰腺、肾脏等组织。

4. 芯片检测与数据处理

采用 TRI zol(GIBCO BRC)试剂盒及其方法,抽提各组织总 RNA,采用 Affymetrix GeneChip Rat Exon 1.0 ST Array 及其方法进行芯片检测,采用 iterPlier 法计算核心基因表达读数值(芯片检测委托上海生物芯片有限公司完成);重点介绍 *Crh*、*Pomc*、*Trh*、*Tshb*、*Gnrh*、*Fshb*、*Lhb*、*Ghrh*、*Gh* 等基因表达的改变。

(二)结果

1. 神经-内分泌组织 *Crh* 和 *Pomc* 的表达

(1)下丘脑、垂体 *Crh* 的表达:促肾上腺皮质激素释放激素(CRH)促进垂体前阿黑皮原(*Pomc*)的转录,翻译成促肾上腺皮质激素(ACTH)。

1)正常大鼠垂体 *Crh* 的表达量大,接近下丘脑水平,提示大鼠垂体 *Crh* 的表达可能对其 *Pomc* 的转录调节具有辅助作用。

2)正常气虚证大鼠,下丘脑、垂体 *Crh* 表达下调。

3)高血压和糖尿病大鼠,与其气盛证大鼠比较,气虚证大鼠下丘脑 *Crh* 下调,但垂体 *Crh* 却上调。

(2)垂体及有关组织 *Pomc* 的表达:*Pomc* 的表达产物 ACTH 促进肾上腺皮质激素的分泌。

1)正常大鼠垂体 *Pomc* 表达量大。不同组别 *Pomc* 的表达模式,接近垂体的 *Crh*,而非下丘脑。提示垂体 *Crh* 的表达可能具有直接调节其 *Pomc* 表达的作用。

2)正常气虚证大鼠,垂体 *Pomc* 上调。与正常气虚大鼠类似,高血压、糖尿病气虚证大鼠垂体 *Pomc* 表达略高于气盛证。提示,气虚大鼠存在肾上腺皮质功能减退,诱导垂体 *Pomc* 表达增加,以促进肾上腺皮质功能。

3)有趣的是,大鼠肾上腺、甲状腺也具表达 *Pomc* 的能力,但证候间差异没有规律。是否具有生理或病理意义,还有待观察。此外,大鼠睾丸 *Pomc* 有痕量表达。

2. 神经-内分泌组织 *Trh* 和 *Tshb* 的表达

(1)下丘脑、垂体 *Trh* 的表达

促甲状腺激素释放激素(TRH)促进垂体促甲状腺激素(TSH)的分泌。

1)正常大鼠下丘脑 *Trh* 的表达量大,而垂体几乎不表达,提示垂体 *Trh* 的表达依赖下丘脑 TRH 的调控。

2)正常气虚证大鼠,下丘脑 *Trh* 表达下调。

3)高血压、糖尿病大鼠下丘脑 *Trh* 的转录水平总体下调。但高血压气虚证较气盛证略有上调;糖尿病则相反,略有下调。

(2)垂体及有关组织 *Tshb* 的表达

TSH 促进甲状腺分泌甲状腺激素。TSH 由两条链组成,即 TSHβ 链和糖蛋白 α 链(glycoprotein hormones,alpha subunit;CGa),后者同样参与构成 FSH、LH 的糖蛋白激

素 α 链,亦即这 3 个激素共享 CGa。

1) 正常大鼠垂体 *Tshb* 的表达量大,接近下丘脑 *Trh* 的表达模式。

2) 正常气虚证大鼠垂体 *Tshb*、*Cga* 表达变化不明显。

3) 高血压大鼠垂体 *Tshb* 的转录水平增加,糖尿病大鼠则变化不明显。但两者气虚证的表达量一致大于气盛证。大鼠 *Cga* 的表达趋势与 *Tshb* 近似,但高血压大鼠上调,提示有利于促进 TSH 的表达。

4) 大鼠甲状腺本身也具有少量表达 *Tshb* 和 *Cga* 的能力,是否能拼接成 TSH 并发挥其辅助作用,有待观察。此外,大鼠肾上腺、睾丸也具有微量表达 *Tshb* 的作用。

3. 神经-内分泌组织 *Gnrh* 和 *Fshb*、*Lhb* 的表达

(1) 下丘脑、垂体 *Gnrh* 的表达:促性腺激素释放激素(GnRH)促进垂体促卵泡生成素(FSH)和促黄体生成素(LH)的表达和分泌。但大鼠芯片不含有该基因。

(2) 垂体及有关组织 *Fshb* 的表达:FSH 具有促进性腺性激素分泌的功能。

1) 正常大鼠垂体 *Fshb*、*Cga* 的表达量大。

2) 正常气虚证大鼠,垂体 *Fshb*、*Cga* 的表达略有下调。提示正常大鼠气虚证可能与垂体 FSH 表达不活跃有关。

3) 高血压、糖尿病气虚证大鼠垂体 *Fshb* 的表达一致略高于气盛证。提示高血压、糖尿病气盛证大鼠,存在一些特殊的内在因素,抑制了 *Fshb* 的表达。

4) 大鼠睾丸 *Fshb* 几乎不表达,提示其睾丸 FSH 的来源依赖于垂体的表达。

(3) 垂体及有关组织 *Lhb* 的表达:LH 具有促进性腺性激素分泌的功能。

1) 正常大鼠垂体 *Lhb* 仅痕量表达。提示大鼠垂体分泌的 FSH 对性激素调节的作用较为重要,而非 LH。

2) 高血压、糖尿病气虚证大鼠垂体 *Lhb* 的表达一致低于气盛证。

3) 大鼠睾丸 *Lhb* 的表达量大且恒定,可能会自身表达 LH,并调节睾丸性激素的合成。

4) 正常气虚证大鼠睾丸 *Lhb* 的表达量有下降趋势。高血压大鼠睾丸 *Lhb* 的表达有增加趋势;而糖尿病气虚证大鼠睾丸 *Lhb* 的表达略高于气盛证。但鉴于其气虚和疾病后,*Cga* 的表达下调显著,提示其 LH 的合成可能会受到显著的影响。

4. 神经-内分泌组织 *Ghrh* 和 *Gh* 的表达

(1) 下丘脑、垂体 *Ghrh* 的表达:生长激素释放激素(GHRH)促进垂体生长激素(GH)的表达和分泌。

1) 大鼠下丘脑 *Ghrh* 表达量少,提示大鼠垂体 *Gh* 的表达更依赖于其他基因的调节。大鼠垂体 *Ghrh* 的表达量及其不同组别的表达模式接近下丘脑,提示大鼠垂体所表达的 GHRH 可能具有直接调节其 *Gh* 表达的作用。

2) 正常气虚证大鼠,下丘脑、垂体 *Ghrh* 表达一致下降。

3) 高血压、糖尿病气虚证大鼠,下丘脑、垂体 *Ghrh* 的表达略多于气盛者。提示可能存在一些特殊的内在因素,抑制 *Ghrh* 的表达。

（2）垂体等组织的 *Gh* 表达

1）正常大鼠垂体 *Gh* 的表达量大。其不同组别的表达模式与下丘脑、垂体 *Ghrh* 表达模式多有不一致的地方，提示其表达还受到其他调节因子的影响。

2）正常气虚证大鼠 *Gh* 的表达量无显著变化。

3）高血压、糖尿病大鼠，垂体 *Gh* 的表达量没有显著变化。

4）高血压、糖尿病大鼠甲状腺、肾上腺、睾丸也有不同量的 *Gh* 的表达。

（三）思考与结论

1. 方法学选择的依据和考虑

（1）同步采用大鼠多病种的研究：大鼠是国内外医学研究常用的实验动物；而高血压、糖尿病是我国当前的常见病和多发病。该研究设计尝试避免单病种研究的局限，有助于揭示疾病-证候复杂的物质基础。

（2）关于组织样本的选择：以往的研究表明，常见证候，尤其是虚证，与神经-内分泌系统一些激素及其代谢产物发生紊乱与减少有关[63-69]，因此，该团队检测了大鼠的下丘脑、垂体、甲状腺、肾上腺、性腺等组织基因表达与剪接的差异，重点关心 *Crh*、*Pomc*、*Trh*、*Tshb*、*Gnrh*、*Fshb*、*Lhb*、*Ghrh*、*Gh* 等。同时，为了准确地把握这些目标组织基因转录的总体趋势，该团队分别采用同一证候 4 只大鼠样本的总 RNA 合并检测，以避免孤立地检测某一组织、单一组织所带来的偏差。

（3）采用基因芯片的考虑：在已市场化的转录组、蛋白组、代谢组等检测技术中，以表达谱芯片为代表的转录组学的技术最成熟、检测效率高、信息量大，因而该团队采用当时最先进的 Affymetrix 外显子芯片。该芯片可以检测 8 260 个大鼠核心基因及其外显子剪接的差异，能较好地反映不同证候复杂的基因转录特征。

2. 大鼠神经-内分泌一些激素的表达特征及意义

（1）肾上腺皮质激素轴。大鼠下丘脑、垂体均表达 *Crh*；其垂体 *Pomc*（产物为 ACTH）的表达模式更接近垂体的 *Crh*，提示垂体表达的 CRH 可能具有直接调节其 *Pomc* 表达的作用。

（2）甲状腺轴。大鼠下丘脑 *Trh* 表达量非常大，垂体 *Tshb* 表达量亦非常大，且其表达模式接近下丘脑 *Trh*，提示直接受到下丘脑的调控。

（3）性腺轴。大鼠垂体 *Fshb* 的表达量大，*Lhb* 表达量较少；相反，大鼠睾丸 *Lhb* 的表达量大，提示睾丸性激素的合成部分依赖其自身表达的 *Lhb*。据此，在涉及雄性生殖调节研究方面，大鼠、小鼠的选择应予以注意。

（4）生长激素。大鼠下丘脑 *Ghrh* 表达量少，垂体 *Gh* 的表达量大，表明其调节可能受到其他因素的影响。

（5）鉴于大鼠垂体均具有表达 *Gnrh*、*Ghrh*、*Crh* 的作用，使得垂体 FSH/LH、GH、ACTH 的表达，可能受到垂体本身和下丘脑的综合调控，调控机制变得十分复杂和微妙。

（6）大鼠甲状腺、肾上腺、性腺均不同程度地表达 *Pomc*、*Tshb*、*Fshb*、*Lhb*、*Gh*，但大多没有规律，可能起着辅助调节的作用：当下丘脑、垂体功能异常或丧失时，起代偿作用。鉴于睾丸的组织大，一些看似表达量不大的激素基因，如大鼠的 *Pomc*、*Tshb*、*Gh*，累计的总量却可能会很大。

3. 大鼠同病异证和异病同证在神经-内分泌一些激素的表达特征及意义

（1）气虚证在正常大鼠神经-内分泌主要激素调控基因表达的特征：与正常大鼠比较，正常气虚证大鼠具有以下特征。

1）下丘脑、垂体 *Crh* 表达下调，大鼠垂体 *Pomc* 表达上调；

2）下丘脑 *Trh* 下调；

3）大鼠下丘脑、垂体 *Ghrh* 表达一致下降；但气虚大鼠睾丸 *Gh* 的表达显著下降。

（2）高血压、糖尿病同病异证和异病同证大鼠在神经-内分泌主要激素调控基因表达的特征。

1）肾上腺皮质激素轴：高血压和糖尿病大鼠下丘脑 *Crh* 表达未见抑制，气盛证下丘脑 *Crh* 上调，但垂体 *Crh* 和 *Pomc* 却下调。

2）甲状腺激素轴：高血压、糖尿病大鼠下丘脑 *Trh* 的转录水平总体下调，高血压大鼠垂体 *Tshb* 的转录水平增加，但两者气盛证的表达量均略少于气虚证。

3）性激素轴：高血压、糖尿病大鼠垂体 *Fshb* 的表达改变不明显，较气虚证而言，气盛证略显抑制，但 *Lhb* 相反（睾丸 *Lhb* 则略显抑制）。

4）生长激素轴：高血压、糖尿病气虚大鼠，下丘脑、垂体 *Ghrh* 的表达略显抑制；垂体 *Gh* 的表达量没有显著变化。

总之，① 大鼠下丘脑 *Trh* 表达量较 *Crh*、*Gnrh*、*Ghrh* 大；垂体 *Tshb*、*Pomc*、*Fshb*、*Gh* 表达量大，并不同程度表达 *Gnrh*、*Ghrh*、*Crh*；甲状腺、肾上腺、性腺等亦不同程度地表达 *Pomc*、*Tshb*、*Fshb*、*Lhb*、*Gh*，但大多没有规律；正常大鼠睾丸高表达 *Lhb*。② 正常大鼠气虚证者，这些激素水平不同程度下调。③ 疾病发生后，对机体危害程度较重的证候，如高血压的气盛证，其神经-内分泌有关激素的表达抑制程度略重于同期的气虚证。以上结果提示，自发性高血压大鼠和自发性糖尿病大鼠的常见证候在神经-内分泌系统有其独特的不同层面的物质基础。总体上，气虚证大鼠神经-内分泌轴轻度抑制，疾病危重者抑制更显著。

该团队还针对高血压、糖尿病不同证候大鼠具体目标组织基因的差异表达开展了数据分析与研究[71-75]。

四、问题和展望

该团队通过长期大量的探索与研究，充分证明常用实验大鼠、小鼠与人类相似，存在体质差异，疾病发生后存在证候差异，有诸内必形诸外；常见疾病大鼠、小鼠普遍会自发形成同病异证和异病同证，及其证候的演变和兼夹，与人类十分类似；采用基因芯片等先进技术,可以检测不同证候大鼠、小鼠下丘脑、垂体、肾上腺、甲状腺、睾丸、胸腺、脾脏、肿瘤、胰腺、肾脏等不同层次组织大量的基因表达与剪接的改变,与证候具有一定的关联与特征;综合这些研究,初步揭示出大鼠、小鼠证候形成的复杂物质基础。

然而,大量芯片检测数据有待进一步验证,也由此,对大鼠和小鼠同病异证和异病同证的发生机制及其演变,以及同病异治、异病同治机制的认识还有待深入。

参考文献

［1］［清］徐大椿.医学源流论［M］.北京：人民卫生出版社,1988.

［2］方肇勤,潘志强,卢文丽,等.同病异证 H22 肿瘤小鼠内分泌-免疫网络的物质基础［J］.中国中医基础医学杂志,2011,17(7)：740－743.

［3］方肇勤,侯俐,卢文丽,等.荷瘤小鼠证候的发生、演变、兼证及预后［J］.上海中医药杂志,2007,41(1)：57－62.

［4］方肇勤.中医辨证标准制定的若干关键问题［J］.上海中医药杂志,2006,40(1)：11－13.

［5］方肇勤.辨证论治实验方法学——实验小鼠诊法和辨证［M］.上海：上海科学技术出版社,2006.

［6］方肇勤.大鼠/小鼠辨证论治实验方法学［M］.北京：科学出版社,2009.

［7］潘志强,付晓伶,方肇勤.荷瘤小鼠辨证论治的进一步研究［J］.中国中医基础医学杂志,2007,13(1)：28－31.

［8］潘志强,方肇勤,卢文丽,等.不同品系 H22 肝癌小鼠证候特征的比较研究［J］.上海中医药大学学报,2011,25(1)：56－58.

［9］方肇勤,潘志强,卢文丽,等.荷瘤小鼠常见证候在神经-内分泌-免疫网络组织基因转录的特征［J］.中国中医基础医学杂志,2010,16(1)：33－38.

［10］方肇勤,卢文丽,潘志强,等.不同证候荷瘤小鼠神经-内分泌-免疫网络基因转录的特征［J］.中华中医药杂志,2007,22(增刊)：8－14.

［11］方肇勤,潘志强,卢文丽,等.常见证候荷瘤小鼠神经内分泌免疫组织基因转录的总体特征［J］.上海中医药杂志,2009,43(1)：68－74.

［12］颜彦,方肇勤,刘小美,等.H22 荷瘤小鼠下丘脑一致上调和下调的基因［J］.中国中医基础医学杂志,2010,16(8)：691－695.

［13］刘小美,方肇勤,潘志强,等.邪毒壅盛证和气虚证荷瘤小鼠垂体上调与下调的基因［J］.浙江中西医结合杂志,2008,18(11)：664－666.

［14］刘小美,方肇勤,潘志强,等.不同证候 H22 荷瘤小鼠垂体一致上调或下调的基因［J］.上海中医药大学学报,2008,22(4)：75－79.

［15］刘小美,方肇勤,潘志强,等.荷瘤小鼠气阴阳诸虚证垂体独特上调和下调基因的表达及特征［J］.山西中医,2008,24(10)：40－43.

［16］刘小美,方肇勤,潘志强,等.阳气虚证 H22 荷瘤小鼠垂体差异表达的基因［J］.吉林中医药,2008,28(12)：925－929.

［17］刘小美,方肇勤,潘志强,等.荷瘤小鼠虚证、实证垂体基因表达的差异［J］.河南中医,2009,29(1)：34－38.

［18］刘小美,方肇勤,潘志强,等.H22 荷瘤小鼠早期垂体差异表达的基因及其特征[J].中华中医药学刊,2009,27(3)：603－607.

［19］刘小美,方肇勤,潘志强,等.不同证候 H22 荷瘤小鼠垂体高表达基因分析[J].中西医结合肝病杂志,2009,19(5)：290－294.

［20］刘小美,方肇勤,潘志强,等.同病异证荷瘤小鼠垂体 G 蛋白信号通路与激素表达的特征[J].北京中医药大学学报,2011,34(6)：396－401.

［21］刘小美,方肇勤,吴中华,等.邪毒证肝癌小鼠垂体促肾上腺皮质激素表达异常的机制研究[J].中西医结合肝病杂志,2013,23(4)：222－224.

［22］刘小美,方肇勤,潘志强,等.同病异证 H22 肝癌小鼠 HPA 轴昼夜节律通路基因表达特征[J].北京中医药大学学报,2013,36(8)：524－528.

［23］Liu XM，Fang ZQ，Pan ZQ, et al. Pituitary transcriptomic feature of liver cancer mice with different syndromes reveals the relevance of pituitary in the cancer and syndromes[J]. Journal of Traditional Chinese Medicine,2014,34(6)：691－698.

［24］潘志强,方肇勤,卢文丽,等.垂体特异性转录因子 Pou1f1 靶基因在不同证候 H22 荷瘤小鼠的表达特征[J].北京中医药大学学报,2017,40(2)：135－142.

［25］潘志强,方肇勤,卢文丽,等.肝癌小鼠不同阶段有关证候肾上腺差异表达的基因分析[J].中西医结合学报,2008,6(8)：843－851.

［26］潘志强,方肇勤,卢文丽,等.正常与不同证候 H22 荷瘤小鼠肾上腺高表达的基因[J].深圳中西医结合杂志,2008,18(4)：201－211.

［27］潘志强,方肇勤,卢文丽,等.阳气虚和气阴阳虚证荷瘤小鼠肾上腺基因表达的差异性[J].上海中医药大学学报,2008,22(3)：45－50.

［28］潘志强,方肇勤,卢文丽,等.基因芯片数据分析丝裂原激活蛋白激酶信号通路基因在不同证候 H22 肝癌小鼠肾上腺的表达差异[J].中西医结合肝病杂志,2009,19(3)：27－31.

［29］潘志强,方肇勤,卢文丽,等.邪毒壅盛证和气虚证 H22 肝癌荷瘤小鼠肾上腺基因转录的差异[J].南京中医药大学学报,2009,25(2)：118－122.

［30］潘志强,方肇勤,卢文丽,等.Smad 信号传导通路在不同证候 H22 荷瘤小鼠肾上腺的基因表达[J].北京中医药大学学报,2009,32(5)：336－340.

［31］潘志强,方肇勤,卢文丽,等.神经肽在不同证候 H22 肝癌小鼠肾上腺组织的表达特征[J].中国中西医结合消化杂志,2009,17(3)：146－150.

［32］潘志强,方肇勤,卢文丽,等.气虚证 H22 肝癌小鼠神经内分泌免疫组织差异表达基因特征[J].中国中医基础医学杂志,2010,16(6)：473－476.

［33］潘志强,方肇勤,卢文丽,等.不同证型 H22 肝癌小鼠肾上腺皮质类固醇激素合成酶及其调节因子表达的特征[J].中国中西医结合杂志,2011,31(1)：85－89.

［34］潘志强,方肇勤,卢文丽,等.不同证候小鼠肾上腺皮质激素与细胞因子表达的关系[J].中国中西医结合杂志,2012,32(7)：986－989.

［35］潘志强,方肇勤,卢文丽,等.不同程度邪毒证 H22 肝癌小鼠血液激素含量动态变化分析[J].中国中西医结合杂志,2012,32(10)：1361－1365.

［36］潘志强,方肇勤,卢文丽,等.不同程度邪毒证 H22 荷瘤小鼠肾上腺皮质酮合成酶及其转录因子表

达的差异[J].中西医结合肝病杂志,2014,24(6)：342-346.

[37] 潘志强,方肇勤,卢文丽,等.肿瘤对小鼠肾上腺皮质细胞胆固醇稳态分子表达的影响[J].中国实验动物学报,2015,23(3)：239-244.

[38] 卢文丽,方肇勤,刘小美,等.不同证候小鼠下丘脑-垂体-甲状腺轴基因表达的特征[J].中华中医药学刊,2010,28(7)：1393-1395.

[39] 卢文丽,方肇勤,潘志强,等.正常气虚证小鼠甲状腺氧化磷酸化通路相关基因转录特征[J].中国中医基础医学杂志,2011,17(3)：264-266.

[40] 卢文丽,方肇勤,刘小美,等.不同气虚证小鼠甲状腺G蛋白通路及相关基因转录特征[J].世界科学技术——中医药现代化,2011,13(2)：259-265.

[41] 卢文丽,方肇勤,潘志强,等.同病异证H22肝癌小鼠甲状腺AC-cAMP信号通路基因差异表达的特征[J].国家中医中药杂志,2011,33(11)：988-994.

[42] 卢文丽,方肇勤,潘志强,等.同病异证H22肝癌小鼠甲状腺机能及激素合成关键基因表达特征[J].中西医结合肝病杂志,2011,21(6)：348-351,355.

[43] 卢文丽,方肇勤,潘志强,等.H22荷瘤小鼠早期邪毒证与气虚证对甲状腺Tg等基因转录及激素水平的影响[J].上海中医药大学学报,2012,26(2)：68-71.

[44] 卢文丽,方肇勤,潘志强,等.基于芯片数据分析同病异证H22荷瘤小鼠甲状腺生长因子表达特征[J].南京中医药大学学报,2012,28(2)：147-151.

[45] 卢文丽,方肇勤,潘志强,等.甲状腺激素释放相关水解酶基因在H22肝癌小鼠早期不同证候中的表达特征[J].国际中医中药杂志,2014,36(7)：623-627.

[46] 陈宝英,方肇勤,卢文丽,等.荷瘤小鼠早期邪毒壅盛和气虚证睾丸下调的基因[J].中医药学报,2009,37(1)：12-15.

[47] 陈宝英,方肇勤,潘志强,等.H22荷瘤小鼠肿瘤发生后睾丸表达改变显著的基因[J].辽宁中医杂志,2009,36(1)：136-139.

[48] 陈宝英,方肇勤,卢文丽,等.不同证候荷瘤小鼠睾丸差异表达基因的特征[J].浙江中医杂志,2009,44(8)：564-567.

[49] 吴中华,方肇勤,潘志强,等.正常气虚小鼠下丘脑-垂体-睾丸轴相关基因转录的特征[J].中华中医药学刊,2011,29(5)：981-982.

[50] 丁善萍,方肇勤,卢文丽,等.不同证候H22荷瘤小鼠胸腺一致上下调高表达的基因[J].辽宁中医药大学学报,2010,12(3)：32-35.

[51] 丁善萍,方肇勤,卢文丽,等.阳气虚证H22荷瘤小鼠胸腺独特上、下调的高表达基因[J].吉林中医药,2010,30(4)：353-357.

[52] 丁善萍,方肇勤,卢文丽,等.邪毒壅盛证H22荷瘤小鼠胸腺独特上调的高表达基因[J].时珍国医国药,2010,21(12)：3307-3310.

[53] 张园园,方肇勤,王艳明,等.同病异证H22肝癌小鼠脾脏细胞周期通路基因表达的特征[J].时珍国医国药,2012,23(10)：2618-2620.

[54] 张园园,方肇勤,潘志强,等.气虚小鼠脾脏B细胞受体信号通路基因差异表达特征[J].辽宁中医杂志,2012,39(11)：2315-2318.

[55] 卓少元,方肇勤,卢文丽,等.不同证候H22荷瘤小鼠肿瘤ABC转运蛋白家族基因转录特征[J].广

西中医药,2008,31(1)：48 - 53.

[56] 卓少元,方肇勤,管冬元,等.不同中医治法对 DEN 肝癌大鼠肝脏细胞色素 P450 超家族的作用[J].中国中医基础医学杂志,2008,14(2)：100 - 103.

[57] 卓少元,方肇勤,卢文丽,等.邪毒壅盛证 H22 荷瘤小鼠肿瘤组织基因的表达特征研究[J].时珍国医国药,2009,20(1)：31 - 33.

[58] 卓少元,方肇勤,卢文丽,等.中晚期气阴阳虚证 H22 荷瘤小鼠肿瘤组织差异表达基因的分析[J].成都中医药大学学报,2009,32(3)：68 - 73.

[59] 卓少元,方肇勤,卢文丽,等.早期气虚证 H22 荷瘤小鼠肿瘤组织基因的表达特征[J].陕西中医,2009,30(8)：1086 - 1089.

[60] 卓少元,方肇勤,潘志强,等.乳酸脱氢酶 C4 在早期邪毒壅盛证荷瘤小鼠肿瘤组织中的表达及意义[J].时珍国医国药,2012,23(3)：615 - 618.

[61] 王艳明,方肇勤,潘志强,等.同病异证 H22 肝癌小鼠肿瘤组织细胞凋亡通路基因差异表达的特征[J].辽宁中医杂志,2012,39(8)：1622 - 1625.

[62] 方肇勤,潘志强,卢文丽,等.同病异证和异病同证的物质基础——肿瘤、高血压、糖尿病大鼠/小鼠神经-内分泌组织一些重要激素的转录特征[J].上海中医药大学学报,2010,24(5)：58 - 67.

[63] 沈自尹.从肾本质研究到证本质研究的思考与实践[J].上海中医药杂志,2000,(4)：4 - 7.

[64] 沈自尹.老年人肾虚与交感神经机能关系的探讨[J].中医杂志,1994,35(3)：169.

[65] 沈自尹,黄建华,陈伟华.以药测证对肾虚和肾阳虚大鼠基因表达谱的比较研究[J].中国中西医结合杂志,2007,27(2)：135 - 137.

[66] 赵伟康,万叔援,周冶平,等.甲亢患者阴虚火旺证的初步研究[J].上海中医药杂志,1982,(7)：43 - 46.

[67] 丘瑞香,金明华,吴国珍,等.丽参注射液对老年女性冠心病肾虚患者性激素双向调节的初步研究[J].中国中西医杂志,1996,16(5)：267 - 269.

[68] 方肇勤,徐品初,张伯讷.二仙汤及其拆方对老龄大鼠血浆性激素和促性腺激素含量的影响[J].中国医药学报,1992,(5)：24 - 26.

[69] 方肇勤,司富春,张伯讷,等.二仙汤及其拆方对老龄大鼠下丘脑 GnRH 基因转录与表达的调节作用[J].中国中医基础医学杂志,1998,4(1)：24 - 26.

[70] 方肇勤,潘志强,卢文丽,等.大鼠/小鼠是证候研究的主要模式生物[J].中国中医基础医学杂志,2009,15(5)：352 - 353.

[71] 刘小美,方肇勤,卢文丽,等.气虚大鼠垂体一致下调的基因[J].中华中医药学刊,2010,28(6)：1240 - 1243.

[72] 刘小美,方肇勤,卢文丽,等.气虚证大鼠垂体高表达且上调的基因[J].世界科学技术——中医药现代化,2010,12(5)：718 - 722.

[73] 潘志强,方肇勤,卢文丽,等.异病同证大鼠肾上腺类固醇及儿茶酚胺合成酶相关基因的表达特征[J].中西医结合学报,2010,8(4)：352 - 357.

[74] 潘志强,方肇勤,卢文丽,等.气虚证大鼠肾上腺上调基因的筛选[J].中华中医药杂志,2010,25(11)：1901 - 1905.

[75] 潘志强,方肇勤,卢文丽,等.气虚证大鼠肾上腺下调的基因筛选[J].时珍国医国药,2010,21(12)：3311 - 3314.

识病、识证,是行医的基本要求。13 世纪,鉴于当时医家普遍存在对常见病证候认识的偏差,李杲*著《内外伤辨惑论》**,予以阐发。

举世医者,皆以饮食失节,劳役所伤,中气不足,当补之证,认作外感风寒,有余客邪之病,重泻其表,使荣卫之气外绝,其死只在旬日之间。(《内外伤辨惑论·辨阴证阳证》)[1]

---

* 李杲(1180—1251),字明之,晚号东垣老人,宋金时真定(今河北正定县)人。他于公元 1247 年撰写《内外伤辨惑论》,该书所载的补中益气汤、清暑益气汤、升阳益胃汤等十分有名,被后世普遍采用,影响深远。

**《内外伤辨惑论》的"内伤"指"内伤杂病",在该书中多指"中气不足"的虚证;"外伤"指"外感热病",在该书中多指"有余客邪"的实证。

回顾历史,古代民众普遍存在营养不良或结构性营养不良、贫血、消化道寄生虫、慢性胃炎等常见的慢性病;往往还处于因自然灾害、歉收、战乱、缺衣少食等导致长期的压力与慢性应激等状态。因此,即便疫病流行,大多患者也往往是兼病(即含其他基础性疾病),其病情发展、转归,会受到这些兼病的影响。因此,如何正确诊断、识病、抓住主要矛盾、主次兼顾,成为提高临床疗效的必然要求。

一、是内伤还是外感

(一)立论背景与依据

1. 立论背景

公元 1232 年 3 月,蒙古速不台围攻开封(大梁)十六昼夜,"解围之后,都人之不受病者,万无一二,既病而死者,继踵而不绝……余在大梁,凡所亲见,有表发者,有以巴豆推之者,有以承气汤下之者,俄而变结胸、发黄,又以陷胸汤、丸及茵陈汤下之,无不死者"[1]。

注释：李杲注意到解围后的开封居民存在着严重营养不良，痛感当时医家却治以巴豆、承气汤、陷胸汤、陷胸丸、茵陈汤等峻剂祛邪，忽略针对严重营养不良的对应治疗，由此加重了疾病的致死率。联系到他在以往行医中一再碰到类似的误治现象，遂著《内外伤辨惑论》。

2. 立论依据

在《内外伤辨惑论》中，李杲内伤立论的依据主要有：

(1)"计受病之人，饮食失节，劳役所伤，因而饱食内伤者极多；外伤者间而有之。"[1]

注释：13世纪，在李氏行医之际，每每观察到患者普遍存在严重的营养不良，属"内伤"，而非"外伤"，单纯的外感疾病很少。

(2)"向者壬辰改元，京师戒严，迨三月下旬，受敌者凡半月，解围之后，都人之不受病者，万无一二，既病而死者，继踵而不绝。都门十有二所，每日各门所送，多者二千，少者不下一千，似此者几三月，此百万人岂俱感风寒外伤者耶？大抵人在围城中，饮食不节，及劳役所伤，不待言而知。由其朝饥暮饱，起居不时，寒温失所，动经两三月，胃气亏乏久矣，一旦饱食大过，感而伤人，而又调治失宜，其死也无疑矣。非惟大梁为然，远在贞兴定间，如东平，如太原，如凤翔，解围之后，病伤而死，无不然者。"[1]

注释：公元1232年，三月（壬辰，金正大九年，天兴元年），金改元天兴。蒙古速不台攻汴（汴京"开封"，别名"大梁"），攻城十六昼夜，死者上万计。不易取，乃应金议和，蒙古速不台乃退兵，散屯于河、洛之间。

3. 立论目的

"概其外伤风寒，六淫客邪，皆有余之病，当泻不当补；饮食失节，中气不足之病，当补不当泻。举世医者，皆以饮食失节，劳役所伤，中气不足，当补之证，认作外感风寒，有余客邪之病，重泻其表，使荣卫之气外绝，其死只在旬日之间。"[1]

注释：李氏的目的在于纠偏，强调应针对普遍存在的"中气不足之病，当补不当泻"，应予补中益气。

(二) 评价

(1) 李氏注意到，那个年代的医家大多忽略患者普遍存在营养不良、中气不足等基础性疾病——脾虚之证（内伤杂病），而一味祛邪"误治"，蔚然成风，反而加重了病情。

(2) 从李氏著述中可见，其时医家治病的观念是，"外伤风寒，六淫客邪，皆有余之病，当泻不当补；饮食失节，中气不足之病，当补不当泻。"非此即彼，很极端，忽略了客观存在的内伤与外感的兼证，而且一些严重的内伤成为影响疾患结局的重要因素。

（3）虽然李氏一再尝试辨识内外伤疾病之别，但并未排除在内伤疾病的基础上复感外邪。例如他在该书"饮食劳倦论"中指出，"苟饮食失节，寒温不适，则脾胃乃伤；喜怒忧恐，劳役过度，而损耗元气。既脾胃虚衰，元气不足……无阳以护其荣卫，不任风寒，乃生寒热，皆脾胃之气不足所致也"。文中"无阳以护其荣卫，不任风寒，乃生寒热"显然提及了在"脾胃之气不足"基础上的复感外邪，是虚实夹杂之证、内伤与外感的兼证。他治以补中益气汤。

（4）综上，李氏内外伤疾病辨惑立论的主要目的，在于强调在各类疾病中（包括外感热病），不应忽略中气不足的基础性疾病，在治疗方案中，应补中益气，采用黄芪、人参、甘草，扶正以祛邪。这一立法，符合长期以来国民普遍存在营养不良的状况/现象基本特点，因而李氏补中益气汤及相关治法被学术界普遍接受，广为流传，影响深远。

（5）需要指出的是，李氏的内外伤疾病立论，是建立在证候水平上的，如阴证与阳证、虚证与实证、表证与里证，脾胃虚证、中气虚证等，可以涉及各类疾病。而从开封解围后的3个月内约百万人的病死，患者表现为结胸、发黄，时医采用发表、巴豆、承气汤下之、陷胸汤/丸及茵陈汤之类，提示当时的流行病具有发热、便秘、黄疸等症状，且死亡率高。

值得注意的是，李东垣的内外伤辨惑，再次代表了中医对于认识疾病、疾病鉴别诊断、疾病治疗学等领域的探索与重视，而随着国内外医学知识的积累、传承与发展，逐渐形成了判断和辨识疾病的系统理论与方法，一门崭新的学科："流行病学"呼之欲出了。

二、流行病学的奠基

流行病学（epidemiology）是研究疾病分布规律及影响因素，借以探讨病因，阐明流行规律，制订预防、控制和消灭疾病的对策和措施的科学。流行病学属方法学，其不仅研究传染病，还涉及其他慢性病、精神疾病、自杀与意外事件，以及各种疾病的危险因子等。流行病学主要采用观察法，即描述性研究和分析性研究（包括病例-对照研究和队列研究）；以及实验法，分为临床试验和社区试验等。

流行病学的诞生，以往学术界普遍认为有一些标志性的引发事件，具体如下。

（一）霍乱传染源头的发现与控制[2]

1. 背景

我国早在春秋战国年代（公元前 770—221 年）就有霍乱及其治疗的记载："霍乱，刺俞傍五，足阳明及上傍三。"（《素问·通评虚实论》）

19 世纪初至 20 世纪末，霍乱多次在全球范围内流行，死亡率高。引起当时全世界医学家的普遍关注，并开展相应研究。例如：

1831 年,《柳叶刀》发表综述,绘制了除美国和加拿大外的涉及近 2 000 座城镇的 700 多个霍乱疫情报告标记的地图,认为其传播与人员流动、健康者与霍乱患者在一起劳动相关等。

1832 年,美国医生 Amariah Brigham 在论文中综述了霍乱的起源、历史、发展和当时的情况,介绍了霍乱的世界大流行,并将其发病与商贸流通联系起来。

1832 年,因霍乱在英国暴发,推动了地方卫生委员会的成立。

1849 年,Budd 在其论文中认为霍乱是由一种特殊的生物体引起,通过吞咽进入肠道且在肠道里繁殖,导致排泄物可以传播疾病;或通过空气传播(瘴气)。英国卫生官员 John Sutherland,在给政府的 1848—1849 霍乱疫情报告中,提及霍乱病例发生在使用被污染水泵的家庭中,认为其传播与缺水和有毒水有关。

其间英国流行病学家 Farr 建立了一个定期记录死因的系统,使研究人员能够据此对一般人口中的死亡情况进行详细分析(例如,可以比较不同职业或居住在不同地点的人的死亡率),这对斯诺*的研究有所帮助。

> ＊ **约翰·斯诺(John Snow, 1813—1858)**,英国麻醉学家、流行病学家,被认为是麻醉医学和公共卫生医学的开拓者。他在伦敦的 Hunterian 医学院和伦敦大学接受医学教育,1837 年到威斯敏斯特医院工作。他对 1854 年伦敦西部西敏市索霍区(SOHO)霍乱暴发的研究,提出预防措施,被认为是流行病学研究的先驱。

2. 斯诺的贡献

1849 年,斯诺在《伦敦医学报》上发表了《论霍乱传播模型》的论文,报道了他在 1849 年秋天多处的调查结果,提示排泄物中霍乱致病菌可以通过土壤释放,暗示不讲卫生且与患者接触的人往往易被传染,而不是通过空气传播的。

1854 年霍乱在伦敦的索霍区暴发,斯诺依据他以往对霍乱流行与水源传播有关的认识,冒着被传染的风险,通过挨家走访霍乱患者的居所、了解其生活细节,调查每一个街区的死亡案例,并做详细的记录。他将 13 个公共水泵和区域内全部的 578 名死亡病例的位置标记在地图上,注意到大部分的病死者围绕着布罗德街(Broad Street)和坎布里格街(Cambrige Street)交叉口的一处水泵,水泵周围死亡病例最多,而离水泵越远,死亡病例越少;其余的大部分死在水源不佳的卡纳比街(Carnaby Street)井周围,其位于坎布里格街的一侧。但在坎布里格街北面的居民的死亡率很低,因为他们有自己的井;离布罗德街仅 180 米的一家啤酒厂的工人家庭全部没有染病,是因为他们几乎都不喝水而只喝啤酒;离布罗德街不远的一个监狱有 535 名囚犯,几乎也没有霍乱病例,是因为该监狱有自己的水井……斯诺调查从 1854 年 8 月 31 日第一例霍乱病例暴发到 1854 年 9 月 7 日,历时 8 日,即向索霍区当局递交详细的调查报告和建议。当局采纳了斯诺的意见,在第二日取下了那个水泵的把手,关闭了水泵。此后该地疫情迅速减弱。

此后英国国会授权成立中央卫生委员会，根据斯诺的《论霍乱传递模式研究》，在城市中清除了无数污染源，并开始在全国普遍建设供水和下水道系统。到 1866 年英国暴发第四次霍乱时，其持续时间和死亡人数都大大减少。

由此，斯诺的研究被视作流行病学的发端，其对传染病学的建立产生了重大的影响，他也被誉为传染病学之父。

（二）产褥热传播途径的发现与控制

1. 背景

中医历史上把"尸气"视为传染源，并有"传尸病"的记载。传尸病的表现为：心胸满闷、背膊烦疼、膝胫酸疼、四肢无力、睡常不着、多卧少起，日午以后即四体微热、常怀忿怒、行立脚弱、夜卧盗汗、有时气急、有时咳嗽、不能多餐，死在须臾。近似于结核病。当时推测其传播途径是"多因临尸哭泣，尸气入腹"，连绵翕翕然，死复家中更染一人，如此乃至灭门。治疗用獭肝、鳖甲、野狸头、紫菀、汉防己、蜀漆、麦冬、甘草。（唐代王焘《外台秘要·传尸方四首》）

19 世纪中叶，当时维也纳医学在国际上领先，医生（包括产科医生）普遍且频繁地实施尸检以探索病因。当时产褥热发病率高，病因不明。造成其发病的假说之一，是认为空气中的"有害气体"。

2. 塞梅尔魏斯的贡献

1846—1850 年，塞梅尔魏斯* 在维也纳综合医院工作，在那个年代，产褥热是对产妇威胁很大的疾病。该院产科分两个病房，一个病房由医生负责（医学生实习），另一个病房由助产士负责（培训接生员）。在医生负责的病房，产妇和新生儿因产褥热死亡率高达18％；在助产士负责的病房，产妇和新生儿因该病死亡率仅 2.7％，显著低于医生负责的病房！甚至在家中分娩的妇女患产褥热的机会都少于医生负责的病房。是什么原因造成的呢？

---

　* 塞梅尔魏斯·伊格纳兹·菲利普（Ignaz Semmelweis，1818 年 7 月 1 日—1865 年 8 月 13 日）出生于布达，曾先后在佩斯大学与维也纳大学学习。1844 年毕业于维也纳大学，获医学博士学位，继而专修产科学。1846—1850 年在维也纳综合病院的第一产院任医师。

1847 年，他的一位当法医的朋友做病理解剖时，手指不慎割破而被感染，患败血症死亡，尸体检查发现其病理改变，与死于产褥热的妇女非常相似。这件事启发了他，他发现医生和实习生经常做完病理解剖后，不洗手就进病房为产妇检查或接生，推断产褥热是由于医生不洁净的手或产科器械将某种传染性的腐败物质带进产妇创口所致。

为此，他要求医生和医学生在尸检后务必使用漂白粉溶液洗手，洗到闻不到明显的尸臭为度。实施这种做法一个月后感染率大为下降，该方法推广后产褥热的发病率显著下降。1848 年他又用漂白粉浸泡手术器械。1861 年他著述了《产褥热的病因、概念及预防》，书中以大量的统计资料阐明、论证他的发现和理论。

（三）斑疹伤寒传播途径的发现与控制[3]

1. 背景

1546 年，佛罗伦萨的医生吉罗拉莫·弗雷卡斯托罗（Girolamo Fracastoro，1478—1553），在他著的《论传染和传染病》中介绍了斑疹伤寒。此后陆续有斑疹伤寒在欧美流行的记载。

在我国，清代叶天士(1667—1746)《温热论》(1746 年)描述的温热病，具卫、气、营、血传变的特征，十分近似于斑疹伤寒。此后，有多次斑疹伤寒在我国大流行的记载。

2. 尼科尔的贡献

1902 年，尼科尔*出任突尼斯的巴斯德研究所所长，那时的突尼斯正在流行斑疹伤寒。他于 1903 年 6 月开始到患者家中和医院调查。当时患者入院时都要脱掉原有的衣物，进行沐浴后更换上病号服。他在调查中发现，医院管理患者衣服的工作人员被传染，而患者洗澡后更换医院衣服后却不再相互传染，由此注意到脏衣服与洗澡在传染及不传染之间的关系　　体虱。由此他采取一系列措施，切断体虱的传播途径，疫情很快得到控制。

> * 夏尔·朱尔斯·亨利·尼科尔（Charles Jules Henri Nicolle，1866 年 9 月 21 日—1936 年 2 月 28 日），法国流行病学家。他出生于法国鲁昂，在巴黎学医，1892 年参加过巴斯德研究院微生物学习班，1893 年，他获得了巴斯德研究院授予的医学博士学位。之后他回到鲁昂。1902 年，尼科尔开始担任突尼斯巴斯德研究所所长。

1904 年，尼克尔回到巴黎，任巴斯德研究院主任。1909 年他发现叮咬过患斑疹伤寒猴子的虱子，再叮咬其他动物即可传染斑疹伤寒。其间他开展了大量动物实验研究工作，涉及黑猩猩、猴子、豚鼠，并实现在豚鼠上传代。同时他还观察和揭示了斑疹伤寒的发病规律和特点，并进行了许多技术革新。1911 年他确认斑疹伤寒的隐性感染；发现感染后患者能具有免疫力，并尝试用患者血清预防。他还发现体虱粪便引发瘙痒等抓破，或接触黏膜也会传染等。其间有多人参与该调查研究中。

1928 年，尼科尔因在斑疹伤寒工作中的杰出贡献（辨认出虱子为斑疹伤寒的传染者），被授予诺贝尔生理学或医学奖，被评价为"预防医学领域里最伟大的征服者之一，即战胜了斑疹伤寒的人"。

（四）启示

在社会经济发展、科学技术进步、医学知识积累、综合性医院普及、医学高级人才培养等背景下，一些医学家不墨守成规、勇于探索，如在以上为代表的医学家的贡献下，流行病学学科得以奠基，被医学界所重视、发展，在医学史上书写下十分重要的华章。

此外，以上案例的共同特点是通过现场调查，而非病原调查，这对当代中医临床医师的疾病发现也具有启示意义。

三、流行病学对疾病的发现与治疗的贡献

（一）脚气病病因的发现与控制[4]

1. 背景

早在 7 世纪初，我国就有脚气病的记载。610 年，隋代巢元方奉诏编纂《诸病源候论》。在该书第十三卷，专辟"脚气病诸候"，记载："凡脚气病，皆由感风毒所致。得此病，多不即觉，或先无他疾，而忽得之；或因众病后得之。初甚微，饮食嬉戏，气力如故，当熟察之。其状：自膝至脚有不仁，或若痹，或淫淫如虫所缘，或脚指及膝胫洒洒尔，或脚屈弱不能行，或微肿，或酷冷，或痛疼，或缓从不随，或挛急""初得此病，多从下上，所以脚先屈弱，然后毒气循经络，渐入腑脏，腑脏受邪，气便喘满。以其病从脚起，故名脚气"。出续命汤、越婢汤加术、竹沥汤、风引汤。在流行病学方面，该书还记载"江东、岭南，土地卑下，风湿之气，易伤于人"。表明，当时江东、岭南之地脚气病发病率较高。

8 世纪中叶，王焘编纂《外台秘要》（成书于 752 年），在该书的十八卷，有"脚气论二十三首"。在流行病学方面，引《千金》论曰，考诸经方，往往有脚弱之论，而古人少有此疾"。

此后历代均有著述。

据悉，在日俄战争期间，不少于 1/6 的日军死于脚气病。

2. 艾克曼的贡献

19 世纪，东南亚流行脚气病。其时，脚气病被学术界怀疑是因细菌感染引起的。1886 年，荷兰政府派遣了一个调查团去印度尼西亚开展流行病学调查，艾克曼*作为助手参加了这项工作，后在调查团研究无果撤走后，他留在了当地，建立实验室，继续开展脚气病研究。

> * 克里斯蒂安·艾克曼（Christiaan Eijkman，1858 年 8 月 11 日—1930 年 11 月 5 日），荷兰著名卫生学家兼细菌学家。1875 年就读阿姆斯特丹大学，毕业后担任生理学助教数年。1883 年参加殖民军到荷属东印度群岛（印度尼西亚），2 年后因病回国。1886 年重返东印度群岛研究脚气病，后担任雅加达一新建细菌学和病理学实验室主任，管理一医科学校，并完成脚气病研究。

其间，艾克曼通过长期观察，发现如果鸡只吃白米，就会产生严重的脚气病症状，可是如果让鸡吃混有糠的粮食，就能缓解脚气病症状。进而，他设计了临床试验，把监狱里的

犯人分为两组做实验,一组只吃精白米,另一组吃糙米,结果吃精白米的那组犯人患脚气病的比例远高于吃糙米组。根据这一发现,他否定了脚气病是由细菌引起的。

继而他开展了一系列实验,如观察了不同的淀粉作用的异同,而实验动物先后采用过鸡、鸽子、鸟等,最终确认稻谷的某些部位含有抗神经炎的成分(能防治脚气病的"维生素"),而且这一成分可以被水和酒精所提取。

1929 年,他因发现脚气病的病因不是细菌传染,而是因为缺少维生素 B1,获得诺贝尔生理学或医学奖。

(二)艾滋病的发现[5,6]

1. 预警

1980 年圣诞节前,美国加利福尼亚州立大学洛杉矶分校的教师戈特利布*注意到一名 31 岁男性同性恋患者,患有鹅口疮,呼吸困难,白细胞极少,T 淋巴细胞几乎等于零。不久,该患者发生肺炎,呼吸极度困难,诊断为卡氏肺囊虫肺炎(PCP),后治疗无效死亡。此后,戈特利布又发现了 4 例相似病例。他意识到,肺囊虫肺炎原本只发生在抵抗力严重受到抑制的患者,而这 5 例患者以往身体健康,没有任何免疫功能低下的表现,因而发生这种疾病是很不寻常的。了解到这 5 例患者均是男性同性恋,提示这种病可能与同性恋的生活方式有关,或经性接触传染。

> *迈克尔·戈特利布(Michael Gottlieb)毕业于美国罗切斯特大学医学和牙科学院。时任加利福尼亚州立大学洛杉矶分校免疫学教师。

1981 年 6 月 5 日,他在美国疾病与预防控制中心(CDC)《发病率与病死率周报》(Morbidity and Mortality Weekly Report,MMWR)上,发表了他们从 1980 年 10 月至 1981 年 5 月间收治的 5 例患有 PCP 同性恋男子的报告。患者表现为持续高热,体重明显减轻,并患有 PCP 和口腔念珠菌感染。

该报道提醒了这一疾病对公众健康所构成的威胁。

2. 艾滋病的发现

此后,同年 7 月,MMWR 发表了纽约和旧金山两地医生报道在同性恋男子中发现 26 例卡波济肉瘤(KS)患者,KS 是一种过去仅见于老年人群,且发病率极低的肿瘤。

在短期内出现的相关病例报道引起了医学家的关注,CDC 的专家在 MMWR 的编者按中提出了"这些患者都是同性恋者的事实,提示同性恋生活方式与肺囊虫肺炎流行之间存在着某种联系"的"生活方式模式"的假设。

1984 年,大卫·M·奥尔巴赫(David M Auerbach)团队调查了 40 名患者,其传染源头追溯到同一名同性恋患者,提示该病确是人际间的传播。

在基础研究方面,法国病毒学家吕克·蒙塔尼(Luc Montagnier,1932—)和法国病毒学家弗朗索丝·西诺西(Francoise Sinoussi,1947—)发现了艾滋病病毒,表明系病毒感染;美国的罗伯特·加洛(Robert Gallo)提出是逆转录病毒;还有他人有类似发现。1986年该病毒被命名为 HIV(human immunodeficiency virus)。马克思·埃塞克斯(Max Essex)的研究生菲莉丝·卡吉(Phyllis Kanki)在 1980 年发现位于马萨诸塞州一灵长中心的一些亚洲猕猴死于一种神秘的免疫紊乱疾病,其辅助性 T 细胞直线下降!1985 年检出该逆转录病毒与艾滋病病毒关系密切。鉴于该病于非洲高发,血样检测发现,20 只非洲绿猴抗体呈阳性(其中 7 只检测出病毒),而猩猩、狒狒阴性。但绿猴并未生病,在来自非洲的烟熏白眉猴中也检出,但并不发病。此后在非洲人中检出一些 HIV 亚型,提示艾滋病(acquired immune deficiency syndrome, AIDS)是人畜共患病。

在后续的研究中,有人发现,在 20 世纪初的南非某医院保存的一石蜡固定的患者组织块中检测出 HIV,表明早在 1908 年该病已经在南非传播了。

四、问题和展望

流行病学学科及其系列方法学的建立,给临床"识病"提供了利器,自此,人类常见病及其病因、发病、转归等纷纷得到揭示。以上案例表明:

(1)对于疾病或证候的认识,一方面敏锐的临床观察十分重要,而了解和运用当代流行病学的知识,诸如流行病学概念、流行病学度量、疾病发生的模式、医学监测、疾病暴发、诊断性试验、临床试验、队列研究、病例-对照研究、变异和偏倚,以及遗传流行病学研究、制定临床决策、流行病学文献的理解等[7],是十分必要的。

(2)鉴于历史上一些常见病病因长期被国内外的临床医生所忽视,如艾滋病、幽门螺杆菌,提示,当代的临床观察与研究仍有许多发现的机会,而全国中医药行业仍有大量的就诊患者,同样具有大量的发现机会。

(3)即便在现今,流行病学方法仍被广泛应用于对一些新疗法的疗效及副作用的客观化评价,例如使用 EGFR-酪氨酸激酶抑制剂(如吉非替尼、阿法替尼、奥希替尼或阿美替尼等)靶向治疗非小细胞肺癌,许多患者在用药约 1 年发生获得性耐药或发生不良反应(皮疹、腹泻、骨髓抑制、神经毒性等),而这类患者会比普通患者更早出现疾病进展,显然,分子靶向药物加速了这类患者病情恶化。这样的调查结果,对于靶向治疗药物的使用、监测,以及探索包括中医药在内的辨证论治以增效减毒,均是十分重要的。

参考文献

[1] [金]李杲.内外伤辨惑论[M].北京:人民卫生出版社,1959.

[2] 卢明,陈代杰,殷瑜.1854 年的伦敦霍乱与传染病学之父——约翰·斯诺[J].中国抗生素杂志,2020,45(4):347-373.

[3] 诺贝尔奖演讲全集编译委员会.诺贝尔奖演讲全集 生理学或医学卷Ⅰ[M].福州:福建人民出版

社,2004.

［4］诺贝尔奖演讲全集编译委员会.诺贝尔奖演讲全集 生理学或医学卷Ⅳ［M］.福州：福建人民出版社,2004.

［5］张大庆.艾滋病：从疾病史到社会史［J］.自然辩证法通讯,1995,17(1)：28-35.

［6］大卫·奎曼.致命接触——全球大型传染病探秘之旅［M］.刘颖译.北京：中信出版社,2014.

［7］Raymond S. Greenberg，Stephen R. Daniels，W. Dana Flanders，et al.医学流行病学［M］.4 版.游伟程主译.北京：人民卫生出版社,2006.

"望、闻、问、切"四诊是中医代表性的诊断方法,其理念肇始于《内经》,切脉是其代表:

"切脉动静而视精明,察五色,观五藏有余不足,六府强弱,形之盛衰,以此参伍,决死生之分。"(《素问·脉要精微论》)

> 注释:"切脉"主要指检测前臂内侧近手腕处的桡动脉搏动,是中医常用的诊法。"精明"指眼睛。

一、《内经》有关脉诊及四诊合参的理论

《内经》有着丰富的脉诊及四诊的理论与方法内容,摘要如下。

(一)切脉诊断的理论依据

"食气入胃,散精于肝,淫气于筋。食气入胃,浊气归心,淫精于脉。脉气流经,经气归于肺,肺朝百脉,输精于皮毛。毛脉合精,行气于府。府精神明,留于四脏,气归于权衡。权衡以平,气口成寸,以决死生。"[1]

按: 这段文字简明扼要地阐释了切寸口脉以诊断全身及五脏六腑精气盛衰的机制。《难经·论脉》进一步解释道:十二经皆有动脉,独取寸口,以决五脏六腑死生吉凶之法,何谓也?然:寸口者,脉之大会,手太阴之脉动也。人一呼脉行三寸,一吸脉行三寸,呼吸定息,脉行六寸。人一日一夜,凡一万三千五百息,脉行五十度,周于身。漏水下百刻,营卫行阳二十五度,行阴亦二十五度,为一周也,故五十度复会于手太阴。寸口者,五脏六腑之所终始,故法取于寸口也。

(二)切脉的基本要求

"诊法常以平旦,阴气未动,阳气未散,饮食未进,经脉未盛,络脉调匀,气血未乱,故乃可诊有过之脉。"[1]

按：在此介绍了脉诊的注意事项及依据。

（三）四诊合参与诊法要求

"切脉动静而视精明，察五色，观五藏有余不足，六府强弱，形之盛衰，以此参伍，决死生之分。"[1]

按：在此介绍了四诊合参的要求。

"合而察之，切而验之，见而得之，若清水明镜之不失其形也。五音不彰，五色不明，五藏波荡，若是，则外内相袭，若鼓之应桴，响之应声，影之似形。故远者司外揣内，近者司内揣外。"[2]

按：在此进一步介绍了四诊合参的诊断要求。"切而验之"指触诊，包括切脉；"见而得之"指望诊。"五音不彰"指通过闻诊采集到的信息。对这些理论，后世归纳为"有诸内，必形诸外"。

"诊不知阴阳逆从之理，此治之一失矣。受师不卒，妄作杂术，谬言为道，更名自功，妄用砭石，后遗身咎，此治之二失也。不适贫富贵贱之居，坐之薄厚，形之寒温，不适饮食之宜，不别人之勇怯，不知比类，足以自乱，不足以自明，此治之三失也。诊病不问其始，忧患饮食之失节，起居之过度，或伤于毒，不先言此，卒持寸口，何病能中？妄言作名，为粗所穷，此治之四失也。"[1]

按：在此特别强调了问诊的重要性"诊病不问其始……卒持寸口，何病能中"，以及掌握深奥的医学理论、系统培训、四诊合参的重要性。

二、四诊客观化研究

自《内经》以降，望、闻、问、切四诊得到了继承和发展。

当代学术界在继承与发展方面，开展了四诊信息采集与处理的标准化、客观化探索，其中投入较大的领域集中在脉诊和舌诊。

（一）脉诊客观化的研究[3]

提起脉诊，初学者往往"在心易了，指下难明"；更由于受到指感灵敏度的限制，一些细微的具有诊断价值的信息，往往易被忽略；同时，不同医师在诊脉方法、诊断信息识别等方面存在差异，因而脉诊标准化、客观化的呼声和需求越来越大。

数十年来，脉诊客观化取得重要进展，其间研发并使用了多款脉象仪，如 ZM‐ⅢB、DDMX‐100、ZM‐BOX‐Ⅰ等。目前，一些新型的脉象仪仍在研制和测试中，以期进一步融合自动化、智能多探头对三部九候信息的采集技术，和智能化数据分析技术等。

在以往的研究中，经脉象仪采集后输出的脉图，实现了脉诊信息的客观化，具有灵敏反映生理、病理信息等作用。其间，对脉图所蕴含的生理病理信息的提取与识别，多采用时域分析法、脉波波幅的高度和脉动时相关联性的分析等。

脉象仪及其脉图分析技术,已在健康状态评价和临床诊疗中得到应用。在临床病证方面,报道集中在心脑血管疾病,诸如高血压病、冠心病冠脉支架介入治疗前后、中风等,其他疾病如肿瘤、慢性乙型肝炎、脂肪肝、慢性胃炎、2 型糖尿病、慢性肾功能衰竭、原发性痛经、海洛因成瘾者、HIV/AIDS 等亦有涉及,并关心这些疾病的同病异证和异病同证在脉象方面的特征。

目前存在的问题,主要涉及临床试验收集的样本量小、病种少、数据采集和分析标准不统一、检测设备仍以单探头为主等。

（二）舌诊客观化的研究[4,5]

明清以降,舌诊理论有了长足的发展,在中医临证诊断中的作用越来越重要。随着中医现代化的发展,对舌诊客观化、定量化提出了新的要求,以期进一步提高其临床诊断价值。

20 世纪 80 年代初,多有学者尝试舌诊客观化的研究,比较集中的在舌色识别领域,并以此作为舌诊客观化的突破口。其间探索的方法有荧光法、光电转换法、光谱光度法、舌诊比色板法、图像摄像识别法等,配套地试制了紫外线激发荧光舌色仪、物理舌诊仪、舌色客观测定仪、光谱光度法舌色仪、舌色比色仪、舌色测定仪等;在其他技术方面,还尝试了舌体测算仪、舌津液测定仪、舌表浅血流量测定仪、舌下络脉的检测方法等。

到了 20 世纪 80 年代晚期,随着我国计算机技术的发展与普及,计算机舌象识别技术的探索和应用逐渐成为热点。包括早先探索中利用计算机图像识别技术开展的舌诊客观化研究、对舌象的彩色图片的分析,利用计算机对舌诊显微仪采集到的图像进行处理,包括运用 Adobe 图像处理软件测定舌下静脉的 RGB 量值,对舌下静脉瘀血进行客观评价等。此后,以颜色识别为主的舌诊自动识别方法研究得到发展,诸如研制计算机舌诊专家系统,对舌质、舌苔颜色、性质进行定量分析识别;还有学者进行数学形态学和 HIS 模型的彩色舌图像分割、舌象彩色校正、舌色苔色分类方法等研究,并研制出舌象自动分析仪。随着互联网技术的发展和普及,已开始有学者探索舌诊的远程计算机识别与诊断。

业已开展的研究表明,舌诊图像采集分析技术是舌诊客观化研究的重要手段和方向。在舌诊图像研究中,舌象图像分割成为数据分析的重要前提,多学科专家利用多种技术方法对其进行了广泛而深入的研究,已取得积极进展。

舌象图像分割*主要包括两方面的内容:① 在舌体提取方面,主要是将舌体从脸部背景区域中分割出来,这是进一步对舌体进行分析研究的重要前提。早期舌体区域的分割多采用手工方式,现已过渡到探索计算机舌体区域的自动分割,其目的之一是提高分割的效果和精度。② 在舌质与舌苔的分离研究方面,希望实现计算机自动将舌质与舌苔分离,所提取出的舌质以了解脏腑虚实、气血津液的盛衰;而舌苔则以辨别病邪的性质、邪正的消长及胃气的存亡等。

> ＊ 计算机图像分割技术是将数字图像分割成互不相交或不重叠的区域的技术,分割方法有阈值法、基于梯度的分割法、分水岭算法、边缘检测和连接法、区域增长法及二值图像处理等几种,这些方法都已被尝试运用于舌象图像分割中。

鉴于不同研究人员所采用的设备、算法差异,因此,有待比较并建立统一的标准,以深化舌诊识别技术研究;而开展大样本的健康志愿者和常见疾病及其同病异证和异病同证的研究,由计算机及数学专家与中医学专家密切合作,研究可望不断深入,更为实用。

（三）人工智能在中医诊法中的应用[6,7]

在脉诊、舌诊标准化和客观化深入发展的同时,有学者开始探索人工智能在中医诊法中的应用,希望借助人工智能技术使中医诊疗理论与信息实现信息化、智能化,建立具有辨证论治功能的智能中医诊疗决策系统,为中医临床诊疗提供智能决策辅助支持。所开展的工作主要涉及:

（1）基于文献数据的中医诊疗决策智能化研究。主要是对中医文献、医案等信息进行数据挖掘,分析症状与症状、症状与方药、症状与证型、证型与方药、方药与方药等之间的关联,归纳中医证型,进而模拟中医临证处方。

（2）现代中医诊断技术与中医智能诊疗系统研究。包括四诊信息标准化采集、提取、分析,及相关仪器设备研发等,希望所形成的技术系统能应用于临床试验和临床评价。

（3）智能诊断系统研究。诸如智能问诊、智能辨证。其辨证信息来自传统的望闻问切,以及相关先进的实验室理化检测数据,扩大了辨证信息的来源。

（4）从大量诊法数据中抽取隐含、未知、有意义的与诊断分类、证候分类有关的知识模型或分类规则。

目前存在的问题主要涉及四诊技术的规范化和数据化、基础研究与临床实践的衔接不紧密,以及缺少大样本数据的支撑等。

三、影像学发展

获得或提高诊断技术的灵敏度、特异性一直是中医学所期待实现的目标,其中就包括了对透视能力的向往。

早在《史记·扁鹊仓公列传》中,就记载了神医扁鹊具有"视见垣一方人"＊的透视能力,"以此视病,尽见五藏症结"。

> ＊ 垣即墙。指扁鹊具有透过墙看见其另一侧人的透视能力。可见早在春秋战国时期,百姓便期盼医师具有"透视"这种高超诊断技能。

现代影像学理论与技术的探索和发展,实现了这一千年憧憬。

自 1895 年德国物理学家威廉·康拉德·伦琴(Wilhelm Röntgen)在研究阴极射线管中气体放电现象时,意外发现距射线管 2 米远的一块浸过铂氰化钡溶液的纸板发出荧光,而他手骨的影像竟然出现在了这块纸板上!他进一步研究后确定,射线管放射出一种不明射线(他命名为 X)能穿透物体。此后不久,X 射线即被用于人体检查,并成为世界上最早应用的非创伤性的人体内检查技术,由此诞生了放射诊断学。早先的 X 射线机存在效率低、穿透力弱、影像清晰度不高、检测时间长等问题,1910 年美国物理学家库利吉(W. D. Coolidge)发明了钨灯丝 X 射线管,提高了 X 射线的产生效率;1913 年滤线栅被发明,部分地消除了散射线,提高了影像的质量;1914 年制成了钨酸镉荧光屏,开始了 X 射线透视的应用;1923 年发明了双焦点 X 射线管,解决了 X 射线摄影的需要。X 射线管的功率可达几千瓦,X 射线影像质量大为提高。同时,造影剂的逐渐应用,使 X 射线的诊断范围也不断扩大[8]。

随着 X 射线诊断的普及,发现普通 X 射线成像不能有效分辨各种软组织,如肌肉、肌腱、血管、神经等,以及此后发展的造影剂、X 射线断层摄影等暴露出诸多缺点,因此,如何探索和发展相关技术成为当时学术界所关心的问题。

（一）CT 的诞生与发展[9,10]

1956 年,科马克* 应聘到开普敦大学附属医院 Groote Schuur 放射科任兼职医学物理学家,监督并参加该院同位素的放射治疗。他发现医生及助手在放射治疗剂量的计算方法方面粗糙、繁琐、不准确,认为"为了改进治疗方法,必须知道人体组织衰减系数的分布,而且必须在体外测出这种分布"。他意识到这是一个数学问题:即首先应准确计算出人体不同组织的放射线衰减系数的分布,这才能有助于精准确定肿瘤的位置与射线照射的剂量;并可望重构一个形状不规则物体精确的横截面图。他"很快就想到这种信息对诊断是有用的,而且会构成一幅或一系列断层 X 射线照片"。

> * 阿伦·麦克劳德·科马克(Allan Macleod Cormack,1924 年 2 月 23 日—1998 年 5 月 7 日),南非、美国物理学家,生于南非约翰内斯堡。他在开普敦大学先后学习电力工程和物理,分别于 1944 年、1945 年获学士和硕士学位;后去剑桥的圣约翰学院攻读博士研究生,在卡文迪什实验室研究与放射性同位素有关的问题;1950 年回南非开普敦大学任物理学讲师。

1957 年,他依据已有的不同物质对 X 射线的吸收差异的特性,设计并测算 X 射线在非均匀物质中的吸收系数与定量,采用数学方法换算出圆对称样品对 γ 射线的变化的吸收系数,进而发展了处理噪声数据的数学计算方法。他曾采用直径为 20 cm,厚为 5 cm 的圆盘(由外径 20.0 cm 橡木,包裹外径 10.0 cm 铝环,后者再包裹直径为 1.13 cm 铝柱所组成),令 ^{60}Co 发出的 γ 射线束穿透,通过盖革计数器检测后换算出这一混合体中各材料的吸收系数。此后 6 年他的有关研究仍断断续续进行着。

1963 年,他在美国图菲斯大学(Tufts University)任物理学教授期间,完善了 CT (computed tomography)仪器的设计,制造出 CT 原型机,他称之为"CAT 扫描器"(计算机控 X 射线层析扫描器)。当该扫描器上的发射器围绕被测物转动时,会发出一系列短脉冲辐射,可被另一侧同步转动的电子探头接收。他采用铝和有机玻璃所制成的不对称模型,将大量的检测数据换算并采用计算机处理分析后,可输出被测模型的三维图像。他于 1963 年和 1964 年发表的两篇论文中报道了这一工作,是最早被报道的计算机断层 X 线摄影术。

1961 年,豪斯菲尔德* 开始研究计算机处理断层图像的技术,以尝试解决当时 X 射线诊断存在的主要问题:① 不能显示三维图像,一些深部目标会重叠;② 不能分辨各种软组织;③ 不能测量 X 射线所经过的各种物质的自身密度。

---

* 戈德弗雷·纽博尔德·豪斯菲尔德(Godfrey Newbold Hounsfield, 1919 年 8 月 28 日—2004 年 8 月 12 日),英国电子工程师,发明家,CT 的发明者。他离开中学后任建筑商制图员,后来进入伦敦的城市与行会学院,1938 获得无线电通信资格证书。1939—1946 年他在皇家空军的无线电雷达学校服役,学习了无线电机械课程,并任雷达机械教员。二战结束后,他在伦敦法拉第家用电气工程学院电力和机械工程专业学习,1951 年毕业,进入了电力和音乐仪器有限公司(EMI),主要研究项目是自动模式识别技术。初期他主要从事雷达和制导武器工作,后来负责一个小型设计实验室并开始对计算机产生兴趣,参加了早期计算机系统中使用的磁鼓和磁带卡座的设计工作。1958 年,他领导的一个研制小组建造了英国第一台完全由晶体管构成的计算机。

1967 年,他构想出 CT 扫描仪这种装置:计算机断层 X 射线摄影法,测量几百个通过躯体某些截面的 X 射线束的衰减,通过计算机处理这些测量数据,重构躯体内部的照片。他找来一个废弃的车床,放置了一个充满水且含不同形状的小块金属和有机玻璃的塑料盒,该塑料盒两侧分别安装单色 γ 射线发生器和盖革计数器。然后,水平移动 γ 射线发生器和盖革计数器,依次发射和记录 80 个读数,完成塑料盒的一次横向扫描;然后将塑料盒旋转 1°,再次发射和记录 80 个读数,如此继续,直至完成。将塑料盒 360°扫描所获得的28 000 次测量数据输入计算机进行数据处理,并形成该塑料盒一横截面照片。由于当时计算机计算速度慢,整个数据处理竟耗时 9 日!以后他采用 X 射线,对猪、牛等动物及人体头部标本进行检测,并完善此技术。1968 年,为了实现该技术,他设计了一整套系统并申请专利,4 年后专利被批准。

1969 年,他在伦敦检测了死于肿瘤的患者头部,计算并展现出该患者蝶鞍部的肿瘤图像。此后他不断完善设备,并于 1971 年制作成第一台临床原型脑扫描器。1972 年,他用组装成的 CT 机对一位 41 岁的妇女进行扫描,在不到 5 分钟的时间内完成了大脑断层图像的构建,并清楚地显示出患者左前脑叶有肿瘤。同年 4 月,EMI 公布了他们的第一台

CT 扫描器(即 CT 机)。

从此,CT 机很快进入了临床诊断中,并得到广泛应用。

X 射线计算机断层扫描(X-ray computed tomography)技术,简称 CT 技术,能将人体内的器官以立体的、高分辨率的形式显示出来,更真实地显示有关病变的详细情况和部位,特别是为肿瘤的早期诊断提供了重要依据。CT 检查是一种对患者无痛苦、无损伤、快速方便且准确性高的辅助检查技术。诺贝尔奖委员会认为"科马克和豪斯菲尔德开创了诊断学方面的新纪元",授予他俩 1979 年的诺贝尔生理学或医学奖。

1972 年,在豪斯菲尔德发布了他的研究成果后,全世界迅速掀起了"CT 热",许多公司加入了 CT 的研发。此后,CT 的扫描质量和空间分辨率不断提升,硬件不断变革,系统速度也不断增高,螺旋 CT、宽探测器 CT 诞生,以及电子束 CT、双源 CT 等纷纷问世。

(二)MRI 的诞生与发展[11,12]

在 CT 探索的同时,一些学者在探索核磁共振成像(magnetic resonance imaging,MRI)技术。

1946 年,美国斯坦福大学科学家费利克斯·布洛赫(Felix Bloch)和哈佛大学爱德华·珀塞尔(Edward Mills Purcell)首先发现了核磁共振现象(nuclear magnetic resonance,NMR)。此后该技术很快就推广应用至物理、化学、生物学等领域。在医学领域,也有一些学者尝试探索和应用。例如,1969 年,美国医生雷蒙德·达马迪安(Raymond Damadian)设想用 NMR 进行肿瘤的早期诊断;1971 年,他尝试用 NMR 技术检测鼠肝脏的肿瘤,发现正常组织与瘤组织能提供不同的 NMR 信息。

物质是由原子组成的,而原子的主要部分是原子核。如果把物体放置在磁场中,用适当的电磁波照射它,然后分析它释放的电磁波就可以得知构成这一物体的原子核的位置和种类,据此可以绘制成物体内部的精确立体图像。

与磁共振波谱(magnetic resonance spectroscopy,MRS)技术的发展相比,MRI 到 20 世纪 70 年代初才开始取得突破性进展。其代表人物是劳特布尔* 和曼斯菲尔德**,而且两人及各自团队的研究是齐头并进的。

---

* 保罗·劳特布尔(Paul Lauterbur,1929 年 5 月 6 日—2007 年 3 月 27 日),美国科学家,1951 年获凯斯理工学院理学学士,1962 年获费城匹兹堡大学化学博士。

** 彼得·曼斯菲尔德(Peter C. Mansfield,1933 年 10 月 9 日—),英国物理学家,15 岁辍学打工。1959 年获伦敦大学玛丽女王学院理学学士,1962 年获伦敦大学物理学博士学位。他于 1962—1964 年担任美国伊利诺伊大学物理系助理研究员;1964 年回到英国诺丁汉大学物理系担任讲师,1968 年任高级讲师,1972—1973 年,任海德堡马普医学研究院高级访问学者,1979 年担任该校磁共振中心教授。

从 1963 年到 1984 年,劳特布尔在纽约州立大学石溪分校任化学和放射学系教授,在此期间,他致力于核磁共振光谱学及其应用的研究。20 世纪 70 年代初,他在主磁场内附加一个不均匀的磁场,即引进梯度磁场,用无线电波诱发晶体物质内的氢原子核共振,最终获得二维的核磁共振成像。他发现引入磁场梯度可使不能通过其他方法做到的结构二维成像成为可能。1973 年,他阐述了在主磁场中加入梯度磁场如何使管道横截面成像,以区分出被重水包围的普通水,而其他技术均不能实现这一识别。1974 年,劳特布尔用较大的 NMR 设备获得了活鼠胸腔的 MRI 图像。

20 世纪 70 年代中期,曼斯菲尔德开始利用磁场研究晶体。他发现不均匀磁场的快速变化可以更快地绘制出物体内部结构图像;他还证明了可以用数学方法分析所获得的数据,并用计算机快速绘制出物体内部结构的图像。1973 年,他公开报道了梯度磁场有助于获得核磁共振成像的高空间分辨率,这为 MRI 从理论到应用奠定了基础。

此后,曼斯菲尔德及其团队将观察研究重点转向动物组织的成像,发现不均匀磁场的快速变化可以使上述方法更快地绘制物体内部结构图像,并自行研制了相关设备并且获得专利。1976 年,曼斯菲尔德率先将核磁共振成像术应用于临床,获得了第一张人体手指图像,并阐释了被探测的信号是如何迅速而有效地被分析转换成图像的。

在这两位科学家成果的基础上,1978 年英国第一台头部 MRI 仪投入临床使用,1980 年全身的 MRI 仪研制成功。随后,MRI 技术飞速发展,并广泛地应用于临床。1982 年美国开始正式把核磁共振成像术用于临床医学,并逐渐成为无损的、快速的医学诊断先进手段。MRI 有两大优点:一是没有对人体有害的辐射;二是能够对病变进行早期诊断。在 2002 年,全世界大约有 22 000 台 MRI 检测设备,实施了超过 6 000 万次 MRI 检测。

2003 年诺贝尔生理学或医学奖被授予劳特布尔和曼斯菲尔德,以表彰他们在核磁共振成像技术领域的突破性成就。诺贝尔奖评选委员会认为,"用一种精确的、非入侵的方法对人体内部器官进行成像,对于医学诊断、治疗和康复非常重要"。而这两位科学家的成果奠定了核磁共振成像技术的基础。

此后 MRI 技术一直不断发展。2001 年,世界第一台双梯度 MRI 仪在美国斯坦福大学医学中心成功地完成了临床测试,之后不久便开始用于医学影像诊断检查和相关学术研究。双梯度 MRI 仪的出现,既满足了神经、心脏的小视野快速信号的采集,又能胜任腹部及全身血管的大视野扫描。

在影像学领域,伴随着 X 射线、CT、MRI 技术的探索和发展,在 20 世纪 40 年代,发展出医学超声影像学;常规 X 成像也发展为计算机 X 线成像(CR)和数字 X 线成像(DR),以及数字减影血管造影(DSA)等。在这些技术的基础上还发展出介入放射学(interventional radiology),即在 DSA、超声、CT 及 MRI 等影像设备引导下,利用经皮穿刺或体表自然孔道的路径,引入导管、导丝、球囊导管、支架、引流管等相关介入器材对疾病进行微创诊断和治疗。

而影像学以外的生化、分子生物学等领域的诊断技术与方法,更是层出不穷、日新月异。

四、问题和展望

诊法的探索和发展的目的是提高诊断能力,如诊断的特异性、灵敏度、效率等,这也是当代中医药诊断行业探索和发展的主要导向及评价标准。

诊法有赖于临床的试验、反馈,有赖于生命医学学科的发展及其相关知识和技术,也有赖于当代其他相关学科与技术的发展和运用。而国外自然学科与医学多学科交叉融合,将光电核物理学、化学、计算机、图像技术等综合运用,发展出 B 超、CT、磁共振等,大幅度提升了诊断的特异性、准确性、灵敏性,其思路、理念与方法是值得借鉴的。

已有的国内外诊断方法技术与理论在当前的临床应用中,各自的利弊与发展空间如何,在临床应用中暴露出哪些问题? 有哪些研发空间? 中医药诊断行业是不是可以突破原有的望闻问切固化模式,充分利用现代一切先进的科学技术来发展新的诊法? 有哪些更诱人的切入点呢?

参考文献

[1] 黄帝内经素问[M].北京：人民卫生出版社,1963.

[2] 灵枢经[M].北京：人民卫生出版社,1963.

[3] 于波,崔龙涛,许家佗.中医脉图诊断技术的临床应用进展[J].中医药信息,2012,29(3)：124-127.

[4] 许家佗,方肇勤,张志枫.舌象客观化识别方法的研究进展[J].上海中医药杂志,2002(2)：42-45.

[5] 张利,许家佗,何太文.舌象图像分割技术的研究与应用进展[J].中华中医药杂志,2010,25(4)：565-567.

[6] 崔骥,许家佗.人工智能背景下中医诊疗技术的应用与展望[J].第二军医大学学报,2018,39(8)：846-851.

[7] 石玉琳,胡晓娟,许家佗.中医病证智能化诊断与分类研究进展[J].中国中西医结合杂志,2019,39(6)：763-768.

[8] 白人驹,徐克.医学影像学[M].7 版.北京：人民卫生出版社,2013.

[9] 刘战存,王立军,吴继光.CT 技术发明的历史回顾[J].首都师范大学学报(自然科学版),2008,29(3)：28-33,40.

[10] 诺贝尔奖演讲全集编译委员会.诺贝尔奖演讲全集 生理学或医学卷Ⅳ[M].福州：福建人民出版社,2004，86-131.

[11] 洪远凯.核磁共振成像——2003 年诺贝尔生理学或医学奖介绍及研究进展[J].生理科学进展,2009,40(2)：188-192.

[12] 周智波,程时.物理学-医学联手出硕果——记 2003 年诺贝尔生理学或医学奖[J].生理科学进展,2004,35 (1)：94-95.

案例十一 ▶ 活血化瘀及其物质基础

　　血瘀证是临床的常见证候,可见于多种疾病,活血化瘀是对应的治则治法。清代王清任*是阐发血瘀证和主张活血化瘀治法的代表性人物,他著有《医林改错》[1],所立血府逐瘀汤类方剂被后世广泛沿用,影响很大。

　　"立通窍活血汤,治头面四肢周身血管血瘀之症;立血府逐瘀汤,治胸中血府血瘀之症;立膈下逐瘀汤,治肚腹血瘀之症。"(《医林改错》)

---

　　* 王清任(1768—1831),字勋臣,清代直隶省(今河北省)玉田县鸦鸿桥河东村人。以医为业,名噪京师。他勤于思辩,实事求是,敢于创新,提出"业医诊病,当先明脏腑",在脏腑解剖结构及其功能、病理,以及有关气血理论和相应的治疗方法方面有所建树。《医林改错》初刊于清道光十年(1830 年),全书分为二卷,包括两个部分:解剖记录和对古代解剖知识的修正;以及从活血化瘀、益气两方面介绍治疗多种疾病的方法和处方。涉及的疾病主要有中风半身不遂、瘫痿、吐泻转筋、抽风、痘、痹症等。

　　备注:王清任的 5 个活血化瘀方

　　通窍活血汤(赤芍、川芎、桃仁、红花、老葱、鲜姜、红枣、麝香、黄酒)。主治:伤寒、温病后头发脱落,暴发火眼、糟鼻子、耳聋年久、白癜风、紫癜风、紫印脸、青记脸如墨、牙疳、出气臭、妇女干劳、男子劳病、交节病作、小儿疳证。

　　血府逐瘀汤(当归、生地、桃仁、红花、枳壳、赤芍、柴胡、甘草、桔梗、川芎、牛膝)。主治:头痛、忽然胸痛、胸不任物、胸任重物、天亮出汗、食自胸后下、心里热、瞀闷、急躁、夜睡梦多、呃逆、饮水即呛、不眠、小儿夜啼、心跳心忙、夜不安、肝气病、干呕、晚发一阵热。

　　膈下逐瘀汤(五灵脂、当归、川芎、桃仁、牡丹皮、赤芍、乌药、延胡索、甘草、香附、红花、枳壳)。主治:积块日久、小儿痞块、痛不移处、卧则腹坠、肾泻、久泻。

　　少腹逐瘀汤(小茴香、干姜、延胡索、没药、当归、川芎、肉桂、赤芍、蒲黄、五灵脂)。主治:少腹积块疼痛、少腹胀满、经血见时先腰酸少腹胀、经血一月见三五次(连接不断,断而又来,其色或紫或黑或块)或崩漏,兼少腹疼痛,或粉红兼白带。

　　身痛逐瘀汤(秦艽、川芎、桃仁、红花、甘草、羌活、没药、当归、五灵脂、香附、牛膝、地龙)。主治:肩痛、臂痛、腰痛、腿痛,或周身疼痛。

一、血瘀证与活血化瘀研究[2-5]

（一）背景

在中医药的研究中,验证有关中医治法方药(如活血化瘀)的疗效、揭示其作用机制,以及中西医结合以提高临床治疗水平,是学术界普遍关心的问题。

伴随着我国经济社会的发展及人均寿命的提升,冠心病的发病率逐年上升,给我国医疗领域提出了挑战。1970年,周恩来总理主持召开全国中西医结合工作会议,提出要加强对冠心病的防治研究。

（二）血瘀证与活血化瘀研发

在这一背景下,陈可冀*领衔的团队加入全国冠心病防治研究中。

> *　陈可冀,男,1930年10月生,福建福州人,中医及中西医结合专家,现为中国中医科学院西苑医院研究员。他于1954年毕业于福建医学院。1991年当选为中国科学院学部委员(院士)。长期从事中西医结合心血管病及老年医学研究。

自1958年起,他到北京阜外医院学习和合作研究心血管病。

自1962年起,他注意到中医郭士魁在辨证施治基础上,善用血府逐瘀汤、失笑散、丹参饮和活血通脉汤等,注重活血化瘀,遂与郭氏一起,进行了一系列活血化瘀临床研究,总结出中医治疗冠心病的辨证论治,以及活血化瘀、芳香温通、宣痹通阳、补肾助阳及含黄酮类中药的应用等几条途径。

自1972年起,他的研究集中在心血管疾病与活血化瘀领域,所领衔的中国中医研究院西苑医院血瘀证与活血化瘀研究课题组,在血瘀证基础理论、活血化瘀方药治疗冠心病和冠心病介入治疗后再狭窄作用机制、血瘀证诊断和疗效判定标准制定,以及防治冠心病和动脉粥样硬化中药新药研制开发等方面开展研究,取得积极进展。

研究发现,活血化瘀类中药的"活血",表现为改善心脑血管功能、血液物理化学性状、血小板及凝血系统功能、微循环等生理功能;"化瘀",则表现为抗心肌缺血、脑缺血、抑制血小板聚集、抗凝、抗血栓形成等。在研究中还发现,活血化瘀中药还具有抑菌、抗病毒、抑制炎症反应、调节免疫功能等作用。

该团队制定了包括临床症状、舌象、脉象等在内的血瘀证诊断标准,在对血瘀证临床症状、体征、血液流变学、血小板功能和血栓形成状态等研究的基础上,提出了血瘀证定量诊断方法;发现舌质的分量值与血瘀证的程度密切相关,丰富了血瘀证的量化诊断。对冠心病血瘀证患者血小板结构、功能及冠状动脉病变程度等进行了病证结合的血瘀证研究,建立了冠心病血瘀证的辨证标准及疗效评价标准。

鉴于冠状动脉介入治疗后再狭窄的特点,在对有关血管内膜损伤、平滑肌细胞增殖、胶原沉积等观察和研究,以及发现活血化瘀制剂可干预再狭窄形成的许多病理环节的基础上,该团队采用中药活血化瘀制剂防治冠心病介入治疗后再狭窄。临床试验表明,该制剂可以减少介入治疗后冠心病心绞痛复发,预防再狭窄形成,为破解国内外心血管病防治研究领域的难题开辟了中医药治疗的新途径。该团队还制定了急性心肌梗死中西医结合诊疗专家共识等。

在以上研究中,该团队创建了多种血瘀证动物模型和心血管疾病模型,如中国小型猪冠状动脉血栓形成模型、心肌细胞损伤模型、家兔髂动脉和猪冠状动脉介入治疗后再狭窄模型等;建立了一些实验方法,如血液流变学观察、舌质微循环观察等,构建了血瘀证和活血化瘀方药研究的现代化技术平台,得到全国范围内的推广应用。在此基础上,该团队对23种常用的活血化瘀药、8个经典古方和大量古方、验方、研制方、单味药及活血化瘀中药有效成分进行深入系统的实验研究,进一步揭示了活血化瘀方药的作用机制和治疗规律。

其间,该团队还与有关单位合作,研发了系列中成药。如血府逐瘀浓缩丸、冠心2号(精制冠心片、颗粒)、愈心痛胶囊、川芎嗪(注射液、片)、楮丙脂注射液、芎芍胶囊(院内制剂)、愈梗通瘀汤(院内制剂)、血管通片、清达颗粒(院内制剂)、宽胸丸、宽胸气雾剂、细辛气雾剂、心痛丸、去甲乌药碱等。

2003年,该团队的科研成果"血瘀证与活血化瘀研究"荣获国家科学技术进步奖一等奖。

二、冠心病血瘀证及活血化瘀机制研究进展

在以上研究的基础上,陈可冀领衔的团队深入研究发现,在冠心病血瘀证患者血浆中肌动蛋白微丝(F-actin)明显增多、血小板活化程度增高、血小板凝溶胶蛋白(gelsolin)含量异常增多。循环中F-actin大量增多可直接诱导血小板的聚集及活化、诱导gelsolin含量异常增多,与血瘀证发生密切相关。以往研究表明,活血化瘀中药川芎和赤芍各自的有效成分具有一系列生物学功能:川芎嗪具有抗凝、抑制血小板聚集、扩张血管、改善微循环、抗内皮素、保护血管内皮、抗氧化和钙拮抗等作用;芍药苷可显著调节机体微循环,改善血液流变学状态,抑制血小板聚集,并抑制机体内、外源性凝血系统功能。该研究发现川芎嗪和芍药苷可降低F-actin和花生四烯酸(AA)诱导gelsolin的升高[6]。

溶栓或经皮冠状动脉介入是急性心肌梗死的有效治法,但随后发生的心肌再灌注可引起心肌细胞损伤,增加心肌梗死面积,即缺血再灌注(I/R)损伤的副作用。经长期观察与分析,陈可冀提出瘀毒致变理论,指出冠心病患者瘀久化热、酿生毒邪,是冠心病患者发生急性心血管事件的关键病机。据此创立了活血解毒方(川芎、赤芍、黄连)以去心窍恶血、泻火解毒。实验研究表明,该方可减轻I/R引发的炎症及氧化应激、抑制心肌酶释放、

减少动物心肌梗死面积;临床研究显示,该方能降低急性冠脉综合征患者术后血清炎性标记物,如超敏 C 反应蛋白和肿瘤坏死因子-α 的水平、改善血瘀状态。他们进一步的实验发现,该方具有降低 I/R 模型大鼠心肌损伤标志物肌酸激酶同工酶和肌钙蛋白 T 表达水平,减少心肌梗死面积,发挥心肌保护作用;并能激活蛋白激酶 B/哺乳动物雷帕霉素靶蛋白(AKT/mTOR)信号通路,表现为磷酸化 AKT、磷酸化 mTOR、B 淋巴细胞瘤-2 表达增加;并抑制 Cleaved 半胱天冬酶 3、β 连环蛋白、核转录因子 NF-κB p65 蛋白等心肌凋亡相关蛋白表达,这些可能是该方抗 I/R 所致心肌损伤、心肌细胞凋亡的作用机制[7]。

鉴于血瘀证贯穿于冠心病发生、发展的始终,该团队在既往研究的基础上,制定冠心病稳定期患者因毒致病的诊断标准,及对应的活血解毒治法。实验研究表明,其研制的清心解瘀方通过抗炎、调控巨噬细胞凋亡、重塑肠道菌群等机制,发挥抗动脉粥样硬化的作用。临床研究也表明,在西医常规治疗基础上加用清心解瘀方可以减少稳定性冠心病患者急性心脑血管事件的发生,且安全性良好。该团队对 1 269 例稳定期冠心病血瘀证患者随访 1 年,发现期间发生急性心血管事件患者血样中同种型高分子量激肽原 1 前体(KNG1)、过氧化物还原酶-1(PRDX1)含量逐渐增高,推测 KNG1 和 PRDX1 是冠心病因瘀致毒的分子标志物[8]。

三、心力衰竭血瘀证及活血化瘀机制研究进展

心力衰竭是多种心血管疾病的严重和终末阶段,病死率和再住院率居高不下,中医药在控制症状、降低病死率及再住院率等方面显示出独特优势。临床流行病学调查显示,慢性心力衰竭病机为本虚标实,气虚血瘀。因此益气活血为治疗大法。

陈可冀团队对益气活血方药治疗慢性心力衰竭作用机制的进展(包括该团队的工作)进行了综述[9],作用途径涉及:

(一)抑制神经-体液调节机制的过度激活和调节细胞因子

神经-体液调节机制激活主要是指交感神经兴奋性增高和肾素-血管紧张素-醛固酮系统(RAAS)的激活,促进心功能障碍进行性发展,导致心肌纤维化、炎症和肥大、功能障碍。中药益心解毒方(黄芪、丹参、金银花、甘草等)具有调节心力衰竭大鼠神经内分泌系统,降低心肌与循环中的肾素和血管紧张素 II 水平,抑制炎性因子和纤维增生,改善能量代谢,保护内皮,降低左室僵硬度,增加左室松弛性和心肌收缩储备,改善心脏舒张的功能。

(二)调节免疫

心力衰竭具有潜在的炎症介导的发病机制。中药益气活血方 A(黄芪、太子参、红花、丹参、益母草、茯苓、葶苈子)可降低 TNF-α、IL-6 水平,改善心脏功能。

（三）改善氧化应激，减轻氧自由基损伤

中药益气活血方 B（太子参、炙黄芪、麦冬、红景天、三七、瓜蒌、桑椹、炙远志、炙甘草）能有效清除氧自由基而发挥抗氧化作用，抵御阿霉素所造成的心肌毒性损伤。益气活血方 C（黄芪、丹参、当归、桂枝、红花）能降低心肌线粒体中丙二醛含量、增加超氧化物歧化酶、谷胱甘肽过氧化物酶活力，减轻氧自由基的损伤。

（四）改善心肌能量代谢

益气活血方 A 可上调与心肌能量代谢有关的核呼吸因子-1、线粒体转录因子 A 的表达，增加线粒体的产能，增加心力衰竭大鼠心肌线粒体肌酸激酶的表达，改善 ATP 转运穿梭效率，起到修复心力衰竭心肌能量代谢的作用，以及降低心力衰竭大鼠的 N 末端 B 型利钠肽及心肌肌钙蛋白 I 含量，改善能量代谢，促进过氧化物酶体增殖物活化受体 γ 辅助激活因子-1α 生成，延缓慢性心力衰竭的发展。益气活血方 D（黄芪、党参、丹参、川芎、赤芍、红花）能不同程度抑制心肌梗死后心力衰竭大鼠心室重构，改善心功能。益气活血类中药补阳还五汤可改善舒张性心力衰竭大鼠左室舒张功能，延缓病情发展，上调肌浆网钙 ATP 酶（SERCA2a）及受磷蛋白（PLB）的表达等。

（五）减轻心肌纤维化，抑制心室重塑

据报道，益气活血中药能减轻心肌梗死后心力衰竭大鼠心肌纤维化的程度，减少心肌 I、III 型胶原的含量；抑制或逆转心室重构的过程，以治疗慢性心力衰竭。益气活血的三参汤（人参、丹参、三七、黄芪、柴胡、升麻、桔梗、知母）能减轻心力衰竭大鼠心、肝、肺的组织损伤，抑制心肌纤维化、心室重塑的发展。某益气活血方可下调心肌梗死后心力衰竭大鼠心肌组织中基质金属蛋白酶-3、骨桥蛋白、TGF-β1 及 CTGF 等的表达水平。益气活血利水的芪丹利心丸能改善心肌梗死后慢性心力衰竭大鼠心功能，延缓心室重构和心肌纤维化水平，调控 TGF-β1/Smads 的信号通路。益气活血方 E（黄芪、丹参、降香、三七）可抑制 Wnt/β-catenin 通路的相关因子表达，减轻慢性心力衰竭大鼠心室重构，以及改善线粒体能量代谢。

（六）调节心肌细胞自噬和凋亡

据报道，具温阳化饮、益气活血功效的中药强心胶囊能通过上调慢性心力衰竭大鼠心肌细胞自噬，抑制细胞凋亡，发挥改善心脏功能的作用。益气活血的芪丹利心丸、芪苈强心胶囊能够不同程度地抑制左室重构、改善心脏血流动力学、上调心肌细胞 miR-133a 表达。益气活血中药药对黄芪、当归可减轻心肌梗死后心力衰竭大鼠心功能损伤，逆转组织病理学损伤，减轻心肌细胞凋亡，抑制内质网应激等。

以上进展提示，益气活血法中药具有多途径、多环节、多靶点的作用，在治疗心力衰竭

方面具有重要的理论和实践意义。

附：心力衰竭诊断和治疗[10,11]

中华医学会心血管病分会和中华心血管病杂志编辑委员会颁布了《中国心力衰竭诊断和治疗指南 2018》。该《指南》指出：

心力衰竭是各种原因造成心脏结构和功能的异常改变，使心脏收缩和/或舒张功能发生障碍，从而引起的一组复杂临床综合证。随着我国人口老龄化加剧，冠心病、高血压等慢性病的发病率逐年上升等，使心衰的患病率及死亡率一直居高不下。

1. 心衰分类

根据左心室射血分数（LVEF），将心衰分为射血分数降低（LVEF＜40%）的心衰（HFrEF）、射血分数保留（LVEF≥50%）的心衰（HFpEF）、射血分数中间值（LVEF40%～50%）的心衰（HFmrEF）。

2. 不同心力衰竭的定义

阶段 A（前心力衰竭阶段）：心力衰竭的高危险人群，无心脏结构或功能异常，无心力衰竭的症状和/或体证。常见于高血压、冠心病、糖尿病、肥胖、代谢综合证、使用心脏毒性药物史、酗酒史、风湿热史、心肌病家族史等人群。

阶段 B（前临床心力衰竭阶段）：已发展成器质性心脏病，之前从无心力衰竭症状和/或体证。左心室肥厚、陈旧性心肌梗死、无症状的心脏瓣膜病等。NYHA 分级为 Ⅰ。

阶段 C（临床心力衰竭阶段）：器质性心脏病，既注或目前有心力衰竭的症状和/或体证。器质性心脏病患者伴运动耐量下降（呼吸困难、疲乏）和液体潴留。NYHA 分级为 Ⅰ～Ⅳ。

阶段 D（难治性终末期心力衰竭）：器质性心脏病不断进展，积极的内科治疗后休息时仍有症状，且需要特殊干预。因心力衰竭反复住院，且不能安全出院者；需要长期静脉用药者；等待心脏移植者；使用心脏机械辅助装置者。NYHA 分级为 Ⅳ。

3. 慢性 HFrEF（NYHA 分级 Ⅰ～Ⅳ）的治疗

建议采用肾素-血管紧张素-醛固酮系统（RAAS）抑制药，如血管紧张素转化酶抑制药（ACEI）、血管紧张素 Ⅱ 受体阻断药（ARB）和醛固酮受体拮抗药（MRA），血管紧张素受体脑啡肽酶抑制剂（ARNI）能同时拮抗血管紧张素 Ⅱ 受体和脑啡肽酶，双重抑制 RAAS 系统，代表药如沙库巴曲缬沙坦钠（诺欣妥），以降低心衰患者的住院率和病死率，改善预后。维持地高辛的推荐级别。长期应用 β 受体阻断药（如琥珀酸美托洛尔、比索洛尔及卡维地洛），以改善症状和生活质量，降低死亡、住院和猝死风险，以及非药物治疗如心室同步化起搏等。该《指南》强调药物治疗应优化达到目标剂量或最大耐受剂量，使患者获益最大，同时注意监测患者症状、体证、肾功能和电解质等。该《指南》还推荐了中药芪苈强心胶囊。

四、问题和展望

（1）有人对国家自然科学基金血瘀证与活血化瘀领域资助情况与研究趋势进行了分

析,发现 1988—2021 年间,国家自然科学基金立项资助有关血瘀证与活血化瘀研究 888
项,涉及血瘀证形成与演变机制、活血化瘀中药及复方的药效验证及可能的物质基础、活
血化瘀治法防治疾病的作用机制,涉及心脑血管病、肿瘤、糖尿病、肝纤维化、子宫内膜异
位症、痴呆、股骨头坏死等。多年来,该研究方向稳定,研究方法和技术紧跟国内外学术前
沿,具有一定的深度和广度[12]。

（2）中医理论认为,久病入络,因此血瘀证是临床大多慢性病、难治病常见证候,而活
血化瘀是对应的治法。在血瘀证及活血化瘀治法的研发中,应综合评价活血化瘀治法对
血瘀证的纠正作用与程度,活血化瘀治法单独或联合治法(包括针对目标疾病的行业推荐
一线药物或治疗方案)对目标疾病的疗效与程度,及其可能的作用途径与机制。可以预
期,围绕我国常见病、难治病的血瘀证及活血化瘀治法的研究,仍具有广阔的探索空间。

参考文献

[1] 山西省中医研究所医林改错评注小组.医林改错[M].北京：人民卫生出版社,1976.

[2] 陈可冀.中西医结合传承创新发展中医药事业[J].中国中西医结合杂志,2019,39(8)：904.

[3] 陈可冀.现代活血化瘀学派的传承创新发展轨迹[J].中国中西医结合杂志,2015,35(12)：
1413－1414.

[4] 陈可冀,李连达,翁维良,等.血瘀证与活血化瘀研究[J].中西医结合心脑血管病杂志,2005,3(1)：
1－2.

[5] 陈可冀.中医药学文明史的启示——继承创新转化服务鼓励中西医结合[J].中国中西医结合杂志,
2018,38(6)：645.

[6] 刘玥,殷惠军,陈可冀.芍药苷联合川芎嗪对肌动蛋白微丝诱导血小板活化及血小板凝溶胶蛋白水
平的干预效应研究[J].中国中西医结合杂志,2020,40(3)：313－317.

[7] 黄明艳,陈可冀,龙霖梓,等.活血解毒方调控 AKT/mTOR 通路抑制心肌凋亡改善大鼠缺血再灌
注损伤的作用机制[J].中西医结合心脑血管病杂志,2021,19(24)：4260－4265.

[8] 尚青华,徐浩,史大卓,等.冠心病血瘀证"瘀毒"病机转变的蛋白质组学研究[J].中西医结合心脑血
管病杂志,2021,19(22)：3825－3829.

[9] 郭丽君,马晓昌,陈可冀.益气活血法治疗慢性心力衰竭机制研究进展[J].中国中西医结合杂志,
2021,41(10)：1264－1268.

[10] 魏安华,李娟.《中国心力衰竭诊断和治疗指南 2018》药物更新透视[J].医药导报,2019,38(5)：
539－543.

[11] 张建军.接轨国际指南、彰显中国特色——《中国心力衰竭诊断和治疗指南 2018》解读[J].中国临床
医生杂志,2019,47(47)：398－402.

[12] 高铸烨,张冬梅,赵京霞,等.国家自然科学基金血瘀证与活血化瘀领域资助情况与研究趋势分析
[J].中国中西医结合杂志,2022,42(8)：1002－1008.

案例十二 ▶ 原发性肝癌中医药防治的探索

原发性肝癌恶性程度高,疾病进展迅速,疗效差,生存期短,是严重危害人类健康的常见恶性肿瘤之一。

古代没有原发性肝癌的记载,但在一些医著中,有类似肝硬化及肝功能失代偿的记载,在这类患者中,不排除有罹患原发性肝癌的可能。例如:

"(酒疸候)夫虚劳之人,若饮酒多,进谷少者,则胃内生热。因大醉当风入水,则身目发黄,心中懊痛,足胫满,小便黄,面发赤斑。若下之,久久变为黑疸,面目黑,心中如啖蒜齑状,大便正黑,皮肤爪之不仁。"(《诸病源候论·黄病诸候》)

"(积聚候)脾之积,名曰痞气。在胃脘,覆大如盘,久不愈,令人四肢不收,发黄胆,饮食不为肌肤。"(《诸病源候论·积聚病诸候》)

明清以降,学术界主流把积聚的病机归结为瘀血,以及提出"久病入络"等学术观点,多采用活血化瘀法及相关中药复方,随证加减。

一、背景

原发性肝癌是我国的常见恶性肿瘤,致死率高,危害大。中华人民共和国成立以来,我国中医药行业在原发性肝癌的防治方面开展了大量的探索,取得了一定的成就,在肝癌综合治疗措施中发挥着重要的作用,其优势表现在预防肝癌发生、减少复发、减轻痛苦、提高生活质量、延长生存期等方面。但由于国际上有关原发性肝癌发病与防治的基础研究薄弱,限制了其疗效的进一步提高。

因此,自1995年起,方肇勤团队把原发性肝癌发病与防治的基础研究作为学科的主要研究方向,开展了长期的探索,以期验证中医药疗效,揭示其作用机制,发展更为有效的治法。

为了解数十年来我国中医药防治原发性肝癌的现状、治法用药的特点和主流,为动物实验研究提供依据及拟定被试中药复方,该团队开展了文献调研,并不断跟踪其进展[1-5]。发现:

(1)原发性肝癌的常见证候是气滞血瘀,其次是肝郁脾虚、脾虚湿困、肝气郁结、肝胆湿热、肝肾阴虚，以及阴虚内热、气阴两虚、正虚瘀结、热毒内蕴、血瘀脾虚等，以复合证候为主。

（2）原发性肝癌的中医治则主要是健脾益气、疏肝理气、活血化瘀、清热解毒，其次为软坚散结、和胃消导、补养肝肾，再次为清肝利胆、补肾健脾、滋阴清热、益气养阴、利湿行水，以多治法联合运用为主。

（3）原发性肝癌常用药物包括：

健脾益气：党参、太子参、黄芪、白术、甘草。

疏肝理气：柴胡、枳壳、八月札、川楝子、陈皮。

活血化瘀：丹参、当归、赤芍、莪术、郁金、桃仁、牡丹皮、穿山甲。

利水渗湿：茯苓、薏苡仁、茵陈、猪苓、泽泻。

清热解毒：白花蛇舌草、半枝莲、蒲公英。

养阴补血：鳖甲、枸杞子、白芍。

据此，结合该团队的经验，制定了试验用方：抑癌扶正行气活血方。该方含半枝莲30 g、白花蛇舌草30 g、蒲公英30 g、黄芪30 g、白术10 g、白芍15 g、薏苡仁15 g、神曲10 g、茯苓15 g、法半夏10 g、柴胡6 g、八月札10 g、丹参15 g、桃仁10 g、赤芍15 g、茵陈10 g、郁金10 g。该处方代表了我国中医药肝癌防治的主流。

二、中医药防治大鼠肝癌及作用机制的研究

自1995年起，该团队采用二乙基亚硝胺（DEN）诱导大鼠肝癌的动物模型，观察抑癌扶正行气活血方的疗效。经过多轮实验，发现：与对照西药喃氟啶（FT－207）相比，该方及其清热方（半枝莲、白花蛇舌草、蒲公英）、活血方（丹参、桃仁、八月札、赤芍、郁金、柴胡、茵陈）、扶正方/健脾方（黄芪、白术、薏苡仁、白芍、茯苓、法半夏、神曲）拆方的综合疗效具有一定的优势，表现为带瘤生存时间长、抑制肝癌发展、大鼠体质恶化减缓等，契合原发性肝癌的复杂病机[6-9]。

在初步验证了该方疗效的基础上，该团队采用经典的 Northern blot、RT－PCR 等技术，发现在大鼠肝癌组织中 Ras 等基因表达改变，而且 MAPK 信号通路等多基因表达也有改变[10-15]。提示有多基因参与了肝癌的发生与发展，而中药复方多成分可能通过多基因表达的调节发挥治疗作用的。

鉴此，该团队先后采用了 DD－PCR、Atlas Rat 1.2 Array 等技术检测，初步验证了以上的假设。在此基础上，2003 年，在国家自然科学基金的资助下，该团队采用 Rat 230A GeneChip 表达谱芯片（Affymetrix 公司，每张含有 15 710 个基因）检测，获得近 16 万个数据。该研究发现[16-27]：

（1）肝癌表达高于（2 倍）正常肝脏的基因有 2 796 个，正常肝脏高于肝癌的基因有276 个。DEN 诱癌至 4 周表达高于正常的基因有 1 927 个，诱癌至 8 周有 1 674 个，诱癌

至 16 周有 2 311 个,至肝癌形成,上调的基因达 2 796 个。

(2)经治疗后肝癌下调(下调 50%)的基因中,全方 582 个、清热方 291 个、活血方 377 个、扶正方 892 个、FT-207 639 个;在经治疗后肝癌上调(2 倍)的基因中,全方 267 个、清热方 573 个、活血方 775 个、健脾方 464 个、FT-207 416 个。

经检索,以上许多高表达基因,在肝癌发生和发展过程中的作用,国内外研究尚未涉及。例如,在表达量最大的 509 个基因中,仅 184 个为已知基因,其中既往研究涉及肝癌的 36 个,仅占 7%(36/509);64% 的基因还仅仅是 EST 片段。这些基因在肝癌发生、发展中的作用,以及不同中药治法调节的意义,国内外学术界尚不明确,有待研究。

该研究还表明:

(1)DEN 诱导肝癌发生和形成过程中基因表达的改变是大量的,超出国外当时最多报道的 1 640 个基因[28]。

(2)不同中医治法方药对基因的调控可能存在多靶点、多信号通路。

(3)发展疗效更为显著的中医治法具有广阔的前景。

(4)应探索和发展肝癌前病变的防治方法。

(5)筛选和检测与证候及辨证论治相关基因应是后续研究的方向之一。为此,该团队构建了 DEN 诱导大鼠肝癌的肝癌组织,以及大鼠正常肝脏组织的两个 cDNA 库,利用计算机网络生物信息资源,包括电子延伸 EST 序列、基因序列比较、新基因序列登录、蛋白阅读框架分析等,筛选出数十个 EST 片段基因的完整表达序列,实现了 GenBank 的登录[29-32]。

三、中医药防治小鼠肝癌及作用机制的研究

自 1998 年起,鉴于国内外肝癌研究常采用移植瘤小鼠及其优势,该团队开始尝试采用这类模型小鼠开展同病异证及个体化辨证论治研究,取得了一定的成果;并由此引发了常用实验动物辨证论治方法学的探索与创建(详见案例七),以及同病异证及其物质基础的研究(详见案例八),检测和观察不同证候 H22 肝癌小鼠肿瘤差异基因的表达[33-36]。

四、中医药抑制肝癌细胞恶性增殖有效成分的分离与研究

在前期研究的基础上,为进一步探索抑癌扶正行气活血方的配伍特点和主要药效部分,该团队采用常用肝癌细胞开展该方,及健脾益气、清热解毒、行气活血 3 个拆方,以及单味中药抑制肝癌药效的比较,发现行气活血方及预知子药效最强[37-40],而且发现预知子主要药效部位富集在其种子;进一步采用中药有效成分分离的常规技术,结合对各步骤分离成分药效学比较、鉴定技术,最终在预知子提取物中分离到了诱导肝癌细胞内质网应激的单一成分——木通皂苷 E[41-47]。

五、肝癌异常表达基因的作用探索

如前所述,国内外肝癌基础研究偏弱,许多表达量大、改变显著的基因,以往在肝癌发病中的研究不多,甚至未见报道。因此,进一步探索这些基因在肝癌发病中的作用,成为研究方向之一。该团队在跟踪国内外有关研究的基础上[48-55],开展了多基因功能的研究。以金属硫蛋白家族(MTs)为例:

（一）金属硫蛋白家族基因在肝癌中的作用[50,56]

该团队早先的表达谱芯片检测发现,采用 DEN 诱导大鼠肝癌,至肝脏恶性增殖及肝癌形成阶段,金属硫蛋白 2（*Mt2*）* 表达显著增加,提示 *Mt2* 与肝癌恶性增殖密切相关。与肝癌模型组比较,*Mt2* 在对照西药 FT - 207 组有升高趋势,而中药不同治法复方给药后,其均呈不同程度的下调。表达谱芯片结果还提示,伴随 *Mt2* 上调,大鼠肝癌（含肝组织）中表达增加的还有结构蛋白、转录、DNA 结合等信号通路的基因群。提示 *Mt2* 可能直接或间接促进了这些通路基因的表达。

> ＊ 人类金属硫蛋白(MTs)是普遍存在的一种低分子量、富含半胱氨酸的金属结合蛋白,在其基团中存在两个天然锌离子(Zn^{2+}),在整个进化过程中高度保守。MTs 分为 MT1～4 类,如 MT2。人类 *MTs* 基因位于染色体 16q13,含有 *MT1E*、*MT1F*、*MT1G*、*MT1H*、*MT1X*、*MT2A* 等 10 个亚型的编码区,有 18 亚型的多种异构体;不同类型的细胞表达不同的 MT 亚型。MTs 在细胞的细胞浆和细胞核中均有分布。

该团队的研究发现:

（1）采用 RNAi 技术,敲减 SMMC7721 肝癌细胞 *MTs* 的表达,会引发细胞增殖变缓。提示该肝癌细胞的恶性增殖依赖该基因。

（2）筛选并获得了稳定转染 *MTs* shRNA 质粒的单克隆细胞。该细胞增殖减缓、贴壁差,冻存后复苏难以存活。再次表明 MTs 对于肝癌细胞恶性增殖和生存是必须的。

（3）在 SMMC7721 细胞培养中,与增殖不活跃的细胞比较,增殖活跃细胞的 *MT2A* 表达增加,亦提示该基因对于肝癌细胞恶性增殖是重要的。

（4）多数不同应激因子（例如脂质体转染、氯化钙处理、转染质粒扩增后）会引发肝癌细胞的应激反应,其时 *MT2A* 表达显著增加。表明 *MT2A* 在肝癌细胞抵御不同应激方面均发挥着重要的作用。

（5）预知子种子乙醇提取物、正丁醇萃取物,以及其诱导内质网应激的主要成分木通皂苷 E 等处理 SMMC7721 肝癌细胞后,*MTs* 一致出现上调;而非像整体实验那样,中药复方令大鼠肝癌组织 *MTs* 表达下调。

（6）MTs 还可能通过上调多基因来抵御应激因子

1）在质粒过表达等应激条件下，MTs 过表达可能会促进核糖体蛋白、DNA 复制、mRNA 加工结合、细胞周期等通路基因的表达，诸如 $RPS10$、$RPS20$、$RPS23$、$RPL19$、$RPL31$、$CDC2$；促进包括 HSP、ATF 在内的一些抵御应激的基因表达；以及促进包括 $eIF2$、RPL 在内的一些参与蛋白翻译的基因表达。而敲减 MTs 表达，这些通路基因的表达便会下调。

2）在 G418 诱导细胞应激时，MTs 可促进细胞周期、G1 至 S 细胞周期反应、核糖体蛋白、RNA 转录、核受体等通路基因的表达。而敲减 MTs 表达，这些通路基因的表达量会发生下调。

以上现象表明，MTs 还可能通过上调多基因来抵御应激。

（7）MTs 确有上调核糖体蛋白等基因表达的作用：实验表明，当敲减 MTs 表达后，一些基因，如若干核糖体蛋白如 $RPL4$、$RPL11$、$RPL12$、$RPL19$、$RPS23$ 等会出现较为恒定地下调，表明 MTs 确有直接或间接地促进这些基因表达的作用。

（8）MTs 可能通过上调核糖体蛋白等基因发挥促进肝癌细胞恶性增殖的作用：该团队采用 RNAi 方法发现，$RPL4$、$RPL11$、$RPL12$、$RPL19$、$RPS23$ 等基因表达确有促进肿瘤细胞恶性增殖的作用，亦即这些基因对于肿瘤细胞恶性增殖是必须的。

（9）结论和思考：综合大量的体内和体外实验结果，结合国内外有关文献报道，该团队得出以下结论。

1）在肝癌细胞处于应激状态时，如各种治疗、变性、基因修复等，MTs 会表达增加，并向细胞核内迁移，直接改变了细胞核内离子的浓度与平衡，发挥其对基因表达的调节作用，抵御应激因子。

2）MTs 可能还通过与多基因的互作用，发挥其对基因表达的调节。

3）MTs 直接或间接地促进了包括核糖体蛋白在内的多基因、多通路相关基因的表达，进而促进了肝癌细胞的恶性增殖。

4）整体动物实验中，中药常用治法方药可以不同程度地减轻和缓解由 DEN 所造成的肝毒性和损伤作用，从而使得大多肝细胞的应激得到一定程度地缓解，Mts 表达下降；而并非直接下调肝癌细胞的 Mts 表达。这一实验结果还提示，在临床肝癌的防治过程中，应重视肝脏的保护和炎症的控制，以杜绝其由慢性炎症向异常增生、肝癌转变和发展，且提高患者的生活质量；这对改善和纠正肝癌组织周边微环境，提高肝癌疗效是十分重要的。这也表明，中药在肝癌综合治疗中具有十分重要的作用。

（二）其他基因在肝癌中的作用

采用类似于以上的系列实验方法，该团队还观察了多基因在肝癌细胞恶性增殖中的作用，有了一些发现[57-64]。

六、实体瘤中心变性粉碎引流术

国内外肝癌治疗的主要手段目前仍是外科手术。我国卫生健康委员会 2019 年颁布的《原发性肝癌诊疗规范》，建议肝癌治疗主要包括外科治疗、肝移植术、局部消融治疗、经动脉化疗栓塞术（TACE）、放射治疗、系统治疗及肝癌破裂大出血治疗。国际上多采纳巴塞罗那临床肝癌分期标准，对 B 期（单发或多发的大肿瘤）推荐经 TACE 治疗，对 C 期（伴大血管/胆管癌栓）推荐靶向药物索拉菲尼。但据报道，肝癌各种疗法的 5 年生存率分别为：小肝癌切除 50%～60%，大肝癌切除 30%～40%，小肝癌消融疗法 30%～40%，经导管动脉内化疗栓塞 20%～30%，疗效已接近极限。

由于局部消融和 TACE 治疗引起的变性和坏死的肿瘤组织、渗出及药物制剂等蓄积在肝内，会给肝脏局部和全身带来系列不利影响，甚至促使周边业已异常增生的肝细胞向肝癌发展。因此，探索和发展更为安全有效、副作用小的肝癌治疗技术，十分必要。

鉴此，方肇勤等提出了实体瘤中心变性粉碎引流术（the method of solid tumors center's denaturation, smashing and drainage, TCDSD）并开展了相关动物实验探索，一些基本技术问题已得到解决[65-68]，表明 TCDSD 是可行的。

（一）TCDSD 的方法与构想

TCDSD 的大致步骤如下：

（1）引流管插入与固定。采用特殊结构的引流管，借鉴微创手术方法，经磁共振定位，在全麻和 B 超监测条件下，借助定位和穿刺设备，将引流管从肝脏表面插入至癌边缘前 2～4 mm 处，固定保留。治疗期间保证插入引流管不因患者的体位改变、深呼吸或咳嗽等原因上下移动、脱落。

（2）热变性肿瘤中心组织。经引流管插入射频针，令射频针刺入肿瘤长端的尽头，扇形展开后实施射频治疗，在充分变性后逐次后退，继续扇形展开射频治疗，直至彻底变性所有期望治疗的区域：实施圆径 30～50 mm 的柱状消融区域，以彻底破坏、杀灭、固化肿瘤中心组织（对于微小癌、小肝细胞癌，变性范围扩展至边缘外的肝组织 5 mm）。退出射频针。

（3）将粉碎变性的坏死肿瘤组织引流出体外。采用变径高速旋转粉碎刀，经引流管，沿射频变性组织中心，高速旋转粉碎，向前逐渐粉碎坏死肿瘤组织的中间部位，圆径 10～30 mm。粉碎之际，同步注入 33℃冲洗缓冲液，将粉碎组织冲洗吸取出来，形成空腔。**确保周边变性组织有 5～10 mm 的边缘**。退出旋转粉碎刀。术后，观察引流情况及可能出现的出血。一旦出血，可以采用内窥镜经引流管烧灼止血。

可选择：肿瘤坏死空腔局部给药及引流。定期采用中西药复合治疗方案灌洗内腔，或喷洒含药凝胶微粒黏附至腔壁。定时冲洗治疗腔，引流出体外，不致药物及脱落坏死肿瘤组织蓄积。

（4）重复治疗至达到预期目的。① 对于那些较大体积的肿瘤，一旦发生肿瘤组织重构，向腔内塌陷、填补，可开展二次或多次（或多方向）消融、粉碎、引流。② 对于体积较小的肿瘤，或经以上治疗后逐渐缩小的肿瘤，可以射频消融至肿瘤周边肝组织，待治疗腔缩窄及影像学证明癌症不再复发（发生）时，可拔除引流管，在腹腔镜肝脏表面处理后，结束治疗。

（5）综合治疗。同步开展全身性的综合治疗，建议采用中医健脾益气、活血化瘀、清肝利胆法复方治疗，以及镇静、镇痛、缓解焦虑与应激等辅助治疗；而副作用相对较小的肿瘤靶向治疗等也可以综合采纳。

（二）TCDSD 的适应证

（1）凡符合局部消融、肝动脉栓塞化疗的患者。

（2）凡符合外科切除术治疗指征，但拒绝接受手术治疗的患者；以及经综合评估，预判本方法较手术可能更有利于预后者。

（3）凡符合放疗指征，且综合评估该方法可望给患者带来更多益处者。

（4）非肝癌的其他肿瘤，但符合局部消融治疗指征者。

（三）TCDSD 业已解决的关键技术问题

该团队预初实验业已验证和解决了一些关键技术问题：

（1）采用加热技术可以达到治疗区域的组织充分变性坏死，对周边组织影响范围较小，符合微创治疗的理念。

（2）高速旋转锋利刀刃可顺利粉碎变性后的肝组织和肿瘤组织；因组织充分变性，这样的旋转粉碎不会造成对周边组织、血管、肝管和结缔组织的牵拉与挫伤。

（3）在对 Walker 256 细胞接种大鼠肿瘤实施该技术治疗后，证明该方法是可行的；在治疗 4 日后，肿瘤组织已发生了向切削腔内塌陷、回填、重构，为再次治疗创造了条件。

（4）在对 VX2 背部移植瘤兔实施该技术治疗后，经 TCDSD 术，并内置引流管以排出渗出液，实现前后 2 次治疗。于第 2 次治疗后第 3 日结束实验。发现治疗侧肿瘤体积缩小、肿瘤质量显著降低。

（5）所设计可变径高速旋转刀刃，经 10 mm 引流管（内径 8 mm）进入变性后肝组织，展开后可以切削出直径 20 mm 的空腔，实现了较大体积内部坏死肿瘤组织的粉碎。

（四）结论

对于较大体积的肝癌，采用 TCDSD 是可行的，且有助于缓解巨大肿瘤对周边组织器官的压迫。TCDSD 可以避免目前开展的局部消融和 TACE 治疗的副作用。值得深入研究和发展，并向临床转化。

七、问题和展望

(一)中医基础理论学科研究方向的选择

学术界对中医基础理论学科研究方向的选择长期存在分歧。一些学者主张实验研究应揭示古典中医理论的一些概念的物质基础,而对生命和医学前沿的探索性研究持怀疑或否定意见;而一些学者的观点相反。后者的观点是,中医基础理论学科当代的主要工作可以概括为两个方面:继承和发展。

(1)继承,指在深入研究的基础上,准确刻画古典主流中医基础理论,联系古今,开展古典主流中医基础理论教学与传承。

(2)发展,重点应针对当前医学与医疗面临和存在的问题,与国内外医学和生命科学工作者一道开展医学和生命科学前沿的探索,丰富有关理论与知识,提高医学的诊疗水平。而在继承中医学理论和经验的基础上,围绕我国常见病、难治病,积极地开展发病和诊疗方面的探索,是学科主要的研究方向,应予倡导。

(二)肝癌的特征与目前防治存在的问题

1.肝癌复杂的病理特征

肝癌的病理十分复杂,仅从形态学上来看,如美国学者 Jabbour 等[69] 把常见的肝癌病理改变归类为:肝细胞癌脂肪变性(steatohepatitis)、透明细胞(clear cell)、纤维板层样(fibrolamellar)、硬化性(scirrhous)、肝细胞与胆管细胞癌混合性(HCC-cholangiocarcinoma)5 类,还有其他病理分类。因此,很难想象其发病机制、治疗措施是一致的、唯一的。

CT 及磁共振检测,多见肝硬化再生结节、不典型增生结节,小肝癌、肝细胞癌脂肪变性、巨块型、结节型、弥漫型、纤维包膜型、乏血供型等,显然治疗策略也不可能相同;肝癌组织多呈不规则球形,动态增强扫描动脉期,病变显著不均匀强化,中间可见坏死区。

综合以上信息,临床肝癌患者肝脏病理大致可以分为以下几类:

(1)弥漫型。包括:肝硬化再生结节、不典型增生结节、结节型、弥漫型。

(2)小肝癌。

(3)大肝癌。包括:巨块型、肝细胞癌脂肪变性、透明细胞、纤维板层样、硬化性、肝细胞与胆管细胞癌混合性、纤维包膜型、乏血供型。

(4)伴随肝脏慢性损伤、异常增生者。以上 3 种类型及其治疗过程中,往往会伴随和加重肝脏慢性炎性、损伤,并逐步过渡至肝硬化再生结节、不典型增生结节,再发展至以上各类肝癌,呈星火燎原之势。

因此,肝癌的防治应该强调针对性地综合治疗。

2. 目前原发性肝癌治疗中存在的问题

(1) 忽视肝癌复杂的病理特征：如上所述，肝癌患者的肝脏大多呈现复杂的病理改变，很难想象采用单一的、针对肝癌细胞的治疗会有效，因此探索更为合理的综合性治疗方案是必须的。

(2) 化疗、放疗、物理治疗的副作用：这些治疗在杀伤肝癌细胞的同时，正常肝脏受损严重，会诱发肝细胞的修复性增殖和异常增殖、诱发新的肝癌。

(3) 未重视肝细胞损伤的控制：肝细胞损伤既是肝癌发生的前奏，又是肝癌治疗副作用的结果，因此保护和修复肝细胞损伤应是贯穿肝癌治疗始终的措施。

(4) 未重视肝细胞异常增生的抑制：肝细胞异常增生会直接引发肝癌，是肝癌发生的必经阶段，也是药物比较易于控制的阶段。

(5) 肿瘤耐药：鉴于肝癌细胞有抵御治疗等应激因子的复杂网络，相互代偿，导致索拉菲尼及其衍生药物耐药、失效是很自然的。

(三) 原发性肝癌防治的探索方向

1. 肝癌前病变防治及其机制研究

我国肝癌和肝癌前期患者，大多存在肝酶和 AFP 异常，表明肝脏损伤和异常增生同步进行，并向着肝癌发展。临床经验表明，中药复方在此阶段有着良好的疗效。因此，应探索和发展控制炎症、减轻肝细胞损伤、保护肝细胞等措施，改善肝内及肝癌周边微环境、预防肝纤维化和异常增生。而这样的治疗应该是贯穿整个肝癌治疗阶段的。

2. 肝癌细胞的分化诱导研究

该团队在实验中观察到 SMMC7721 肝癌细胞培养会发生增殖迟缓和再活跃的现象、大鼠 Walker256 乳腺癌增殖迟缓和再活跃的现象，小鼠肾上腺皮质瘤 Y1 细胞也存在增殖迟缓和再活跃的现象，均表明肿瘤细胞可以通过不同途径干预，令其恶性增殖减缓、趋向分化。如早些年学术界曾尝试采用维甲酸诱导肿瘤细胞分化的报道。因此，应积极探索和发展肝癌细胞的分化诱导研究，其优势还在于对肝癌患者肝脏的保护多于损伤。

3. 阻止肝癌细胞的恶性增殖

在临床上，中药复方可以有效地降低和控制 AFP。其作用机制之一可能是抑制了肝癌细胞的恶性增殖，而非杀伤和诱导凋亡，值得探索。

4. 弥漫型肝癌防治及其机制研究

该研究适用于所有肝癌，综合以上 3 个方法，辨证论治，并探索联合靶向治疗、部分较大肿瘤的 TCDSD，可望提高疗效。

5. 小肝癌防治及其机制研究

TCDSD 等综合治疗前景好，甚至可望根治小肝癌；联合以上 3 个方法和中药辨证论治可望提高疗效。

6. 大肝癌及晚期肝癌综合治疗及其机制研究

TCDSD 等综合治疗前景应最好,以期有效缩小肿瘤体积,给手术创造条件;或减小其对周边组织器官的压迫,改善患者的生活质量及延长带瘤生存期。

参考文献

［1］管冬元,方肇勤.原发性肝癌的中医药证治研究概况［J］.南京中医药大学学报,1999,3(2)：127-128.

［2］鲁恒心,方肇勤.清热解毒治法的现代研究进展及其在肝癌中的应用概况［J］.江苏中医,2001,(4)：43-45.

［3］李永健,方肇勤.温阳法在肿瘤治疗中的应用与思考［J］.中医药学报,2001,(2)：1-2.

［4］陈德溯,方肇勤.中药治疗原发性肝癌中晚期的药味频率分析［J］.辽宁中医杂志,2002,(4)：187-189.

［5］管冬元,方肇勤.健脾理气法防治肝癌的研究进展［J］.上海中医药大学学报,2005,(2)：60-63.

［6］方肇勤,管冬元,李海燕,等.不同中医治法对大鼠肝癌作用的比较［J］.上海中医药大学学报,1999,13(1)：57-59.

［7］管冬元,方肇勤,李海燕.抑癌方与 FT207 对 DEN 诱发大鼠肝癌作用的比较［J］.中西医结合肝病杂志,1999,(2)：19-21.

［8］Guan DY, Fang ZQ. Advances in TCM treatment of primary hepatocarcinoma［J］. Journal of Traditional Chinese Medicine, 2000, 20(3)：223-226.

［9］方肇勤,管冬元,梁尚华,等.不同中医治法对 DEN 诱发大鼠肝癌作用的比较研究［J］.中医杂志,2002,43(7)：542-544.

［10］管冬元,方肇勤,梁尚华,等.不同治法对大鼠肝癌相关基因转录作用的研究［J］.上海中医药大学学报,2001,(3)：41-45.

［11］鲁恒心,管冬元,方肇勤.不同中医治法对肝癌大鼠癌基因 ras 转录调节的作用［J］.中医杂志,2001年增刊：194-195.

［12］Guan DY, Fang ZQ, Lu HX, et al. Preliminary investigation on regulating effects of different TCM treatments on transcription of the correlated genes of liver cancer in rats［J］. Journal of Traditional Chinese Medicine, 2003, 23(1)：62-66.

［13］管冬元,方肇勤.清热、活血、健脾等不同中医治法对癌基因 ras 转录调节的实验研究［J］.中医药通报,2004,3(8)：44-47.

［14］鲁恒心,方肇勤.癌基因 Ras 依赖于 Raf 介导的 MAPK 信号传导和肿瘤发生［J］.中国普通医学杂志,2000,(6)：5-8.

［15］管冬元,鲁恒心,方肇勤.不同中医治法对癌基因 ras/MAPK 信号通路相关基因转录调节的实验研究［J］.中国中医基础医学杂志,2002,8(10)：36-38.

［16］Fang ZQ, Guan DY, Liang SH, et al. Study on correlative genes in rat with hepatocarcinoma induced by DEN with DD-PCR［J］. Journal of Gastroenterology and Hepatology, 2000, 15：116-120.

[17] 方肇勤,管冬元,梁尚华.清热活血健脾中药对大鼠肝癌基因转录差异的调整[J].世界华人消化杂志,2003,11(3):276-280.

[18] 赵晓珍,方肇勤,管冬元,等.不同中医治法对肝癌大鼠肝组织中细胞内信号转导蛋白激酶级联分子的影响[J].上海中医药大学学报,2005,19(4):30-35.

[19] 阚卫兵,方肇勤,管冬元,等.二乙基亚硝胺所诱导大鼠肝癌表达上调的基因[J].世界华人消化杂志,2005,13(20):2420-2426.

[20] 盛学仕,方肇勤,管冬元,等.DEN诱发大鼠肝癌过程中肝组织基因表达谱的演变[J].中国中医基础医学杂志,2005,11(10):737-746.

[21] 吴中华,方肇勤,管冬元,等.二乙基亚硝胺诱发大鼠肝癌组织下调的基因[J].肿瘤研究与临床,2006,18(9):580-584.

[22] 范敏,方肇勤,管冬元,等.大鼠肝癌肿瘤转移相关基因的表达及不同中医治法的作用[J].中医药学报,2007,35(2):9-15.

[23] 卓少元,方肇勤,管冬元,等.不同中医治法对DEN肝癌大鼠肝脏细胞色素P450超家族的作用[J].中国中医基础医学杂志,2008,14(2):100-103.

[24] 卓少元,方肇勤,管冬元,等.细胞色素超家族基因在DEN诱发大鼠肝癌过程中的表达特征[J].中国肿瘤,2008,17(10):874-877.

[25] 胡卫,方肇勤,梁超,等.基因芯片分析IFRD1表达沉默后肝癌细胞周期相关基因表达的变化[J].中国中医基础医学杂志,2012,18(11):1207-1210.

[26] 卓少元,方肇勤,管冬元,等.活血化瘀法调节DEN肝癌大鼠相关基因的生物信息学分析[J].辽宁中医杂志,2013,40(12):2599-2602.

[27] 胡卫,方肇勤,梁超,等.3种不同中医治法对大鼠肝脏癌细胞半乳糖凝集素表达的影响[J].中医杂志,2013,54(16):1401-1403,1425.

[28] Jin Woo Kim, Xin Wei Wang. Gene expression profiling of preneoplastic liver disease and liver cancer: a new era for improved early detection and treatment of these deadly diseases? [J]. Carcinogenesis, 2003, 24 (3): 363-369.

[29] 赵晓珍,方肇勤,管冬元.大鼠肝脏与DEN诱导肝癌高表达基因DD31完整序列的克隆[J].上海中医药大学学报,2005,19(1):29-31.

[30] 管冬元,方肇勤,朱希,等.克隆与健脾益气法有关的大鼠肝癌新基因[J].世界华人消化杂志,2008,16(3):265-271.

[31] 张辉,方肇勤,管冬元.健脾益气法下调大鼠肝癌有关新基因的克隆[J].上海中医药杂志,2007,41(3):55-59.

[32] 吴中华,方肇勤,管冬元,等.健脾益气法下调大鼠肝癌有关新基因cDNA序列的克隆[J].上海中医药杂志,2010,44(1):62-65.

[33] 卓少元,方肇勤,卢文丽,等.邪毒壅盛证H22荷瘤小鼠肿瘤组织基因的表达特征研究[J].时珍国医国药,2009,20(1):31-33.

[34] 卓少元,方肇勤,卢文丽,等.中晚期气阴阳虚证H22荷瘤小鼠肿瘤组织差异表达基因的分析[J].成都中医药大学学报,2009,32(3):68-73.

[35] 卓少元,方肇勤,卢文丽,等.早期气虚证H22荷瘤小鼠肿瘤组织基因的表达特征[J].陕西中医,

2009,30(8)：1086-1089.

[36] 卓少元,方肇勤,潘志强,等.乳酸脱氢酶 C4 在早期邪毒壅盛证荷瘤小鼠肿瘤组织中的表达及意义[J].时珍国医国药,2012,23(3)：615-618.

[37] 方肇勤,梁超,任红艳.肝癌常用治法复方抑制肝癌细胞恶性增殖的机制研究[J].中国中医基础医学杂志,2013,19(1)：34-37.

[38] 任红艳,方肇勤,梁超.预知子、白花蛇舌草抑制肝癌细胞恶性增殖的研究[J].辽宁中医杂志,2013,40(12)：2553-2555.

[39] 张园园,方肇勤,梁超.不同应激原诱导 SMMC7721 肝癌细胞应激反应中应激相关基因的筛选[J].肿瘤防治研究,2016,43(6)：463-467.

[40] 张兴,丁亚杰,方肇勤,等.不同中药体外不同给药对人肝癌细胞恶性增殖的影响实验[J].中华中医药学刊,2014,32(10)：2331-2333.

[41] 任红艳,方肇勤,梁超.预知子籽及预知子抑制肝癌细胞恶性增殖的研究[J].中华中医药学刊,2014,32(6)：1310-1312,插图Ⅵ、Ⅶ.

[42] 任红艳,方肇勤,梁超.预知子籽对多种肝癌细胞恶性增殖的抑制作用研究[J].辽宁中医杂志,2015,42(3)：459-461,插图Ⅰ、Ⅱ.

[43] Wen-Li Lu, Hong-Yan Ren, Cao Liang, et. al. Akebia trifoliate (Thunb.) koidz Seed Extract (ATSE) Inhibits the proliferation of human hepatocellular carcinoma cell lines via inducing endoplasmic reticulum stress[J]. Evidence-Based Complementary and Alternative Medicine,2014,2014：192749.

[44] 方肇勤,任红艳,梁超,等.预知子种子提取物诱导肝癌细胞内质网应激的形态学特征[J].上海中医药杂志,2017,51(4)：85-89.

[45] 卢涛,方肇勤.关于中药果实和种子成熟度研究进展[J].辽宁中医杂志,2016,43(12)：2683-2684.

[46] 卢涛,许群瑶,方肇勤.不同成熟度预知子种子对人肝癌细胞恶性增殖的影响实验[J].中华中医药学刊,2018,36(1)：193-196.

[47] 王枭宇,卢涛,梁超,等.预知子种子提取物对核糖体蛋白抑制 HepG2 肝癌细胞增殖调控作用研究[J].中华肿瘤防治杂志,2019,26(16)：1156-1162.

[48] 张辉,方肇勤.肝癌组织中 Cyclin D1 及其相关基因研究的进展[J].现代生物医学进展,2007,7(1)：131-134.

[49] 朱希,管冬元,方肇勤.健脾益气法下调大鼠肝癌组织信号转导相关基因的研究进展[J].辽宁中医药大学学报,2007,9(4)：47-50.

[50] 方肇勤,管冬元,梁超.金属硫蛋白 1E 的研究进展[J].中西医结合肝病杂志,2011,21(2)：126-129.

[51] 张翠英,方肇勤,梁超.细胞角蛋白 18 及其在肝癌中的作用的研究进展[J].辽宁中医杂志,2012,39(3)：567-570.

[52] 张翠英,方肇勤,梁超.膜突蛋白在肝细胞癌表达的研究进展[J].世界科学技术——中医药现代化,2012,14(4)：1917-1920.

[53] 管冬元,方肇勤,梁超,等.EBNA1BP2 基因在肝癌形成过程中的表达及不同中医治法的调控作用[J].中西医结合肝病杂志,2013,23(1)：33-35.

[54] 卢文丽,方肇勤.SEPP1 基因与肿瘤研究进展[J].中国中医基础医学杂志,2017,23(12)：1790-1794.

[55] 王枭宇,梁超,方肇勤.核糖体蛋白 S26 的研究进展[J].生命科学研究,2017,21(5)：450-453.

[56] 方肇勤,梁超,卢文丽,等.MTs 在肝癌发生和发展中的作用及中医药防治机制[J].世界科学技术——中医药现代化,2016,18(12)：2049-2055.

[57] 梁超,方肇勤,管冬元,等.RNAi 检测 IFRD1 在肝癌增殖中的作用及不同中医治法的调节[J].世界科学技术——中医药现代化,2010,12(5)：723-729.

[58] 胡卫,方肇勤,梁超,等.RNAi 研究 CK18 在肝癌增殖中的作用及不同中医治法的调节[J].辽宁中医杂志,2010,37(4)：748-751.

[59] 梁超,方肇勤,管冬元,等.UBE2D2 基因在肝癌细胞中的作用及不同中医治法对其调控作用的影响[J].上海中医药大学学报,2011,25(2)：47-50.

[60] 胡卫,方肇勤,梁超.RNA 干扰研究波形蛋白在肝癌细胞增殖中的作用及不同中医治法的调节[J].中国实验方剂学杂志,2011,17(20)：149-153.

[61] 胡卫,方肇勤,梁超,等.RNAi 研究 TrxR1 在肝癌细胞增殖中的作用及不同中医治法的调节[J].时珍国医国药,2012,23(1)：192-194.

[62] 胡卫,方肇勤,梁超,等.IFRD1 基因表达下调对人肝癌细胞细胞株 SMMC-7721 基因表达谱的影响[J].时珍国医国药,2012,23(10)：2615-2617.

[63] 梁超,方肇勤,胡卫,等.RNAi 检测大鼠转酮酶基因在肝癌细胞系 SMMC-7721 增殖中的作用[J].中西医结合肝病杂志,2013,23(6)：355-358.

[64] 张园园,方肇勤.PGK1 基因沉默对 SMMC7721 肝癌细胞增殖的影响[J].中西医结合肝病杂志,2017,27(4)：231-233.

[65] 方肇勤,潘志强,卢涛,等.实体瘤中心变性粉碎引流术[J].上海中医药杂志,2017,51(2)：17-20.

[66] 卢涛,潘志强,方肇勤,等.对 Walker256 荷瘤大鼠实施实体瘤中心变性粉碎引流术的可行性评价[J].上海中医药大学学报,2017,31(6)：44-48.

[67] 米金霞,卢涛,方肇勤.实体瘤中心变性粉碎引流术在兔 VX2 移植瘤模型实施的可行性评价[J].上海中医药大学学报,2018,32(5)：41-44.

[68] 米金霞,方肇勤.兔 VX2 肿瘤模型的研究进展[J].实验动物与比较医学,2019,39(2)：163-168.

[69] Tony El Jabbour, Stephen M Lagana, Hwajeong Lee. Update on hepatocellular carcinoma: pathologists' review[J]. World J Gastroenterol, 2019,25(14)：1653-1665.

案例十三 ▶ 糖尿病及其防治

糖尿病古称"消渴""消瘅",宋代的《圣济总录》对该病的病因、病机、并发症、防治原则等有精彩的论述:

"论曰消瘅者膏粱之疾也,肥美之过积为脾瘅,瘅病既成,乃为消中,皆单阳无阴,邪热偏胜故也……此久不愈,能为水肿痈疽之病,慎此者、服药之外,当以绝嗜欲、薄滋味为本。"(《圣济总录·消渴门》)

该书在"消渴"类下出栝蒌根丸、葛根丸、人参煎、硝石散、桃红散、铅黄丸等45方。出现频率较高的中药依次为栝蒌根、黄连、人参、麦冬、铅丹、甘草、苦参、知母、葛根、白茯苓、牡蛎、桑根白皮、冬瓜等。此外,还有消渴烦躁、消渴口舌干燥、消渴腹胀、消渴后虚乏、消渴小便白浊、虚热渴、暴渴、胃热渴、久渴、渴利、消渴后成水、消渴后成痈疽等分类证治。表明早在宋末(《圣济总录》成书于公元1117年),我国在糖尿病防治方面业已开展了大量的探索,积累起丰富的经验。

几百年后,随着胰岛素、二甲双胍等降糖制剂的探索与发现,对糖尿病的防治,特别是在降血糖方面优势显著;近年来,新药效途径的糖尿病治疗新药被不断研发和上市。这些研发历程值得当代中医药糖尿病防治研发去借鉴。

一、胰岛素的发现[1]

(一)背景

在经历了漫长的探索之后,19世纪在欧美已积累了大量相关的实验数据,一些知识开始引导对胰岛素的发现。

早先医学家在对患有严重糖尿病死者的尸检中已发现,患者胰脏表现出病理性改变。

1857年法国生理学家贝尔纳发现肝糖原,指出肝脏把糖分泌入血液;他还发现,某些动物神经系统受损害时,血糖会增加,而且糖可以排入尿中。

1869年朗格罕指出,胰腺含有与导管不直接连通的结构组织,后被命名为"朗格罕细胞岛"或"胰岛"。

1900 年德国人梅林与明科夫斯基成功切除了狗的胰腺,丧失胰腺的狗表现出类似于人的糖尿病,并糖中毒死亡;他们的研究还发现,如果给实验动物留下一部分胰腺,或将一小块胰腺缝于皮下,则不会发生糖尿病。

19 世纪 90 年代初,拉格斯推测是胰岛细胞产生了对糖氧化重要的分泌物。

此后,学术界开展了大量的探索和研究,但均告失败。如明科夫斯基及多人采用不同溶剂从胰腺提取有关物质,经口服、皮下或静脉注射、注射入直肠等对实验动物和人治疗,很少有效,多无效,且有毒性。

1908 年朱尔泽曾对 6 例糖尿病患者使用了胰腺的酒精提取物,仅有 1 例有效,但难以重复。另一些近似的实验,成功提取了一些胰腺物质,在注射入狗或人的血液后,可降低血糖,但具有严重的副作用,不能大规模用于治疗。

瑞奈发现在某些硬骨鱼中胰腺的岛状细胞与腺泡细胞是分开存在的,并与佛雷泽一道将岛状细胞提取物试用于动物和人类,但结果仍不足以说明可将其应用于临床。

同时,临床糖代谢研究取得进展,发展出可以采用少量血液检测血糖的技术;并注意到各种食物与血糖的关系,开始把探索重点放在糖尿病的饮食治疗上。

(二)班廷的贡献

1920 年 10 月 30 日,班廷*被巴伦的论文吸引:巴伦报道,他结扎了狗的胰腺导管,使狗的胰腺腺泡发生退化,表现为类似胆道结石梗阻引起的病理改变。班廷意识到:以前未能制成有效的胰腺提取物,在于胰蛋白酶的破坏和影响。如果采用结扎胰腺导管的方法,令分泌胰蛋白酶的腺细胞有足够时间退化,将剩余组织提取,可能有助于消除其所分泌的胰酶,以免胰岛细胞提取时遭到破坏。

> *弗雷德里克·格兰特·班廷(Frederick Grant Banting, 1891—1941),加拿大著名外科医生、生理学家,1891 年生于安大略省阿利斯顿市,1941 年因飞机失事逝世。他于 1916 年在多伦多完成医学学业,1917—1919 年作为军医在国外服役,嗣后在多伦多学习矫形外科 1 年,后在西安大略省的伦敦市开业。在西安大略省大学兼任教职时,他对糖尿病治疗产生了兴趣。1921 年他回到多伦多,在麦克劳德教授指导下开展研究。1921 年分离到胰岛素,1922 年首次用于临床。因发现胰岛素荣获 1923 年诺贝尔生理学或医学奖,并成为医学研究教授。

1921 年 4 月 14 日,班廷等在多伦多大学麦克劳德的生理实验室开始研究,给一些狗结扎了胰导管。7 周后,他们发现术后狗的所有胰腺萎缩并纤维化,体积缩小至术前的 1/3,已没有健康的腺泡细胞。磨碎萎缩后胰腺及生理盐水提取获得提取物(后被命名为"胰岛素"),给切除胰腺的狗静脉注射后,令狗的血糖降至正常、尿糖消失。由此验证了他的假说。

但他的另一实验,尝试采用药物破坏胰腺腺细胞的作用不显著,实验失败。

同时,鉴于动物胚胎胰腺的腺细胞尚未发育,没有胰蛋白酶的有关报道,班廷遂采用 4

个月牛胎儿胰腺提取。结果提取物数量多,动物和临床效果好,还便于研究其化学成分。

以后,班廷等的研究还发现,采用轻度酸化的 40%～60% 酒精能提取成年牛胰腺的降血糖的有效物质,再用二甲苯或乙醚剔除脂类以纯化。他们采用该提取物对糖尿病狗和 3 个患者治疗均有效。但患者出现无菌性脓肿,提示不宜连续使用这种高蛋白质含量的提取物。1922 年 2 月,团队中的考里普博士等采用了不同浓度的乙醇对提取物的纯化;此后多名加拿大、美国学者分别探索采用苯甲酸、等电、苦味酸等纯化胰岛素的方法……最终,在每千克成年动物胰腺中可获得 1 800～2 200 单位的胰岛素。再后来学术界及企业逐渐形成了标准化提取方法。

1922 年 1 月 23 日在给一 14 岁糖尿病患者注射胰岛素,并持续使用几日后,患者血糖降至正常,酸中毒缓解,该报道引起了广泛的关注。自 1922 年 5 月起,班廷独自或与其他医师合作开展了成人和儿童的临床试验,并逐步完善了临床试验和治疗方法。

此后该胰岛素治疗方法开始在许多国家推广。

二、二甲双胍的发现

(一)背景

据说早在中世纪,人们开始采用一种叫山羊豆*的植物给动物催乳,并发现该植物还具有改善糖尿病多饮多尿症状的作用。

> *　山羊豆(学名 *Galega officinalis* L.)属豆科,系多年生草本植物,原产欧洲南部和西南亚。

1656 年,英国植物学家兼医生 Culpeper 在他的论文中提及山羊豆具有治疗糖尿病的作用。

1891 年,山羊豆被当做牧草引入美国,但发现其具有毒性,动物食用后出现肺水肿、低血压、麻痹,甚至死亡。

后来的实验研究发现,山羊豆中富含胍类物质,其中山羊豆碱(galegine,异戊烯胍)毒性大,能剧烈地降低动物的血糖,令其死亡。

经科学家的不断探索,到 20 世纪 20 年代,通过化学结构的改变,合成出多种双胍类化合物,如 1922 年,爱尔兰化学家 Emil Alphose Werner 和 James Bell 首次合成出二甲双胍*,此外还有十二烷基双胍、丁双胍、苯乙双胍等。

> *　二甲双胍(Metformin),一种有机化合物,化学式 $C_4H_{11}N_5$,分子量 129.164,现为治疗 2 型糖尿病的一线药物,特别是针对超重的患者。

1929 年,德国的科学家发现,包括二甲双胍在内的双胍类物质,可以降低兔子和狗的血糖水平,而二甲双胍在所有试验过的胍类物质中毒性最低。

1956 年,斯特恩受 Garcia 医生的启发,重新评估了过去数十年基于胍类物质的降糖研究,包括剂量、降糖活性和毒性问题,并在动物模型中,试验了很多种胍类物质的降糖效果,最终发现二甲双胍的毒性最低,而且也有较好的降糖效果;并开展了二甲双胍治疗糖尿病的临床试验。研究发现,一些患者,可以用二甲双胍代替胰岛素治疗;还有一些患者采用二甲双胍治疗后,对胰岛素的需求降低;但对于青少年糖尿病患者,二甲双胍不能替代胰岛素。

1957 年,斯特恩报道了二甲双胍可以用作糖尿病治疗药物,命名为格华止(Glucophage)。同年,格华止在法国获准上市。

（二）临床试验及其数据分析的贡献

1977 年,英国的科学家对二甲双胍开展了大样本临床研究,结果显示,二甲双胍除了有明确的降糖效果外,没有增加乳酸酸中毒的风险,且对心血管系统具有一定的保护作用。以后美国也有类似研究。

1979 年,英国医生哈罗德·西姆沃斯(Harold Himsworth)提出糖尿病的现代分型,后成为国际共识。

1998 年,《柳叶刀》杂志公布了英国糖尿病前瞻性研究,发现与仅控制饮食、磺脲类药物、胰岛素等治疗相比,二甲双胍不但能降低血糖,不会导致体重增加,还可以降低心血管疾病的风险、提高患者生存率。

2005 年,国际糖尿病联盟(IDF)建议将二甲双胍作为 2 型糖尿病的初始降糖药物。

（三）二甲双胍的药理学研究

药理学研究表明,二甲双胍主要是通过抑制肝糖异生、促进外周葡萄糖利用来降低血糖的。

一些研究还表明,二甲双胍可能通过调节肠道微生物的组成,提高小肠黏膜钠-葡萄糖共转运载体(SGLT-1)的表达,促进小肠对葡萄糖的吸收,以及促进胰高血糖素样肽 1 (GLP-1)的分泌和释放,调节肝脏葡萄糖的合成,维持机体血糖水平的稳定。

在细胞内,二甲双胍可能通过抑制线粒体中的 NADH(nicotinamide adenine dinucleotide,一种化学物质,参与物质和能量代谢),影响线粒体的氧化磷酸化。

有人发现,二甲双胍能激活肝细胞中的 AMP 依赖的蛋白激酶(adenosine 5′-monophosphate AMP-activated protein kinase,AMPK),抑制脂肪生成、促进脂肪酸氧化,是其发挥降糖作用的关键。有研究发现,肝细胞中的 LKB1(liver kinase B1,一种蛋白激酶),可以磷酸化并激活 AMPK;一旦 LKB1 缺失,AMPK 活性丧失,导致小鼠出现高血糖、糖异生增加、脂肪生成基因表达增加,即使再使用二甲双胍,也不能发挥降糖作用。

三、糖尿病防治进展

（一）糖尿病新药研发

继胰岛素和二甲双胍之后，在广泛基础探索和研究的基础上，研发不同作用途径的降糖药[2-5]。主要有：

（1）胰高血糖素样肽-1(glucagon-like peptide-1,GLP-1)是由进食刺激肠道 L 细胞分泌的肠促胰素(胰岛 α 细胞也可分泌少量的 GLP-1)，通过与细胞膜表面的 GLP-1R 结合，发挥促胰岛素分泌、抑制胰高血糖素分泌、促进胰岛 β 细胞增生且抑制其凋亡等胰腺内作用，还具有抑制胃排空、增加饱腹感、增加外周组织对胰岛素的敏感性及保护心血管、神经系统等胰腺外作用。GLP-1 类似物新药研发多以人体内源性 GLP-1 及其天然类似物 Exendin-4 为基础。目前上市的有艾塞那肽、利拉鲁肽、利西拉肽和度拉糖肽等。

（2）二肽基肽酶-4(dipeptide peptidase-4,DPP-4)抑制剂(DPP-4i)。DPP-4 能迅速降解 GLP-1,DPP-4i 可通过抑制 DPP-4 的活性以延长 GLP-1 的作用。DPP-4i 商品有：四氢吡喃衍生物、氨甲基-哌啶酮衍生物、(S)-苯基丙氨酸衍生物，及 4-氟吡咯烷-2-甲腈衍生物、吡咯并嘧啶衍生物、二氟吡咯烷衍生物等。

（3）钠-葡萄糖共转运蛋白 2(sodium-glucose cotransporter 2,SGLT2)及其抑制剂(SGLT2i)。SGLT2 是一种低亲和力/高容量的钠葡萄糖转运蛋白，主要分布在肾小管上皮细胞管腔侧，能利用钠/钾 ATP 酶产生的能量主动运输葡萄糖。SGLT2i 可阻断近端小管重吸收葡萄糖并将其经尿排出，亦能够减少肝糖异生，从而降低血糖水平。SGLT2i 如舍格列净、杂芳基噻吩糖苷化合物、N-吡喃糖苷衍生物，还有 1,2,3-三唑非环碳苷化合物、D-呋喃葡萄糖苷衍生物等。

（4）蛋白酪氨酸磷酸酶-1B(protein tyrosine phosphatase-1B,PTP-1B)及其抑制剂(PTP-1Bi)。PTP-1B 是一种专一水解芳香族磷酸基团的酶，与蛋白酪氨酸激酶共同维持着酪氨酸蛋白磷酸化的平衡。PTP-1B 在胰岛素信号转导过程中起负调节作用，过度表达会降低蛋白酪氨酸激酶的活性，使胰岛素受体无法与胰岛素结合，进而引起胰岛素抵抗，但不良反应较为明显。PTP-1Bi 如甲酰胺衍生物、二氢嘧啶衍生物、新型环芳烃亚甲基二膦酸衍生物，及溴代二苯醚衍生物和咪唑烷-2,4-二酮衍生物等。

（5）葡萄糖激酶(glucokinase,GK)。GK 主要存在于胰腺 β 细胞和肝细胞，参与糖酵解第 1 步反应，催化葡萄糖磷酸化，主要通过增加胰岛素释放和促进肝脏葡萄糖利用的双重作用来降低血糖。GK 激动剂是治疗糖尿病的一种新策略。

（6）α-葡萄糖苷酶(α-glucosidase,α-Glu)及其抑制剂。α-Glu 是一种特异性水解 α-糖苷键的酶。其抑制剂能竞争性抑制位于小肠的各种 α-葡萄糖苷酶，降低 D-葡萄糖从低聚糖和双糖中的释放速度，从而减缓肠道内葡萄糖的吸收，降低餐后血糖水平。α-Glu 抑制剂能增强胰岛素受体对胰岛素的敏感性，商品如新型苯并吡喃-2-酮衍生物、6-氯-3-羟基吲哚衍生物、新型非糖邻二甲酰亚胺类似物。

（7）糖原合成酶激酶-3β（glycogen synthase kinase-3β，GSK-3β）及其抑制剂（GSK-3βi）。GSK-3β 是糖原合成限速酶之一，也是胰岛素信号通路中的一个重要的调节因子。GSK-3β 过度活跃时，它通过使糖原合成酶磷酸化而抑制糖原合成，并使胰岛素受体底物-1 磷酸化，从而抑制胰岛素信号传导途径，产生胰岛素抵抗，故 GSK-3βi 为糖尿病治疗开辟了一条新途径，商品如嘧啶-4（3H）-酮衍生物、吡啶-3（2H）-酮衍生物、6-（4-吡啶基）嘧啶-4（3H）-酮化合物、7-氮杂吲唑基-吲哚基-马来酰亚胺衍生物。

此外，紧随糖尿病发病机制的揭示，新治疗靶点药物正不断研发中。

（二）糖尿病防治指南

继胰岛素、二甲双胍等经典降糖制剂发现及应用后，以上后续的研发成果已纷纷被国内外的行业指南所采纳。

1.《中国 2 型糖尿病防治指南》（2020 年版）[6]

2021 年，中华医学会糖尿病学分会制定了《中国 2 型糖尿病防治指南》（2020 年版）。

该《指南》指出，我国糖尿病患病率正显著增加，由 1980 年患病率 0.67%，上升至 2015—2017 年患病率 11.2%。在糖尿病人群中 2 型糖尿病（T2DM）占 90% 以上，与城市化、老龄化、超重和肥胖相关；在 T2DM 遗传易感性方面，已明确 100 多个易感基因，主要与胰岛 β 细胞功能减退有关。

（1）T2DM 三级预防：一级预防的目标是控制危险因素，预防其发生；二级预防的目标是早发现、早诊断、早治疗，预防并发症发生；三级预防的目标是延缓并发症的进展、降低致残率和死亡率，改善患者的生存质量。

（2）T2DM 综合控制目标和高血糖的治疗路径：T2DM 的治疗策略应该是综合性的，包括血糖、血压、血脂、体重的控制，抗血小板治疗和改善生活方式等措施。对大多数非妊娠成年 T2DM 患者，合理的糖化血红蛋白（HbA1c）控制目标为<7%。

1）生活方式干预和二甲双胍为 T2DM 患者高血糖的一线治疗。一种降糖药治疗血糖不达标者，应采用 2 种甚至 3 种不同作用机制的药物联合治疗，也可加用胰岛素治疗。

2）钠-葡萄糖共转运蛋白 2 抑制剂（SGLT2i）、胰高糖素样肽-1 受体激动剂（GLP-1RA），以及胰岛素促泌剂、磺脲类药物、格列奈类药物、α 糖苷酶抑制剂、噻唑烷二酮类（TZD）、二肽基肽酶 4 抑制剂（DPP-4i）和胰岛素是主要联合用药。

合并动脉粥样硬化性心血管疾病（ASCVD），或心血管风险高危，或心力衰竭，或慢性肾脏病（CKD）的 T2DM 患者，不论其 HbA1c 是否达标，只要没有禁忌证，都应在二甲双胍的基础上加用 GLP-1RA 或 SGLT2i。

3）胰岛素。T2DM 患者在生活方式和口服降糖药联合治疗的基础上，若血糖仍未达到控制目标,尽早(3个月内)开始胰岛素治疗。若出现无明显诱因的体重显著下降时,也应尽早使用胰岛素治疗。

2.《2012年全球2型糖尿病指南》[7]

2012年,国际糖尿病联盟(international diabetes federation,IDF)发表了该组织推荐的2012年全球2型糖尿病指南。

该指南指出,T2DM患者往往有较长的临床前期阶段,而确诊时部分患者已合并了糖尿病慢性并发症。因此,推荐筛查高风险人群,确保糖尿病患者能得到有效的治疗。

在T2DM的治疗方面,涉及糖尿病教育、心理治疗、生活方式管理、自我血糖监测、降糖治疗、血压控制、预防心血管风险、眼部筛查、糖尿病肾病预防、糖尿病足的预防、糖尿病神经病变的预防等。

其中,降糖治疗分为:

一线用药:二甲双胍。若不宜使用时,可选用磺脲类药物(或格列奈类药物)或者α糖苷酶抑制剂。

二线用药:当血糖仍未达到控制目标时,加用磺脲类药物,或DPP-4i、噻唑烷二酮类药物,或速效胰岛素类似物。

三线用药:当血糖仍未达到控制目标时,启动胰岛素治疗,或加用第三种口服药物(α糖苷酶抑制剂、DPP-4i、噻唑烷二酮类药物或GLP-1类似物)。

四线用药:当口服降糖药物失效时,启动胰岛素治疗。

四、问题和展望

(1) 据报道,中成药治疗糖尿病不具优势,面临着西药及其新药的挑战[8]。针对当前糖尿病临床防治中存在的问题,在临床与基础研究成果的基础上,研发中药及相应疗法,提高诊疗水平,是中医药学术界应予关注的。

(2) 糖尿病其他治疗方法的探索:在糖尿病的治疗方面,一些治疗途径[9]已开展了长时间的探索,例如:

1) 胰岛移植,涉及的干细胞有胚胎干细胞(embryonic stem cell,ESC)、诱导性多能干细胞(induced pluripotent stem cell,IPSC)、成体干细胞等。

2) 基因疗法,涉及基因矫正、基因置换、基因增补、基因失活等。

参考文献

[1] 诺贝尔奖演讲全集编译委员会.诺贝尔奖演讲全集 生理学或医学卷Ⅰ[M].福州:福建人民出版社,2004.

[2] 许晓娜,乔虹.胰高血糖素样多肽-1在2型糖尿病治疗中的新进展[J].东南大学学报(医学版),2017,36(2):270-274.

［3］闫荣,杨子义.胰高血糖素样肽-1类似物新药的研发进展[J].中国生物制品学杂志,2011,24(7)：866-868,872.

［4］陈培幸,肖拥军,曹春来,等.2型糖尿病治疗新药——度拉糖肽研究进展[J].现代医药卫生,2014,30(21)：3247-3249.

［5］黄秀东,易文斌,易立成,等.糖尿病治疗热点靶点研究进展[J].中国新药杂志,2015,24(5)：526-532.

［6］中华医学会糖尿病学分会.中国2型糖尿病防治指南(2020年版)(上)[J].中国实用内科杂志,2021,41(8)：668-695.

［7］莫一菲,周健,贾伟平.国际糖尿病联盟2012年全球2型糖尿病指南解读[J].中国医学前沿杂志(电子版),2012,4(11)：70-77.

［8］刘扬扬.从药品审评角度看中药治疗糖尿病该何去何从[J].亚太传统医药,2017,13(15)：154-155.

［9］董慧君,周延清.糖尿病治疗三种新方法概述[J].生物学教学,2020,45(2)：11-12.

针灸是中医的常用治法。早在《内经》之前，就已积累了丰富的针灸经验，使针灸和经络理论发展至空前的高度，对后世产生了深远的影响。在《内经》中，针刺是主要治疗手段，适用于几乎所有疾病。例如：

"今夫五藏之有疾也，譬犹刺也，犹污也，犹结也，犹闭也。刺虽久，犹可拔也；污虽久，犹可雪也；结虽久，犹可解也；闭虽久，犹可决也……夫善用针者，取其疾也，犹拔刺也，犹雪污也，犹解结也，犹决闭也。疾虽久，犹可毕也。"（《灵枢·九针十二原》）

"凡用针者，虚则实之，满则泄之，宛陈则除之，邪胜则虚之。"（《灵枢·九针十二原》）

"用针之要，在于知调阴与阳。"（《灵枢·根结》）

自 20 世纪 60 年代以来的临床试验表明，针灸治疗有效的病种包括神经、内分泌、免疫、循环、消化、呼吸、泌尿、生殖、血液、感觉、运动等多系统 300 余种疾病。1996 年世界卫生组织（WHO）制定了针灸临床研究规范在全世界推广的战略，2002 年将 1979 年所推荐的 43 种针灸治疗适应证更新为 4 类 107 种病证。一些临床研究表明，针灸具有镇痛、免疫调节和对脏腑器官功能调节等作用，包括整体性调节和双向性调节两方面。在整体性调节方面，表现为可以在不同水平上同时对机体多个器官、系统产生调节作用，如针麻在镇痛的同时，还具有稳定血压、脉搏等作用；在双向性调节方面，表现为对相反方向偏离正常功能的调节作用，如针灸天枢穴既可解除便秘又可治疗腹泻，针灸关元穴既可治疗闭经又可治疗崩漏，再如针灸既可治疗糖尿病性尿潴留又可治疗糖尿病性压力性尿失禁等。总之，针灸作用大多不是直接针对致病因子、病变组织，主要是通过调节体内失衡的功能而实现的[1]。

在长期的临床实践中，针刺治疗疾病取得了丰硕的成果，在此过程中积累了一大批经典的案例，而对针刺治疗疾病的物质基础也有了较深刻的认识。

一、针刺治疗脑卒中及其机制研究[2,3]

石学敏*发明了"醒脑开窍"针刺法治疗脑卒中。该疗法针对中风病的基本病机，即瘀血、肝风、痰浊等病理因素蒙蔽脑窍致"窍闭神匿，神不导气"，采用醒脑开窍针刺法，选穴以阴经和督脉穴为主,有别于传统的取穴和针刺方法,以开窍启闭,改善元神之府大脑的生理功能为主,在配方、选穴和手法上规范化,并根据病情需要辅以降颅压、抗感染、降血压之西药及支持疗法等。他领导的团队运用规范的醒脑开窍针刺法治疗脑卒中住院患者 9 005 例,痊愈率 59.27%,显效率 23.15%,总有效率高达 98.56% 以上。对脑出血、脑梗死、假性球麻痹的治疗同样有效。经比较,醒脑开窍针刺法的疗效优于其他针刺法及中药,且应用越早疗效越好。

> * 石学敏,1938 年 6 月 6 日出生于天津市,男,中医、针灸学专家,中国工程院院士,国医大师。1962 年于天津中医学院毕业,1965 年于卫生部针灸研究班毕业,1968—1971 年任中国援非赴阿尔及利亚医疗队队长。之后历任天津中医学院第一附属医院教授,主任医师,副院长,1983 年任院长。1991 年任天津中医学院副院长,1999 年当选中国工程院院士。

按: 醒脑开窍针刺处方以阴经穴为主。主穴:水沟、内关、三阴交。辅穴:极泉、尺泽、委中、合谷。配穴:吞咽障碍加风池、翳风、完骨;手指握固加合谷;语言不利加上廉泉,金津、玉液放血;足内翻加丘墟透照海。在手法操作上以"泻"为主,即先刺双侧内关,直刺 1.0~1.5 寸,采用捻转提插泻法,施术 1 分钟;继刺水沟,用雀啄手法,至流泪或眼球周围充满泪水为度;三阴交沿胫骨后缘进针,针尖向后斜刺与皮肤呈 45°进针 1.0~1.5 寸,采用提插补法,使患侧下肢抽动 3 次为度;极泉循经离原穴 1 寸处进针 0.5~1.0 寸,采用提插泻法使患侧上肢连续抽动 3 次;委中仰卧位抬腿取穴,进针 1.0~1.5 寸,采用提插泻法,以患侧下肢抽动 5 次为度;合谷针向三间处,采用提插泻法,以患侧示指抽动 3 次为度。每日针刺 2 次,10 日为 1 个疗程,持续治疗 3~5 个疗程。

该团队的实验研究表明,"醒脑开窍"针法的作用涉及:促进血及脑组织一氧化氮合成、提高一氧化氮含量、改善微血管自律运动、改善微循环、提高超氧化物歧化酶活性、降低过氧化脂质含量,从而减轻脑组织氧化损伤;减少钙离子细胞内流、改善脑组织钙离子的超负荷;良性调节中枢神经递质的异常代谢,减轻脑细胞的坏死或凋亡等。该研究还发现,针刺治疗脑出血急性期应结合出血部位,当出血量小于 40 mL 时,针刺效果好。

有人综述了该针法相关实验研究:其作用涉及调节脑神经细胞的电生理活动,减轻缺血时脑电活动的抑制;加强急性全脑缺血沙鼠海马 C-fox 蛋白表达,改善缺血神经元的变性坏死;调节脑组织及血液中内皮素水平;减轻因缺血而导致的脑组织酶代谢紊乱;抑制兴奋性氨基酸释放;对缺血脑组织的保护及修复:减少缺血区体积、缩小脑梗死面积、促进软化灶内新生毛细血管和胶质细胞增生修复、减少坏死灶周围区水肿和炎症反应;延长被动性条件反射潜伏期;降低全血低切黏度等[4]。

在临床实践中,石学敏还设计和推动了所在医院中风单元的形成和发展、中风单元的结构组成以及规范中风单元的诊疗程序。在规范中风单元的接诊、诊断、治疗、康复、预后、中风合并症及并发症的控制和治疗等诊疗程序中,医护技各部门、多科室的密切配合与协作,做到及时、合理、确切、规范[5]。

二、针刺治疗哮喘及其机制研究

杨永清等回顾了所在团队研究针刺治疗哮喘的进展。在临床方面,证明名老中医邵经明的"三穴五针"(大椎、风门、肺俞)法针刺治疗哮喘患者有效,对过敏性哮喘和慢性支气管炎均有效,特点是实证比虚证疗效好、阳虚比阴虚疗效好、寒哮疗效较好、儿童及青壮年易于获效,而肾虚及病程长者疗效差、老年体弱者奏效较慢、伴肺气肿者效果较差、心源性哮喘疗效多不稳定。多中心随机对照试验证明,对哮喘急性发作期疗效显著,可显著改善哮喘患者症状体征、改善肺功能,效果优于茶碱缓释片;对于肺脾亏虚型慢性哮病也有效;且安全、取穴简单、易于推广。临床观察表明,其疗效的发挥与调节患者免疫功能紊乱有关,但对血浆皮质醇水平无明显影响,提示其疗效可能不是通过激发糖皮质激素途径发挥作用,而是调动了体内其他内源性途径[6]。

在动物实验方面,该针法对哮喘模型大鼠疗效显著,并对大鼠肺组织大量核酸和蛋白表达产生影响;进一步验证提示,该针刺效应可能通过调节 *Nrg2*、*Kcnj11*、*Recql4*、*Gfi1*、*Thbd* 和 *Klrc1* 等基因表达发挥作用。该项目组发现并鉴定了一些针刺抗哮喘特异性响应基因和蛋白,其中 S100A8、S100A9、CC10 蛋白与支气管哮喘的关系密切,S100A11、Cyclophilin A、MT2 与哮喘的关系以往鲜有报道。研究发现,MT2 在哮喘大鼠肺组织含量明显降低,针刺治疗后伴随着哮喘大鼠呼吸功能的改善,MT2 含量明显增高,提示MT2 可能是针刺抗哮喘效应的特异性调节蛋白之一[6]。

三、针灸治疗一些其他疾病的报道

(一)针灸治疗炎症性肠病

炎症性肠病包括溃疡性结肠炎(ulcerative colitis, UC)与克罗恩病(Crohn's disease, CD),是一类非特异性炎性反应的肠道疾病,反复发作,迁延不愈。吴焕淦等对 1995—2005 年国内期刊报道的相关论文进行了综述,表明针灸防治炎症性肠病效果显著。例如有报道采用隔药饼灸中脘、气海、足三里、天枢、大肠俞、上巨虚治疗轻型结肠型 CD 患者11 例,药饼用丹参、红花、当归、木香等制成,每日 1 次,12 次为 1 个疗程,疗程间隔休息 3日。5 个疗程后,临床痊愈 5 例,有效 3 例,无效 3 例。其他如针刺疗法、针灸与中药结合疗法、穴位贴敷疗法、穴位注射、穴位埋线疗法、其他疗法等也有报道。在机制研究方面,隔药灸与电针能够上调 UC 大鼠结肠黏膜中 *IL1rα* mRNA 表达,降低白细胞介素-1β、白细胞介素-6、还原一氧化氮合酶等的 mRNA 表达,有效控制 UC 炎症和免疫级联反应,有多篇论文报道了临床与动物实验观察结果,针灸具有不同程度调节机体免疫功能紊乱的作用[7]。

（二）针刺治疗女性压力性尿失禁

有报道"骶四针"疗法可有效治疗女性压力性尿失禁。采用 100 mm 长针，上针刺点位于骶骨边缘旁，平第 4 骶后孔水平处（双侧），直刺，深度为 3~3.5 寸，使针感达尿道或肛门；下针刺点位于尾骨尖旁开 0.5 寸（双侧），向外侧（坐骨直肠窝方向）斜刺，2.5~3.5 寸深，使针感达尿道。接 G6805 电针仪，采用连续波，频率 1.67~1.83 Hz，强刺激以患者不感到难受为度，每次持续 60 分钟。电针期间需保持盆底肌以尿道为中心有节律地向上（头部方向）强烈收缩的感觉。治疗隔日 1 次，治疗次数视病情而定。该报道采用该疗法治疗 31 例女性压力性尿失禁患者，平均治疗 21 次，症状消失者占 71.0%[8]。

（三）针刺治疗真性延髓麻痹

有研究者介绍了盛国滨针灸治疗真性延髓麻痹的临床经验。该病临床主要表现为口唇麻痹、舌肌麻痹及萎缩、软腭及咽喉部吞咽困难等一系列症状。治本主穴为：风池、供血（位于风池下 1.5 寸，平下口唇处）、翳明；治标穴：治呛（位于舌骨与甲状软骨上切迹之间）、廉泉、吞咽 1（位于舌骨与喉结之间，正中线旁开 0.5 寸凹陷中）、吞咽 2（位于平颏唇沟颈 3 椎体前缘凹陷处）和提咽穴（新穴，乳突前下缘，下颌骨后缘）。加减穴：面瘫和口唇麻痹加翳风、牵正、迎香；咀嚼不能加下关、颊车；舌肌无力不会屈伸加舌中、外金津玉液（位于廉泉旁开 0.5 寸，左为外金津，右为外玉液）；发音障碍加发音穴（位于喉结下 0.5 寸，正中线旁开 0.2 寸，甲状软骨与环状软骨之间）；饮食反流加治反流穴（位于发音穴外下 0.3 寸）。中药予补阳还五汤[9]。

（四）针刺治疗抑郁

有研究采用慢性轻度不可预知应激（UCMS）抑郁模型大鼠，比较电针百会＋安眠穴、电针百会＋足三里穴，以及氯丙咪嗪疗效。发现 3 个治疗均能纠正强迫游泳实验中的静止时间和挣扎时间（改善了模型大鼠绝望行为）、蔗糖偏好（改善了模型大鼠快感缺失），即显著改善 UCMS 抑郁模型大鼠的抑郁样行为，但 3 组间无差异；而 3 个治疗对旷场实验和血浆胃饥饿素 ghrelin 含量调节作用均不明显[10]。

四、针刺治疗一些疾病的机制研究

（一）针刺治疗的总体机制综述

杨永清等概要回顾了中国针灸作用原理 50 年研究成果。研究表明，针灸的调节作用涉及多环节、多靶点。针灸所产生的局部信息可经外周传至中枢神经，影响不同类型神经元活动,经过中枢的整合,或通过中枢下行通路引起自主神经系统释放乙酰胆碱等递质及脑啡肽等物质,通过免疫器官或淋巴细胞表面相关受体产生调节作用;或调控内分泌系统的功能,令垂体释放诸如促肾上腺皮质激素(ACTH)、生长激素等,调节免疫功能。而免疫系统的淋巴细胞等又可释放具有免疫活性的多肽物质影响外周神经,进而反馈影响中枢递质神经元与内分泌系统的活动,形成神经-内分泌-免疫调节网络,共同维持机体的自稳态。在如此复杂的调节中,下丘脑是神经-内分泌-免疫系统调节的枢纽。下丘脑-垂体-肾上腺皮质轴(HPA)与免疫系统最为密切。研究发现,HPA 对免疫系统的调节是通过其分泌糖皮质激素来实现的。一方面,糖皮质激素与免疫细胞上广泛存在的糖皮质激素受体结合,抑制免疫细胞炎性细胞因子的分泌;另一方面,糖皮质激素可减少淋巴细胞、巨噬细胞等的黏附、移行及局部浸润,达到免疫抑制作用[1]。

（二）针刺调节下丘脑 GnRH 相关神经元的机制研究

有报道采用玻璃微电极细胞外记录大鼠下丘脑视前内侧区、弓状核及室旁核区域的促性腺激素释放激素(GnRH)相关神经元放电,观察针刺对 GnRH 相关神经元的作用。发现,针刺后诱导 GnRH 相关神经元放电作用大小的穴位依次为:子宫、关元、带脉、三阴交、耳甲、足三里、下关、关元俞、肾俞、中脘、曲池、合谷、内关、肝俞、膻中,亦即位于下腹部、后肢、下背部的穴位最敏感。表明,针刺能有效调节下丘脑-垂体-性腺轴功能,且位于与生殖器官同节段支配的穴位作用最强[11]。

（三）针刺调节下丘脑-垂体-肾上腺皮质轴功能的机制研究

有研究表明:① 电针肾俞、期门(胸侧第 6 肋间隙)对大鼠 HPA 轴的调节,通过脊髓上传信号,促进下丘脑室旁核分泌促肾上腺皮质激素释放激素(CRH),进而上调皮质醇(CORT)分泌。② 电针肾俞、期门不能上调第 5 胸椎脊髓损伤大鼠的 CRH,但仍能上调CORT,提示通过“外周调节”,脊髓反射弧仍可促进 CORT 的分泌(该文引用了相关文献,如脊髓反射弧可增强胃平滑肌电活动、电针能促进脊髓损伤大鼠后肢运动功能的部分恢复、电针刺可促进一些标志性基因在脊髓损伤部位所支配的肌肉组织中的表达。提示针刺可以通过脊髓反射调节脏腑组织功能)。③ 电针肾俞、期门下调了垂体摘除大鼠的CRH、ACTH、CORT,可能提示垂体多种促激素生成素及其正负反馈调节,在保证 CORT的分泌中具有重要的作用[12]。

五、问题和展望

针灸治法历史悠久、疗效确切,在目前国内外常见病治疗中,占有一席之地,已有的研究已揭示出其部分作用机制,展现出良好的前景。

(1) 在针灸方面,是不是还有大量的临床经验有待寻访、挖掘、标准化? 有没有重要的遗漏?

（2）是不是可以与相关行业推荐治疗方案对照,量化评价其疗效优劣、特点? 并在此基础上探索针灸今后的发展方向。

（3）通过在体的疾病造模,不同组织器官的对照比较,观察针灸是如何实现其疾病器官组织选择性的,及其可能的途径;针灸信号均是通过外周神经抵达病变组织,释放有关因子和生物电调节的吗? 有没有其他途径?

参考文献

[1] 杨永清,陈汉平,王宇.针灸作用原理的基本规律、特征和优势[J].河南中医学院学报,2008,23(6)：1-4.

[2] 石学敏."醒脑开窍"针刺法治疗脑卒中[J].中国临床康复,2003,7(7)：1507-1508.

[3] 石学敏.以针灸治疗为中心的中风诊疗体系[J].江苏中医,1999,20(8)：3-4.

[4] 彭拥军,杨永清,吴根诚,等.针刺治疗急性缺血性中风的实验研究进展[J].针灸临床杂志,2006,22(4)：53-55.

[5] 石学敏.脑血管病与中风单元[J].天津中医药,2005,22(1)：1-3.

[6] 杨永清,尹磊淼,朱维良,等.源自针灸的靶标发现之科学路径：以针刺防治哮喘为例[J].科学通报,2020,65(32)：3520-3525.

[7] 吴焕淦,施茵,张卫,等.针灸防治炎症性肠病进展与思考[J].中国针灸,2006,26(6)：454-458.

[8] 汪司右,陈国美,李丽会."骶四针"疗法治疗女性压力性尿失禁[J].上海针灸杂志,2006,25(5)：13-15.

[9] 马增明.盛国滨教授针灸治疗真性延髓麻痹经验撷要[J].黑龙江中医药,2013,42(6)：62-63.

[10] 朱孝苍,吴根诚,俞瑾,等.电针不同穴位对慢性应激抑郁大鼠的抗抑郁作用及对血浆胃饥饿素的影响[J].针刺研究,2015,40(4)：283-289.

[11] 任晓暄,朱兵,高昕妍,等.针刺不同穴位对雌性大鼠下丘脑 GnRH 相关神经元活动的影响[J].北京中医药大学学报,2010,33(3)：191-195,199.

[12] 王少军,谭连红,朱兵,等.垂体、脊髓在电针刺调节下丘脑-垂体-肾上腺皮质轴功能的作用[J].中国中医基础医学杂志,2013,19(5)：537-539.

案例十五 针刺镇痛和针麻及其物质基础

针刺镇痛在我国有着悠久的历史。早在《内经》中就有丰富的记载。例如：

"病痹气痛而不去者，取以毫针。"（《灵枢·官针》）

"刺诸痛者，其脉皆实。故曰从腰以上者，手太阴阳明皆主之；从腰以下者，足太阴阳明皆主之。"（《灵枢·终始》）

"厥头痛，头痛甚，耳前后脉涌有热，泻出其血，后取足少阳。"（《灵枢·厥病》）

针刺疗法已走向全世界，至本世纪初，已有 140 多个国家和地区在使用，一些发达国家还纳入了医疗保险体系，仅美国就有逾 1.2 万名注册针灸师。这得益于针刺疗效确切，以及广泛扎实的科学研究与发展的基础[1]。其中，在全国范围内兴起的针刺麻醉及其作用机制的研究，对揭示针灸和针麻的作用机制十分重要，并在国际学术界产生了广泛的影响，上海和北京有关团队的研发工作是其代表。

一、上海一些团队的研发[2,3]

20 世纪 60 年代初，上海第一结核病医院和上海中医学院合作，在针刺麻醉下成功实施了肺切除手术，引起了国家科委和卫生部的重视。卫生部部长钱信忠、国家科委副主任于光远、上海第一医学院（现复旦大学上海医学院）副院长沈克非等参观后，认为针刺麻醉属"神经生理学问题"，请蜚声中外的神经生理学家张香桐*研究这一课题。而早在 1958 年，上海市第一人民医院已采用针麻进行了扁桃腺摘除术。

---

* 张香桐（1907 年 11 月 27 日—2007 年 11 月 4 日），神经生理学家。于 1933 年毕业于北京大学心理系；1943 年赴美留学，1946 年获耶鲁大学生理系哲学博士学位，之后进入约翰·霍布金斯大学医学院生理系进行博士后研究，1947—1952 年应聘回到耶鲁大学医学院航空医学研究室工作，1952—1956 年在美国纽约洛克菲勒医学研究所工作。1956 年回国后担任中国科学院上海生理生化研究所研究员、第二研究室主任；1957 年被选聘为中国科学院学部委员（院士）；1980 年担任中国科学院上海脑研究所首届所长；是中国针刺麻醉/镇痛机制研究的主要学术带头人之一，主编《针灸针麻研究》（科学出版社，1986 年）。1984—1999 年担任中国科学院上海脑研究所名誉所长；1999 年担任中国科学院神经科学研究所名誉所长。

　　张香桐实地考察、与医生座谈、确认疗效后，在自己身上实验：1965 年 5 月，由针灸师金舒白、陈德尊用 20 根针，刺入张香桐教授左侧上下肢穴位，测痛仪观察全身各个部位痛阈。发现在针刺过程中及针刺后的一定时期内，身体各代表区的体表痛阈，确有一定的提高。张氏遂提出"针刺镇痛是两种不同感觉（针感与疼痛感）传入在中枢神经系统内相互作用的结果"的假说。

　　1965 年 7 月在卫生部领导和上海市有关部门的组织下，成立了上海市针刺麻醉机制研究组。徐丰彦任组长，张香桐任副组长，由生理所、上海第一医学院、上海第二医学院、上海中医学院、上海第一结核病医院、复旦大学、华东师范大学等单位参与。在电生理研究方面，张香桐及所在中科院生理所及以后成立的脑研究所团队，在动物实验中，观察到针刺穴位或微弱电流刺激坐骨神经，可以抑制丘脑束旁核神经元的高频持续放电。此后，在研究两种不同感觉传入的互相作用、针刺的外周传入途径、下行抑制的作用等方面都取得成绩。上海第一医学院生理教研组及以后成立的针刺原理研究室等，在探索针刺镇痛的临床规律及尾核在针刺镇痛中的作用方面，取得进展。复旦大学、华东师范大学、第二军医大学等在研究边缘系统有关结构的作用方面各有侧重和特色；上海中医学院、上海第二医学院在针麻原理研究方面也做了大量的探索。

　　1971 年，我国向全世界公开报道了针刺麻醉获得成功的消息（上海针麻协作组撰文，总结了针刺麻醉原理研究的发现），引起震动，激发了国际上的针灸热。20 世纪 70 年代，学术界开始重视中枢神经递质在针刺镇痛中的地位和作用。随着国际上脑内阿片受体以及脑啡肽等内阿片肽的发现，中国科学院药物所、上海第一医学院等单位积极投入，开始了内阿片肽与针刺镇痛关系的研究，并取得了重要的成果。实验证明，针刺能促使内阿片肽的释放，内阿片肽是参与针刺镇痛的一种重要递质，从而为针刺镇痛找到了一种重要的化学物质基础。1978 年，在全国科学大会上，上海市在针麻原理方面的两项协作研究工作"针刺镇痛的神经原理"和"内源性吗啡样物质与针刺镇痛关系"，均作为重大科技成果受到嘉奖。

　　（一）中科院生理所及其脑研究所开展的工作

　　有人摘录了张香桐等著《神经科学前沿》有关针刺镇痛的中枢机制，该团队的研究表明：针刺信号进入脊髓以后，首先在脊髓背角内和痛觉传入信号相遇，并发生相互作用，调节痛觉反射动作，影响痛觉信号进一步向上传递。其次，大部分针刺信号沿着脊髓外侧索，特别是前外侧索继续上传，到达延髓网状结构；在此的神经元活动，一方面沿着脊髓背外侧索向下传递回到脊髓，作用于背角内与痛觉有关的神经元，以协助阻止痛觉信号进一步上传；而另一方面，这些冲动继续向上传递，通过中央背盖束进入丘脑中央中核。这些神经冲动激发中央中核的活动，通过该途径上升到丘脑内侧核团的神经冲动主要是抑制性的；针刺信号可能主要是通过非特异性投射系统，而不是通过特异性投射系统、大脑皮层体感Ⅰ区以及大脑皮层区间联系，同痛觉信号进行整合的。中央中核兴奋后产生的冲动可能通过包括尾核在内的前脑回路，最后到达束旁核，从而抑制束旁核神经元的活动。束旁核是痛觉的较高级中枢；而大脑皮层活动对痛觉的抑制作用，有可能是通过尾核下达丘脑的[4]。

（二）上海第一医学院及其针刺原理研究室开展的工作[5-7]

上海第一医学院针刺原理研究室自 1975 年正式成立以来，开展多学科，包括神经生理、神经药理、神经形态、神经生化、电子技术及中西医结合临床等综合研究，在研究内阿片肽等中枢神经递质与针刺效应的关系、尾核及中央灰质等结构在针刺镇痛中的作用等方面取得了成果。

曹小定曾综述上海第一医学院生理教研组及以后成立的针刺原理研究室自 1964 年底以来的研究进展。该团队坚持基础探索与临床实践相结合，进行神经生理、神经药理、神经形态和神经生化等多学科综合研究，结果表明针刺穴位的传入冲动沿着痛、温觉传导途径（脊髓腹外侧索）上行到脑，激活了脑内镇痛功能系统，引起边缘系统的某些结构及以内阿片肽为主的递质系统的积极活动，通过激活下行抑制系统而实现针刺镇痛。包括：

1. 针刺镇痛的临床规律

针刺穴位能提高人体的痛阈和耐痛阈，针刺后 15～20 分钟即可出现显著的镇痛作用。在针麻下，患者清醒，脑电图没有异常变化，血压、脉搏、呼吸较稳定。但针麻效果存在个体差异。临床观察表明，针麻效果与针后耐痛阈的提高及痛情绪反应的交感功能活动抑制有关，提示边缘系统在针刺镇痛中可能起着重要作用。

2. 针刺激活脑的边缘系统

电刺激与损毁实验均表明家兔尾核、隔核、海马、杏仁核、外侧视前区和中脑导水管周围灰质（PAG）等边缘系统结构在针刺镇痛中有重要作用。微量注射阿片受体拮抗剂纳洛酮于尾核、隔核、海马、视前区或 PAG，均可部分阻断针效。从阿片受体的个体发生也表明针刺镇痛效果与脑内阿片受体的成熟密切相关。针刺镇痛是通过高亲和力结合部位的阿片受体亚型而实现的。该团队观察到，针刺镇痛时人脑脊液中吗啡样物质含量增加。采用脑核团的推挽灌流法和放射受体、放射免疫法等动态观察，发现针刺镇痛时尾核、伏隔核、视前区和 PAG 内阿片肽释放增加，证明以上脑区的阿片肽能系统从突触前水平到受体水平都参与针刺镇痛。应用卵白素-生物素-过氧化物酶复合物法观察到脑啡肽样免疫反应存在于尾壳核、隔核及视前区神经元的胞浆及突起中，与机能实验相印证。采用多管微电极离子微电泳方法表明，电针可以调控尾核、视前区和 PAG 内阿片肽、5-羟色胺（5-HT）、去甲肾上腺素（NA）及乙酰胆碱（ACh）敏感神经元的活动。同时还观察到上述核团的内阿片肽、5-HT 和 ACh 有利于针刺镇痛，而多巴胺和 NA 不利于针刺镇痛。

3. PAG 在针刺镇痛中的承上启下作用

PAG 内微量注射纳洛酮可阻断电针镇痛及刺激尾核、隔核或外侧视前区的镇痛作用。电针镇痛或尾核刺激镇痛时，PAG 内阿片肽释放增加。PAG 中大部分羟戊甲吗啡敏感神经元是电针刺激和尾核刺激以及电针刺激和外侧视前区刺激的共同作用环节。上述结果表明，前脑的一些边缘系统核团的活动，最后都集中到 PAG。用 2-脱氧葡萄糖定量方法观察到针刺可显著提高脑内一些痛和镇痛有关核团的葡萄糖代谢率,其中以 PAG 最为显著,表明 PAG 活动增强。

4. 针刺激活 5 - HT、NA 下行抑制系统

针刺镇痛时,PAG 内 5 - HT、5 - HIAA 含量增加,NA 释放减少;A_1 核团释放增多;脊髓背角内 5 - HT、5 - HIAA、NA 和亮-脑啡肽释放都增加,表明电针激活 5 - HT 和 NA 下行抑制系统。该团队应用辣根过氧化物酶离子透入法和 Nauta 氏溃变法观察了尾核等 14 个痛和镇痛有关核团的传入、传出联系,发现大多数核团都与 PAG 和蓝斑核有联系,而 PAG 与中缝背核有纤维直接投射到脊髓背角,或通过中缝大核终止于脊髓背角,为功能研究提供了形态学基础。

5. 针刺复合麻醉的发明

"七五"期间(1986—1990 年),该团队观察到针麻在一般情况下不可能完全阻断手术创伤引起的痛觉信号的传导,因此,尝试探索提高针麻效果的方法。研究发现,针刺与各种形式(硬膜外、局麻等)的小剂量麻醉药物相结合就可产生良好的效果(可减少麻醉药物用量的 1/3),例如在针麻手术中选用微量阿片受体激动剂、多巴胺受体拮抗剂及抗胆碱酯酶药物如芬太尼、哌替啶、左旋四氢巴马汀、灭吐灵;或芬太尼与氟哌啶联合应用,可显著增强和延长针刺镇痛效果。由此提出针刺复合麻醉理念,有效地指导了针麻临床手术时的合理用药,并得到推广。

此后该团队研究视角从脑有关核团、细胞水平,深入到"八五"(1991—1995 年)期间的受体、基因水平。研究人员观察到应用一些药物抑制中枢多巴胺系统或促进 5 -羟色胺系统时,可使中枢阿片肽受体功能增强,阿片肽基因表达增强,阿片肽释放增强,从而从基因、分子水平初步揭示了针刺镇痛的奥秘。

二、北京一些团队的研发

(一)北京大学医学部所开展的工作

1965 年 9 月北京大学医学院党委书记彭瑞骢传达了周恩来总理通过卫生部钱信忠部长下达的指示,要抽调人力研究"针刺麻醉"的原理。韩济生[*] 服从组织建议与安排,专业由医学转向生理学。

---

[*] 韩济生,1928 年 7 月 17 日出生于浙江萧山,神经生理学家、疼痛学家。北京大学医学部神经生物学系教授、博士生导师,北京大学神经科学研究所所长。美国国立卫生研究院、世界卫生组织顾问,瑞典隆德皇家科学院国际院士。于 1953 年毕业于上海医学院医学系生理和药理专业。先后在哈尔滨医科大学、北京卫生干部进修学院、北京中医学院、北京医学院等单位生理系任教。1981 年被聘为博士研究生导师,1984 年被评为国家有突出贡献的科学家,1993 年当选为中国科学院院士。

韩济生及团队研究针刺镇痛原理数十年,围绕痛与镇痛的神经通路和神经递质做了许多工作。发现疼痛信息首先到达脊髓背角Ⅰ、Ⅴ层,再向上传递至丘脑、皮层;在中脑,5-羟色胺神经元兴奋,抑制脊髓水平疼痛传递和丘脑水平疼痛的传递。电针令许多脑区的内源性吗啡样物质含量升高,下行抑制通路中既有5-羟色胺,又有吗啡样物质起作用。该团队的一些研究发现[8-14]:

(1)针刺确有明确的镇痛作用,确定了其空间分布和时间过程,并在大鼠、家兔等许多实验动物身上得到验证。

(2)在中枢神经系统中发现与针刺镇痛有关的神经化学物质,包括小分子的经典神经递质(如5-羟色胺、儿茶酚胺等)和大分子的神经肽,如内源性阿片肽。

(3)确定了能分别促进多种内阿片肽生成和释放的最佳电刺激参数,及被其激活的神经环路;并研制出能输出这种特定参数电流的刺激装置(韩氏穴位神经刺激仪,Hans's acupoint nerve stimulator,HANS)。

(4)发现长时间电针刺激引起中枢内阿片肽大量释放的同时,触发了一些对抗阿片肽的物质,而"胆囊收缩素"(CCK)是抗阿片肽物质大家族中迄今所知作用最强的一种,也因此,针刺的镇痛作用是有限度的,即不可能达到完全无痛,而只能使剧痛减轻到可以忍受的程度。

(5)对于CCK抗阿片肽的机制,从分子和基因水平加以阐明,为了解突触间隙中不同种类的递质分子之间产生负性相互作用(拮抗作用)的机制提供了一个可资借鉴的模式。

(6)除CCK以外,还有其他类型的抗阿片肽物质,包括血管紧张素Ⅱ、孤啡肽等。

附:韩济生院士有关针刺镇痛回忆

韩济生院士在回顾其研究历程时还提及[9-13]:

(1)发现大鼠与人一样,有一部分对针刺镇痛没反应[10]。

(2)学术界普遍观察到,针刺效应依赖神经。因此麻醉、切断神经等会令其作用消失[11]。"具体传导:从外周神经到中枢神经系统——脊髓、低位脑干、间脑、边缘系统和大脑皮层。伤害刺激引起的神经冲动通过Aδ和C纤维传到脊髓背角第Ⅰ层和第Ⅴ层,再沿着多突触系统传到丘脑内侧的束旁核和中央外侧核,然后有可能再传到大脑皮层,进入意识领域,引起疼痛。在这里,脊髓背角和丘脑内侧核群是传递疼痛信息的两个关键性部位。抑制了这两个部位,就能限制疼痛信息的传递。""针刺的信息主要经Aβ、Aδ纤维传入,沿着粗纤维传入的兴奋可以在脊髓同一节段抑制背角神经元对伤害信号的承受,这种机制被称为'闸门控制'。针麻手术时在切口两旁施加电针刺激,有可能通过这种机制发挥镇痛作用。但在一般情况下,针刺信号要通过脊髓前外侧索传到脑内,兴奋疼痛调制系统,发挥镇痛效应。"[12]

(3)电针的假说与发现:如果针刺是刺激了传入神经,然后把信息传导到中枢神经系统,那就可以将脉冲电流发生器连接到针灸针上来进行刺激,预计能达到同样效果。为此可以将手捻针改为电针,即将针插入合谷穴位后保持原位,不加捻转,而将针柄与一个电针仪相连,施加一定频率(例如每秒 10 次,10 Hz)的方波脉冲。结果表明,电针刺激所得到的镇痛曲线,与手针合谷得到的几乎完全重合[13]。

(4) 关于美国针刺疗法的听证会。1997 年 11 月 3 日至 5 日,在美国马里兰州伯塞斯达市美国国立卫生研究院(NIH)总部所在地举行了关于针刺疗法的听证会,大会由 NIH 所属两个机构即非正统(替代)医学办公室和医学研究应用办公室主持,NIH 下属癌症研究所(NCI)、药物成瘾研究所(NIDA)等 6 个研究所协办,与会者将近 1 000 人。会上,韩济生介绍"针刺激活内源性镇痛系统";俞瑾介绍针刺治疗子宫功能性出血、闭经等,可促进排卵,其机制是通过调整下丘脑 β 内啡肽分泌,抑制交感神经紧张性而完成的;曹小定介绍"针刺对免疫抑制的保护作用"。听证会的主要共识:根据目前的资料,对化疗引起或手术后发生的恶心呕吐,针刺肯定有效;对多种痛症的疗效确切,包括手术后痛、月经痛、网球肘、纤维性肌炎等;对戒烟、药物成瘾、中风后遗症、骨关节炎、头痛、哮喘等也都值得应用。在大多数情况下针刺是有效的,无效者为少数。针刺疗法的不良副作用极为少见,是其优点之一。关于针刺疗法的原理,已经明确的是可以促进中枢阿片肽的释放,也可影响血流和免疫功能,但关于气、经络等的实质尚待研究,穴位特异性也尚不明确。影响针刺疗法进入当前主流医疗的因素:① 针灸医师的训练和颁发执照需要标准化;② 患者在接受针刺疗法前应对该疗法的优缺点有充分了解;③ 使用针具应严格按美国食品和药物管理局(FDA)的要求(消毒,一次性应用等)。目前美国应用针刺疗法的人超过 100 万,已经有一些保险公司支付针刺疗法的费用。预期在此次会议后,保险公司支付针刺疗法费用者将日渐增多。今后的研究方向:① 做更多的研究确定针刺疗法的适应证和疗效;② 进行更多的原理研究,也包括对穴位特异性、气的实质的研究等[14]。

韩松平等的研究发现,感觉神经的激活是针刺镇痛的充分和必要条件。在针刺疗法中,频率特异性的影响最大。例如 2 Hz 和 100 Hz 电针分别选择性激活脑啡肽和强啡肽释放,也同时增加基因表达,并分别激活其相应受体而产生镇痛作用。因此用 2/100 Hz 交替刺激模式可以产生最佳镇痛效果。经大鼠的研究发现,手针在初级传入神经纤维($A\beta$、$A\delta$)中产生了 2/90 Hz 的神经冲动信号,能将针刺调控信息传入中枢神经系统。研究表明,脑内抗阿片物质 8 肽胆囊收缩素(CCK-8)具有对吗啡和针刺镇痛的拮抗作用,大量注射吗啡或者长时间重复电针可引起脑内 CCK-8 释放,激活的 CCK 受体与吗啡 μ 受体结合,通过受体细胞内第三环接触,形成杂合二聚体,降低吗啡 μ 受体的结合力及信号传递活性,从而形成吗啡和电针镇痛的交叉耐受。部分人群脑内 CCK-8 含量较高,使其对针刺镇痛疗法不敏感[15]。

(二) 中国中医科学院针灸研究所开展的工作

中国中医科学院针灸研究所长期从事针刺镇痛机制的电生理研究,在以往工作的基础上,着重研究外周粗纤维神经传入信号及大脑皮层运动区等在针刺镇痛中的作用及机制,发现针刺镇痛时大脑皮层运动区等通过锥体系和锥体外系,从兴奋和抑制两个方面实现对脊髓的下行性调节[7]。

腧穴在针刺麻醉和针刺镇痛方面非常重要。腧穴的早期认识是"以痛为输"(《灵枢·经筋》),阿是穴,逐渐发展为固定位置、赋予穴名,联系经脉。机体在病理过程中通过神经源性牵涉反应诱发体表对应部位产生感觉异变:"敏化",敏化是动态的,是穴位的生物学基础。因此,穴位是反映和调节内脏功能状态的特定部位,具有诊断及治疗内脏病变的双重作用。穴位与其所属靶器官原始体节的同一性形成了相对紧密的联系,是其形态功能学基础。甚至某些体表异常有时同样引发内脏反应,例如穴位的强刺激也可经背根反射使相关脏器发生炎性反应。穴位敏化是其从沉寂/静息到唤醒/激活,是体表特定区域发生了感觉异变,使得其对各种刺激敏感度增加。其机制在于来自病变内脏的传入经背根节细胞顺向激活脊髓神经元和逆向传递至外周神经末梢:① 顺向传入到脊髓背角的冲动通过微环路中间神经元作用于另一个背根神经元,以背根反射的形式逆向传至外周;② 内脏传入在背根节细胞的分支处,以轴突反射的形式逆向传至外周。外周神经末梢释放 P 物质(SP)、降钙素基因相关肽(CGRP)等炎性物质,引起局部血管扩张和血浆白蛋白外渗,并刺激肥大细胞释放组织胺(HA)、5-羟色胺(5-HT)等致痛物质,形成局部炎症,使神经感受器处于"炎性汤"的氛围中,引起穴位出现敏化现象[16,17]。

朱兵团队的研究还发现[17]:

(1)临床研究证明,敏化的穴位不仅表象发生变化,还是针灸施治的有效位点。该团队在 20 余家医院对 20 种内脏疾病和 10 种肌筋膜系统疾病开展调查。在千余位心绞痛患者中,多数患者伴随左上肢内侧疼痛和不适感,胸前区出现的牵涉痛多呈片状,而上肢出现的牵涉痛多呈带状、条索状和点状。压痛多为钝痛、胀痛、酸痛、痒痛和放射痛,部分患者对牵涉痛部位按压有舒然感。至少出现一个压痛点的患者比率高达 94%,类似于心经、心包经的循行部位。在 738 位胃、十二指肠溃疡患者中,大多数主诉出现牵涉痛,但胸腹背部压痛点(或区)范围较弥散,常有多个敏感点出现。

(2)采用不同内脏器官和骨-关节软组织损伤的动物模型,经尾静脉注射伊文氏蓝(Evans Blue,EB)染料,发现经直结肠导入不同剂量的芥子油造成肠道损伤,随着造模剂量增加大鼠体表渗出点大小与数量也随之增加,提示皮肤炎性渗出反应与器官的病变程度成正比;观察到大鼠的 L1~L3 脊髓背角广动力型(wide dynamic range,WDR)神经元的外周感受野可随炎性损伤而扩大。体表敏感点处的 HA、5-HT、BK、SP、瞬时受体电位香草酸亚型 1(TRPV-1)以及 CGRP 等受体具有高聚集特征,其中 5-HT 受体、缓激肽-1/2 受体分布在毛囊周围,SP 受体分布在皮下,这些可能是穴位敏化和内脏病变诱发体表痛觉过敏的物质基础。

(3)而早先(1999 年)该团队发现,在反复针刺后,脊髓背角 WDR 神经元出现其外周感受野范围明显扩大的现象,提示长时间针刺刺激也可造成神经源性炎性反应。

(4)观察到慢性心肌缺血模型大鼠同节段背根神经节交感神经轴突末梢的出芽增生

（交感芽生）现象,并与感觉神经形成偶联结构,同时这种交感芽生的程度随疾病的自我恢复而呈现动态变化;敏化的体表部位感觉神经的自发活动可以增加同节段的交感神经放电;敏化穴位的机械、针刺和热灸等刺激可进一步增强交感神经的兴奋性反应,从而能够加快对其支配的内脏器官进行调控与愈合。

（5）观察到正常情况下大鼠 T12 脊髓背角 WDR 神经元仅表现为散在的自发活动,针刺其感受野区域的"中脘"穴可明显激活该神经元;给予胃黏膜局部注射芥子油后,神经元对"中脘"穴针刺引起的反应比注射芥子油前增加 70% 以上。在大鼠的延髓背侧网状亚核（subnucleus reticularis dorsalis, SRD）的全身会聚神经元,针刺"中脘"穴该类神经元活动显著激活;胃黏膜局部注射芥子油后,在此基础上 SRD 神经元对"中脘"穴针刺引起的反应增加了 2/3。表明在内脏病变情况下,穴位已从正常状态下的相对"沉寂"状态进入病理状态下的相对"激活"状态。

（6）给予直结肠条件式扩张（colorectal distension, CRD）刺激后,大鼠脊髓 L1～L3 节段背角 WDR 神经元、延髓背柱核（dorsal columnar nucleus, DCN）神经元、延髓背侧网状亚核（subnucleus reticularis dorsalis, SRD）神经元和丘脑的腹后外侧核（ventral posterior lateral nucleus, VPL）神经元等 4 个中枢核团的神经元对穴位刺激均发生明显的激活增加效应,说明这些中枢神经元在伤害性传入引起的易化作用与穴位敏化的中枢机制密切相关。

总之,敏化级联调控包括 4 个方面: ① 由于敏化现象是 C-多型感受器-纤维激活的阈值降低和自发活动增强,而且更容易被触压等机械刺激而激活,在导致局部痛觉过敏的同时,向中枢神经系统传递触发痛觉调制的"弥漫性伤害抑制性控制",通过下行抑制通路发挥全身性镇痛效应;与此同时,这种传入也可激活自主神经的躯体-交感反射活动,发挥对内脏功能的调节。② 敏化促进皮肤角质细胞等合成糖皮质激素等物质,发挥广谱的调控效应。③ 敏化能够刺激皮肤细胞合成、分泌与免疫相关的细胞因子。④ 敏化部位相关的节段背根神经节发生交感芽生现象,并与感觉神经形成偶联,诱发相应节段的交感神经活动,以促进内脏器官的自我修复;敏化穴位的机械、针刺和热灸等刺激可进一步增强交感神经的反应性。

三、问题和展望

针刺镇痛有着悠久的历史,而针麻拓展了针刺的适用范围,在那些要求患者神志清醒以配合手术的外科手术治疗中,具有十分重要的作用和价值。当代的针刺镇痛、针刺麻醉临床试验和作用机制的探索,初步揭示出其可能的作用机制与途径,成为中医药研究中的一道亮丽的风景。

如何进一步提高针刺镇痛、针刺麻醉的疗效及扩大其适应证的范围,如何扬长避短联合其他麻醉和镇痛方法以增效,如何进一步揭示其作用机制等,应是今后探索的方向。

参考文献

［1］吴根诚,曹小定.针刺疗法走向世界的历史与影响因素及几点思考[J].中西医结合学报,2003,1(4)：247-251.

［2］曹小定.科学工作者的楷模——写在敬爱的导师张香桐教授九十华诞前夕[J].神经解剖学杂志,1997,(3)：25-26.

［3］曹小定.针麻原理研究之路回顾[J].中西医结合杂志,1988,8(7)：391-394.

［4］王跃秀.针刺镇痛机制的研究进展[J].北京中医,2004,23(1)：53-56.

［5］曹小定.针刺激活脑内镇痛机能系统而实现针刺镇痛[J].针刺研究,1989,(1-2)：199-200.

［6］曹小定.针刺复合麻醉的产生和发展[J].针刺研究,1997,(1-2)：9-10.

［7］吴根诚,曹小定,秦必光.针刺麻醉及针刺镇痛的新进展[J].针刺研究,1997,(1-2)：11-13.

［8］韩济生.人生的转折和选择[J].生理科学进展,2001,32(1)：1-5.

［9］韩济生.半个世纪的愉快回顾[J].生理科学进展,2007,38(1)：3-7.

［10］韩济生.针刺麻醉向何处去？由针刺麻醉(AA)到针刺辅助麻醉(AAA)[J].中国疼痛医学杂志,1996,2(1)：1-5.

［11］韩济生.针刺镇痛：共识与质疑[J].中国疼痛医学杂志,2011,17(1)：9-14.

［12］韩济生.针刺镇痛原理研究[J].针刺研究,1984,(3)：231-245.

［13］韩济生.针麻镇痛研究[J].针刺研究,2016,41(5)：377-387.

［14］韩济生.美国国立卫生研究院(NIH)举办针刺疗法听证会——一次历史性的盛会[J].生理科学进展,1998,29(1)：93-94.

［15］魏辉,刘保延,朱兵,等.从经验到证据的临床针灸医学——现代针灸疗效研究方法探讨(二)[J].中医药导报,2021,27(7)：1-6.

［16］喻晓春,朱兵,高俊虹,等.穴位动态过程的科学基础[J].中医杂志,2007,48(11)：971-973.

［17］朱兵.穴位敏化现象及其生物学意义[J].中国针灸,2019,39(2)：115-121.

案例十六 中药药性的检测与评价

"药性"是中药学的特色：

"药有酸咸甘苦辛五味，又有寒热温凉四气，及有毒无毒……疗寒以热药，疗热以寒药。"（《神农本草经》）*[1]

> * 以上摘自清代孙星衍辑复的《神农本草经》（当前国内通行版本）中的"《本草经》佚文"。孙氏认为"此诸条，当是玉石草木三品前总论，而后人节去。"因此，他在《神农本草经》各药物正文之后增补了这些内容。纵观《神农本草经》论述，以及这些内容与该著作成书年代接近的《内经》理论一脉相承的现象看，孙氏的增补是合理的。

中药药性的"四气"，把中药"寒热温凉"药效（疗寒以热药，疗热以寒药）从诸多药效中抽象出来，提纲挈领，与寒热证候及辨证论治对应，满足了长期以来传染性热病以寒热为主要病机和表现的医学实践需求，成为中药学的特色。

一、背景

（一）存在问题

中药药性理论传承至今，其中一些早先便存在的药性刻画差异也一并留存；而药性评价方法学缺失的问题则日益凸显。

（1）自《神农本草经》编撰之际，各中药的药性刻画就存在分歧。例如该书所载：丹沙（丹砂）的药性味甘、微寒。在该书的备注中引汉末《吴普本草》"《神农》甘，《黄帝》苦、有毒，《扁鹊》苦，《李氏》大寒"，四气、五味刻画不同。再如：人参的药性味甘、微寒。该书引《吴普本草》"《神农》甘、小寒，《桐君雷公》苦，《岐伯黄帝》甘、无毒，《扁鹊》有毒"，四气、五味刻画也不同[1]。药性刻画差异一直延续至今。

（2）当前，在中药研发中更是面临着新的问题：因缺乏中药药性标准化的检测与评价方法，许多民间草药、地方草药缺少药性的描述，能不能视为中药？如何确定其药性？中药活性成分、有效成分组群、药效物质等,如何判断其药性? 没有药性的刻画,能不能视为中药? 中药复方制剂又如何评价其药性,辨证论治如何使用? 凡此等等。

因此,创建中药药性评价与检测方法,已成为中医药继承与发展的关键科学问题和基础科学问题。

（二）前期积累

（1）中药药理学方法业已成熟[2,3]。

（2）常用实验动物大鼠和小鼠标准化诊法和辨证方法的建立,为中药药性标准化、计量化的检测与评价创造了条件。因此,可以选用大鼠或小鼠,检测和评价给药后实验动物寒热温凉的反应。且该技术具有实验动物给药量小、便于重复、稳定性好等优点[4,5]。

（3）初步的经验:早先方肇勤等在观察中药二仙汤（淫羊藿、仙茅、巴戟天、当归、知母、黄柏）及其寒温两个拆方时发现,温性拆方（淫羊藿、仙茅、巴戟天、当归）具有兴奋老年大鼠性腺轴的作用;而寒性拆方（知母、黄柏）不同,没有兴奋作用,但却具有延缓其组织衰老的作用[6,7]。表明寒温药性不同的小复方,对老年雌性 SD 大鼠具有不同的药效,与有关中医文献药性记载相吻合。

后续该团队尝试采用卵巢去势 ICR 小鼠的腋温、体重、爪红色程度,来检测民间草药广防风的寒温药性,并据该药浸膏对腋温、爪红色程度等具有一定的改善趋势,推测广防风药性偏温。这可能是从动物实验角度探讨以往缺乏药性记载的民间草药药性的首次尝试。

总之,探索和创建中药药性的检测与评价方法的条件已基本具备。

据此,该团队提出了中药四气五味标准化检测思路与方法,并开展了实验探索。

二、四气检测与评价

（一）思路[8-10]

（1）药性实验检测的思路来源于遵循中药药性理论形成的 3 个主要途径:① 长期以来的健康人试验与评价（如神农氏尝百草）,当摄入一些药物后,产生不同程度的寒热体验与反应,由此判断这些药物药性的寒、热;② 外感热病寒证、热证的治疗试验与评价（《伤寒论》是其代表）,能缓解热证的药性为寒,能缓解寒证的药性为热;③ 内伤杂病寒热证的治疗试验与评价（《医宗金鉴》有关部分是其代表）。从历代中药代表性文献有关功用主治看,中药药性的实验检测应模拟这些途径,并进行综合评价。

（2）应在相同条件下,同步检测若干中药饮片、中药复方、中药有效成分,互为对照,以客观评价中药复方、中药有效成分的药性。

（3）通过以上探索,创建中药药性检测和评价的方法与标准。

（二）方法[11-13]

1. 实验动物

采用雄性昆明小鼠和雄性 Wistar 大鼠。

2. 多种模型动物综合运用

大鼠、小鼠适应性饲养后，随机分组：

（1）不造模正常对照小鼠。用以观察给药后发生寒热温凉的变化，模拟正常人对寒热温凉药性的反应。

（2）致热原发热模型，如酵母造模大鼠，模拟外感发热[2,3]。

（3）增强代谢模型，如左甲状腺素钠片造模小鼠，模拟内热[2,3]。

（4）抑制代谢模型，如环磷酰胺造模小鼠，模拟内寒[2,3]。

以上模型应同时综合使用，以客观评价被试药物的寒热温凉药性，及寒热温凉药性可能对应的外感和内伤寒热。

3. 被试药物

（1）中药饮片：知母、黄柏、生栀子、生大黄、苦参、黄芪、生晒参、淫羊藿、制附子、制吴茱萸等。各中药饮片常规水煎醇沉工艺制备，得到 1 g 生药/mL 的浸膏各 100 mL。4℃储存备用。

（2）中药成分：菝葜皂苷元、小檗碱、栀子苷、大黄酚、大黄素、淫羊藿苷、乌头碱等。根据 2005 年版《中华人民共和国药典》，各有效组分用相应的助溶剂助溶，再根据生药中单体的含量比例，用纯净水调整药物浓度配制成相当于 1 g 中药生药/mL 的浓度。

（3）中药复方：黄连解毒汤（黄连 9 g、黄芩 6 g、黄柏 6 g、栀子 9 g）、疗本滋肾丸（知母 12 g、黄柏 12 g）、大黄附子汤（大黄 9 g、附子 12 g、细辛 3 g）、左金丸（黄连 6 g、吴茱萸 1 g）、参附汤（人参 12 g、附子 9 g）、吴茱萸汤（吴茱萸 9 g、人参 9 g、生姜 18 g、大枣 10 g）等。根据 2005 年版《中华人民共和国药典》[14]和第七版《方剂学》[15]记载各复方中药配伍剂量，拟定实验剂量。各复方中药饮片混合后常规水煎醇沉工艺制备，得到 1 g 生药/mL 的浸膏各 100 mL。4℃储存备用。

4. 组别设置及检测次序

为便于实验及控制实验质量，分组及检测次序如下：

（1）中药饮片药性检测。设正常组、模型组，黄柏、栀子、苦参、生晒参、制附子、知母、生大黄、黄芪、淫羊藿、制吴茱萸等试验组。每组 12 只。依次 4 种模型检测。

（2）中药有效成分药性检测。设正常组、模型组，黄柏、小檗碱、大黄、大黄酚、大黄素、附子、栀子、栀子苷、知母、知母皂苷、淫羊藿、淫羊藿苷、乌头碱等试验组。每组 12 只。依次 4 种模型检测。

（3）中药复方药性检测。设正常组、模型组，黄连解毒汤、疗本滋肾丸、大黄附子汤、左金丸、参附汤、吴茱萸汤等试验组。每组 12 只。依次 4 种模型检测。

5. 大鼠和小鼠标准化计量化诊法与辨证

（1）大鼠和小鼠标准化计量化诊法与辨证方法详见相关文献[4,5]。

（2）数字 WMY－01 型温度计，检测腋温。

（3）ThermaCAM P30 红外热像仪，检测小鼠体表红外热像；采用配套软件提取眼温和尾根部温：取头侧眼部区域最高温度、取背延长线与尾根部中线交汇点温度。

（4）综合体温计算：综合温度＝腋温×70％＋眼红外×20％＋尾红外×10％。

6. 给药量

（1）中药饮片浸膏灌胃给药，给药量为成人千克体重的 20 倍。

（2）中药有效成分浸膏灌胃给药，给药量同上。

（3）中药复方浸膏灌胃给药，给药量为成人千克体重的 10 倍。

7. 造模与给药安排

（1）正常对照小鼠：第 1 日诊法检测后用药，连续用药 3 日；第 4 日用药 1 小时后行诊法检测。

（2）啤酒酵母外感热证模型大鼠：红外、体温检测后，0～1 小时均给予啤酒酵母皮下注射造模；随机分组后，3～4 小时给予不同中药；6～7 小时进行各组别的红外、体温检测。

（3）左甲状腺素钠片内热证模型小鼠：红外、腋温检测后，0～1 小时均左甲状腺素钠片灌胃造模；随机分组后，1～2 小时给予不同中药；3～4 小时进行各组别的红外、体温检测。

（4）环磷酰胺内寒证模型小鼠：诊法检测后造模；造模后随机分组，0～2 日分别用药；造模后 3 日行诊法检测。

（三）结果

1. 中药饮片药性检测

（1）不造模正常对照小鼠，知母、黄柏、栀子、大黄给药后体温略有上升趋势，未见寒凉作用；苦参给药后体温呈下降趋势，性寒凉；生晒参、淫羊藿、吴茱萸和附子给药后体温略有下降趋势，未见温热的作用；黄芪给药后体温呈上升趋势，性温。

（2）啤酒酵母模型大鼠，体温高于正常对照组（$P<0.05$），提示外感实热证造模成功；黄柏、栀子、苦参、大黄作用后体温降低（$P<0.05$），性寒；黄芪、淫羊藿有助热的趋势，性温热。

（3）左甲状腺素钠片模型小鼠，体温略高于正常组，提示内热证造模成功；黄柏给药后体温略有上升趋势，未显出寒凉作用；栀子、苦参、大黄、知母给药后体温下降（$P<0.05$），性寒凉；黄芪、生晒参、淫羊藿、吴茱萸和附子给药后体温略呈下降趋势，未显现温热的作用。

（4）环磷酰胺模型小鼠，体温低于正常对照组（$P<0.05$），提示内寒证造模成功；栀子、苦参、大黄、知母、黄柏给药后体温均呈下降趋势，性寒；附子、淫羊藿、黄芪、吴茱萸给药后体温均呈上升趋势，对虚寒有一定的纠正作用。

（5）综合以上检测结果，所使用的中药饮片药性接近主流中药药性描述；唯制附子、制吴茱萸在本实验中，对体表温度的影响不明显（表 16-1）。

表 16-1　各中药药性综合分析

作用对象 \ 中药药性	知母	黄柏	栀子	大黄	苦参	黄芪	生晒参	淫羊藿	附子	吴茱萸
正常小鼠	微温	微温	微温	微温	寒	温	微凉	微凉	微凉	微凉
外热大鼠	平	寒	寒	寒	寒	温	平	温	平	平
内热小鼠	寒	微温	寒	寒	寒	微凉	微凉	微凉	微凉	微凉
内寒小鼠	微寒	微寒	微寒	微寒	微寒	微温	平	微温	微温	微温
综合评价	小寒	小寒	寒	寒	大寒	温	平	微温	*	*

注：* 对体表温度的影响不明显。

2. 中药有效成分药性检测

与左甲状腺素钠片内热造模小鼠比较：

（1）腋温

1）黄柏、小檗碱给药后腋温下降（$P<0.05$），性寒。

2）大黄、大黄素给药后腋温下降（$P<0.05$）；大黄酚给药后呈下降趋势；三者药性一致，即性寒，但程度存在差异。

3）附子给药后腋温有下降趋势，未见热性表现；而乌头碱反而致腋温大降（$P<0.05$），恐系毒性反应。

4）栀子、栀子苷给药后腋温下降（$P<0.05$），两者药性一致，性寒。

5）知母、知母皂苷给药后腋温下降（$P<0.05$），两者一致，性寒。

6）淫羊藿和淫羊藿苷给药后对腋温的影响不大。

（2）眼红外温度

1）黄柏和小檗碱、大黄和大黄素及大黄酚、栀子和栀子苷、知母和知母皂苷，以及附子等给药后没有显著的改变。

2）乌头碱作用后眼红外测温值有下降趋势，疑系毒性反应。

3）淫羊藿和淫羊藿苷致眼红外测温值升高（$P<0.05$），或具有升高趋势，提示药性偏热。

（3）尾红外温度

1）黄柏和小檗碱、大黄和大黄酚给药后尾温有下降趋势，大黄素给药后下降（$P<0.05$），性寒。

2）栀子和栀子苷、知母和知母皂苷未引起显著改变。

3）乌头碱致尾温下降（$P<0.05$），恐系毒性反应。

4）淫羊藿和淫羊藿苷致尾温升高（$P<0.05$），药性偏热。

（4）综合体温

1）黄柏、大黄与大黄素作用后下降（$P<0.05$），小檗碱、大黄酚有下降趋势，性寒。

2）栀子苷和栀子、知母和知母皂苷作用后均有下降趋势，性偏寒。

3）乌头碱引发的温度下降（$P<0.05$）系毒性反应。

4）淫羊藿苷致温度升高（$P<0.05$），淫羊藿有升高趋势，药性热。

（5）综合评价：对于左甲状腺素钠片可能引发的代谢增强的内热模型小鼠，知母皂苷（知母有效成分）、小檗碱（黄柏有效成分）、栀子苷（栀子有效成分）、大黄素（大黄有效成分）性寒，大黄酚（大黄有效成分）性凉；淫羊藿苷（淫羊藿有效成分）性温；乌头碱有毒伤阳（表16-2）。

表 16-2　各中药有效成分药性综合分析

中药及其成分 体温　药性	知母	知母皂苷	黄柏	小檗碱	栀子	栀子苷	大黄	大黄素	大黄酚
腋温	寒	寒	寒	寒	寒	寒	寒	寒	凉
眼红外	平	平	平	平	平	平	平	平	平
尾红外	平	平	凉	凉	平	平	凉	寒	凉
综合体温	凉	凉	寒	凉	凉	凉	寒	寒	凉
综合评价	寒	寒	寒	寒	寒	寒	寒	寒	凉

表 16-2　各中药有效成分药性综合分析（续）

中药及其成分 体温　药性	附子	乌头碱	淫羊藿	淫羊藿苷
腋温	凉	寒	平	平
眼红外	平	凉	温	温
尾红外	平	寒	热	热
综合体温	平	寒	温	热
综合评价	*	*	温	热

注：* 对体表温度的影响不明显。

3. 中药复方药性检测

（1）不造模正常对照小鼠。黄连解毒汤、左金丸、疗本滋肾丸给药后小鼠体温下降，性寒;大黄附子汤和吴茱萸汤给药后小鼠体温略升,性温热;参附汤给药后小鼠体温有下降趋势,未见热性表现。

(2) 啤酒酵母模型大鼠。左金丸、黄连解毒汤给药后体温下调($P<0.05$),疗本滋肾汤有下调体温趋势;参附汤、吴茱萸汤上调体温($P<0.05$)、大黄附子汤有一定的升温作用,性温热。

(3) 左甲状腺素钠片模型小鼠。参附汤、大黄附子汤、疗本滋肾丸给药后体温上升($P<0.05$),性温热;吴茱萸汤给药后体温略升,性温热;黄连解毒汤给药后体温有下降趋势,性寒凉。

(4) 环磷酰胺模型小鼠。黄连解毒汤、大黄附子汤、疗本滋肾丸给药后体温下降;而左金丸给药后体温上升;参附汤给药后体温持平略升,性温热;吴茱萸汤给药后体温有下降趋势。

(5) 综合以上检测结果:黄连解毒汤、左金丸性寒;疗本滋肾丸性凉;大黄附子汤性温;参附汤性热;吴茱萸汤性平(表 16 - 3)。

表 16 - 3 各中药复方药性综合分析

作用对象 \ 药性 \ 方药	黄连解毒汤	疗本滋肾丸	大黄附子汤	左金丸	参附汤	吴茱萸汤
正常小鼠	寒	寒	温	寒	凉	温
外热大鼠	寒	凉	温	寒	热	热
内热小鼠	凉	温	热	平	热	温
内寒小鼠	凉	凉	凉	温	温	凉
综合评价	寒	凉	温	寒	热	平

(四) 分析与思考

1. 中药饮片药性检测

(1) 药性检测指标及其权重拟定的依据:腋温检测的是体表温度。体表温度是受试者寒热感受的主要依据,而且腋温检测结果相对稳定。眼红外采集的眼温反映体内温度,相对恒定,变化幅度小。尾红外采集的尾根部温度,亦系体表温度,但易受检测距离、环境温度等因素的影响,稳定性较差。因此,综合体温采用腋温×70%权重、眼红外×20%权重,以及尾红外×10%的权重;四诊合参,可以作为判断药性寒热的一个综合性指标。

(2) 对动物及其模型的评价和选择

1) 小鼠对致热原诱导发热不敏感,因此,外感发热选用大鼠。

2）采用正常小鼠,拟观察寒热药性中药作用后正常机体所产生寒热温凉的感受和证候,但会受到小鼠对寒热中药的敏感性影响。

3）啤酒酵母外感热证大鼠模型较好,成模性好且稳定。

4）左甲状腺素钠片造模小鼠,体温升高不稳定、有一过性。

5）环磷酰胺虚寒模型,是一个气血阴阳俱虚的毒副作用模型,且药物纠正比较难。

（3）中药给药及检测时间点的依据:有关药代动力学文献表明[16-19],本实验所选用中药,灌胃给药后最大吸收峰多在 1 小时左右,2 小时可广泛分布于各组织中。因此,选择中药灌胃给药后 2 小时作为检测时间点。

（4）关于吴茱萸、附子的热性检测:吴茱萸、附子药性大热,但本实验未见促进体温和体表温度升高的作用,甚至反而下降,究其原因如下:一些热性的中药,其药性评价主要来自口感和消化道温热感觉,或者五心潮热的感觉,与腋温和体温关系不大。对此,可以探索用实验动物大网膜,或眼结膜微小血管容积的改变等实验指标来判别。

（5）剂量:作为单味药药性的检测,本实验采用了较大的剂量(成人千克体重的 20 倍),希望药性表现突出一些。对一些尚无药性记载的药物,建议观察多个不同剂量,以得到更为确切的结论。

（6）饮片:鉴于目前中药主要采用的是经炮制加工后的中药饮片,因此,应根据中药饮片及可能的实际使用,检测其药性。某味中药采用若干多品种者,应分别检测。

2. 中药有效成分药性检测

本实验表明:

（1）选用中药饮片黄柏、大黄、栀子、知母、淫羊藿等所检测出的药性与大多中药文献描述一致,证明本方法是可行的。

（2）一些中药有效成分与中药饮片药性一致,如小檗碱与黄柏、大黄素和大黄酚与大黄、栀子苷与栀子、知母皂苷与知母、淫羊藿苷与淫羊藿,首先从药性角度证明这些成分代表了这些中药饮片的药性。

（3）鉴于在同一饮片的不同有效成分中,大黄素更接近大黄的药性,而大黄酚则差距较大,提示若选择、筛选某味中药代表性的有效成分,药性检测是不可或缺的,即两者应具备一致性。

（4）附子未见热性表现,提示其热性可能与刺激消化道黏膜(温中暖胃)、强心(治疗心肾阳虚)等药效有关;而乌头碱出现寒象,推测与其所造成的毒性有关,这也首先从药性角度提示,中药有效成分的药效和毒理检测与刻画是十分必要的,既不宜简单视为可替代原中药饮片,又提示有待重新认识与开发。

3. 中药复方药性检测

（1）有关复方剂量:本实验大鼠和小鼠中药复方的给药剂量,主要采用成人千克体重的 10 倍,这是基于这些复方大多药味比较少、总药量不大的因素。鉴此,并考虑到总给药量与单味药检测接近,有利于相互比较;以及希望降低含药浓度以最大程度减少药液可能对实验动物灌胃后的影响。若处方用药量较大、没有严重的黏膜刺激作用,可以适当扩大给药剂量,或同步比较几个剂量,以期得到更为准确的评价结果。

(2) 不同实验药性表现出一定差异的分析:实验表明,同一小复方对于不同模型实验动物的证候影响或存在一定差异,提示:① 其寒热药性作用途径和机制可能不同,这即是本实验设计采用多实验途径综合评价药性的考虑。② 部分可能是样本较小、实验数据检测波动造成的,提示扩大样本量、多剂量比较观察(在某种意义上也实现了样本量的扩大)是有益的。

4. 造模方法

(1) 选用左甲状腺素钠片热证造模及检测时间点的考虑:基于临床上甲亢患者具有热证或低热表现[20],以及实验采用甲状腺素制作热证模型已多有报道[21,22]。利用左甲状腺素钠片造模小鼠代谢加快的特点,将有助于判断寒热中药药性的作用。在预实验中发现,左甲状腺素钠片混悬液灌胃后,小鼠体温轻度下降,至灌胃 3 小时会出现一过性体温回升,接近或略超过正常水平,与左甲状腺素钠片药代动力学检测其血 T_4 峰值水平出现于服药后 2～4 小时一致。因此,选择左甲状腺素钠片混悬液灌胃后 3 小时作为检测时间点。

(2) 其他造模方法选择及检测时间点的考虑:基于临床上疾病多表现为寒热两大证候,实验采用甲状腺素、环磷酰胺、啤酒酵母制作寒热证模型已多有报道[20-24]。利用动物模型有放大特定证候表现的特征,将有助于判断寒热中药药性的作用。在实验中发现,除左甲状腺素钠片外,啤酒酵母混悬液灌胃后 6 小时作为检测时间点,环磷酰胺注射 3 日后作为检测时间点较好。

三、五味检测与评价[25]

(一) 思路

(1) 调配适宜品尝的高、中、低 3 个浓度的五味标准品,用于试验人员培训及形成品尝药物前的五味基准味觉。

(2) 多味中药饮片水提物、中药复方水提物、中药有效成分溶液等同步品尝、比较。

(3) 多名试验人员经培训后,盲法品尝、对各样品多级量化评分。药物提取和制作、药物传送、受试、盲法表格制作和数据处理为不同人员。

(4) 建立标准化、客观化的中药五味检验方法。

(二) 方法

1. 中药与试剂
同前。

2. 中药制备

(1) 中药饮片浸膏的制备：同前。检验时，各取 5 mL 浸膏，加 5 mL 纯净水，混匀后用于品味。

(2) 中药小复方浸膏的制备：同前。检验时，各取 5 mL 小复方水煎剂，加 5 mL 纯净水，混匀后用于品味。

(3) 中药有效组分溶液的配制：同前。检验时，各取 5 mL 中药有效组分水溶液，加 5 mL 纯净水，混匀后用于品味。同时以相应浓度的助溶剂乙醚、丙酮、乙醇做对照，以排除助溶剂对中药有效组分五味检验的影响。

3. 五味标准品及配制

选用冰醋酸、甲硝唑、蔗糖、氯化钠等水溶液，以及红辣椒浸膏。经研究者自低浓度逐渐加大浓度品味后，配制成轻、中、重不同浓度的标准品，用于口感培训和调适，具体见表 16 - 4。

表 16 - 4　五味标准品的浓度

五味	试剂与食品	低浓度	中浓度	高浓度
酸	冰醋酸溶液	0.125％	0.25％	0.5％
苦	甲硝唑溶液	0.02％	0.04％	0.08％
甘	蔗糖溶液	2％	4％	8％
辛	红辣椒浸膏	0.1％	0.2％	0.4％
咸	氯化钠溶液	0.125N	0.25N	0.5N

4. 五味检验计分标准

酸、苦、甘、辛、咸等五味的轻重程度分别记为 0～4 五级，其分值和对应的口感，见表 16 - 5。

表 16 - 5　中药五味检验的计分标准

程度	0	1	2	3	4
含义	无味	似有	确有	浓郁	强烈

5. 试验人员及其培训和五味检验

10 名自愿试验者，年龄在 25～55 岁之间，无重大疾病与特殊嗜好。试验者先重复品味五味标准品溶液，打分，交流感受；然后品味各被试品。

五味检验采用盲法。试验者每次含被试品 5～10 mL，品味后吐净，在五味检验表中记录;立即用纯净水充分漱口 3 次;进行下一个被试品检验。对于某被试品的五味,依据口感逐一刻画。

6. 助溶剂口感校正

鉴于大多中药有效组分需助溶剂溶解,而助溶剂有五味差异,因此,采用校正公式:

有效组分五味值＝含助溶剂的有效组分溶液五味值－相同浓度助溶剂溶液的五味值。

7. 盲法表格

见表 16 - 6。

表 16 - 6　受试药物及编号

编号	1	2	3	4	5	6	7	8	9	10
内容	知母	黄柏	生栀子	生大黄	苦参	黄芪	生晒参	淫羊藿	制附子	吴茱萸
编号	11		12		13		14		15	16
内容	黄连解毒汤		疗本滋肾丸		大黄附子汤		左金丸		参附汤	吴茱萸汤
编号	17		18		19		20		21	22	23
内容	菝葜皂苷元		小檗碱		栀子苷		大黄素		大黄酚	淫羊藿苷	乌头碱

（三）结果

1. 不同浓度标准品的检验结果

所有试验者均能准确区分标准品的五味及其不同程度。统计结果及按药性术语描述,见表 16 - 7。

在中浓度、高浓度的被试品中,红辣椒浸膏(辛)和氯化钠溶液(咸)一些试验者品味似有"酸"味,检验值为 0.2,接近 0。

表 16 - 7　不同浓度五味标准品的检验结果($Mean, n = 10$)

五味	低浓度	中浓度	高浓度
酸	2.3(酸)	3.2(大酸)	4.0(大酸)
苦	1.7(小苦)	2.7(苦)	4.0(大苦)
甘	2.0(小甘)	2.9(甘)	3.6(大甘)
辛	1.7(小辛)	2.6(辛)	3.3(大辛)
咸	1.9(小咸)	3.2(大咸)	4.1(大咸)

2. 五味品尝后的量化范畴

统计出每个样品10人检验五味值的均数，依据中药五味程度传统描述方法，确定五味的强度范围（表16-8），以苦为例，0～0.4计为无味、0.5～1.4计为"微"苦、1.5～2.4计为"小"苦、2.5～3.4计为苦、3.5～4.4计为"大"苦（表16-8）。

表16-8　中药五味的计分量表

程度	0～0.4	0.5～1.4	1.5～2.4	2.5～3.4	3.5～4.4
含义	无味	似有（微）	确有（小）	浓郁（有）	强烈（大）

3. 中药饮片五味的检验结果

10个中药饮片五味的检验结果，见表16-9。

表16-9　10个中药饮片五味的检验结果（Mean, $n=10$）

五味	知母	黄柏	生栀子	生大黄	苦参	黄芪	生晒参	淫羊藿	制附子	吴茱萸
酸	0.5	0.1	0.2	0.5	0.1	0.8	0.5	0.3	0.7	0.7
苦	1.8	3.3	1.5	2.5	4.0	0.6	1.1	2.2	1.7	2.9
甘	0.9	0.6	1.2	0.2	0.5	1.7	1.6	0.3	0.4	0.6
辛	0.5	0.9	1.1	0.5	0.3	0.0	0.5	0.3	1.2	1.4
咸	0.5	0.1	0.7	0.6	0.0	0.3	0.5	0.2	1.6	0.5

参考表16-8的标准，检验结果及按药性术语描述，以及与《中华人民共和国药典》（2005）比较，见表16-10。

表16-10　10个中药饮片的五味与《药典》比较

中药	五味检验结果	《药典》记载
知母	小苦,微甘酸辛咸	苦,甘
黄柏	苦,微辛甘	苦
生栀子	小苦,微甘辛咸	苦
生大黄	苦,微咸酸辛	苦
苦参	大苦,微甘	苦

续　表

中药	五味检验结果	《药典》记载
黄芪	小甘,微酸苦	甘
生晒参*	小甘,微苦酸辛咸	无
淫羊藿*	小苦	辛,甘
制附子*	小苦、小咸,微辛酸	辛,甘
吴茱萸*	苦,微辛酸甘咸	辛,苦

注: * 与《中华人民共和国药典》(2005)差别较大。

从表 16-10 可见:

(1) 生晒参、淫羊藿、制附子、吴茱萸等五味的检测结果与《药典》出入较大,其中尤其是淫羊藿、制附子以苦为主,应予纠正。

(2) 知母、黄柏、生栀子、生大黄、苦参、黄芪等五味的检测结果与《药典》近似,但程度上有所细化。

4. 小复方五味的检验结果

6 张小复方五味的检验结果,见表 16-11;转换为药性评价用语见表 16-12。

表 16-11　6 张小复方五味的检验结果(Mean, $n=10$)

五味	黄连解毒汤	疗本滋肾丸	大黄附子汤	左金丸	参附汤	吴茱萸汤
酸	0.4	0.9	0.9	1.0	0.7	0.4
苦	3.8	2.2	0.6	1.9	0.8	1.6
甘	0.2	0.7	0.7	0.7	1.6	1.2
辛	1.5	0.6	0.8	0.9	0.8	2.5
咸	0.2	0.7	0.7	0.6	1.0	0.6

表 16-12　6 张小复方的五味

中药复方	五味检验结果
黄连解毒汤	大苦,小辛
疗本滋肾丸	小苦,微酸甘咸辛
大黄附子汤	微酸辛甘咸苦

中药复方	五味检验结果
左金丸	小苦,微酸辛甘咸
参附汤	小甘,微咸苦辛酸
吴茱萸汤	辛,小苦,微甘咸

5. 中药有效组分五味的检验结果

7个中药有效组分的检验结果,见表16-13;转换为药性评价用语,并与其对应中药饮片比较,见表16-14。

表 16-13 7个中药有效组分五味的检验结果(Mean, $n=10$)

五味	菝葜皂苷元	盐酸小檗碱	栀子苷	大黄素	大黄酚	淫羊藿苷	乌头碱
酸	0.0	0.0	0.0	0.0	0.0	0.2	0.2
苦	0.2	3.4	0.8	0.4	0.0	1.0	1.2
甘	0.0	0.2	0.2	0.0	0.0	0.0	0.0
辛	0.0	0.4	0.0	0.2	0.6	0.2	0.2
咸	0.0	0.2	0.0	0.0	0.0	0.2	0.0

表 16-14 7个中药有效组分的五味及其与其对应饮片对照

中药有效组分及五味描述		中药饮片及五味描述		主要五味的一致性
菝葜皂苷元	—	知母	小苦,微甘酸辛咸	否
小檗碱	苦	黄柏	苦,微辛甘	是
栀子苷	微苦	生栀子	小苦,微甘辛咸	是
大黄素	—	生大黄	苦,微咸酸辛	否
大黄酚	微辛	生大黄	苦,微咸酸辛	否
淫羊藿苷	微苦	淫羊藿	小苦	是
乌头碱	微苦	制附子	小苦、小咸,微辛酸	是

从表16-13和表16-14可见,大黄酚未保留大黄的苦味,大黄素几乎未保留大黄的

苦味;菝葜皂苷元未保留知母苦味。

（四）分析与思考

（1）中药及中药复方的五味口感,会影响患者的情绪、食欲、胃气等,关系患者的医从性和疗效,因此,准确刻画各中药的五味,令中医医生熟悉,对于其处方用药的取舍是有益的。

（2）一般认为,中药五味的记载来自两个方面[26,27],其一是通过品尝得知,如"入口则知其味";其二可能是尝试将五味与五脏、药效等联系起来,如《本草备要》记载:"凡药酸者能涩能收,苦者能泄能燥能坚,甘者能补能和能缓,辛者能散能润能横行,咸者能下能软坚,淡者能利窍能渗泄。"一些中药五味的历史记载可能受此影响。

（3）造成历代对某些中药五味描述差异的原因,还可能与同一中药的不同品种、不同产地等因素有关,与生药和饮片的差异有关;而缺乏标准化五味品尝评价方法,是重要原因之一。因此,建立中药五味检验的标准化方法,并对常用中药予以检验、明确是有必要的。

（4）关于标准化中药五味的检验方法。本方案包括了如下一些基本要素:① 采用按国家标准制备的中药饮片;② 中药饮片采用标准水煎工艺,以模拟临床主要采用汤药的实际;③ 被试各中药饮片采用相同剂量和浓度;④ 采用五味标准品对照;⑤ 试验人员的培训;⑥ 盲法;⑦ 同步检验多味中药饮片等被试品,比较与对照;⑧ 采用计量化五味描述与刻画方法。这些要素对于准确检验和刻画中药五味是必要的。

（5）关于小复方和中药有效组分的五味。① 鉴于目前临床上大多采用中药复方水煎剂,因此,检验中药复方的五味具有实用价值。② 鉴于大多中药含有不同有效组分,提取方法不同,其构成和得率还会存在差异,因此,准确刻画所提取有效成分的五味,对于其疗效与对应中药饮片的比较,以及使有效成分的中药化,是必要的。

四、问题和展望

（一）中药药性的由来

历史上,中药药性是从药物作用于机体所发生的反应概括出来的。所谓"疗寒以热药""疗热以寒药"。主要通过两个途径:正常人服用中药后产生寒热温凉的感受和证候表现,以及不同证候患者服用中药后产生的药效。值得注意的是,一些可以纠正因感染而出现寒热证候的药物,对正常人可能没有寒热作用;而对正常人产生寒热证候的中药,对外感热病也可能没有寒热的影响。因此,药性是通过多途径评价,日积月累,逐渐形成的。

药性寒热温凉评价主要依据的4类证候:

（1）寒象与热象:如用药后出现畏寒、形寒、喜热饮等药性为寒,发热、升火、怕热为热;以及局部寒热感受,如体温和体表温度等。

（2）颜色：如面、唇、舌、指甲等青紫淡白为寒，红色为热；分泌物、排泄物、舌苔等黄色为热。

（3）动静缓速：如脉迟缓为寒，脉数为热等。

（4）干燥与湿润等津液多少：如分泌物、排泄物清长为寒，干燥为热。

（二）中药药性的实验检测探索

20世纪中叶学术界开始了中医证候物质基础的研究，在采用寒或热的中药证候造模的基础上，涉及了中药药性的实验检测[9]。例如，有人采用干姜灌胃大鼠造模，黄连等药物治疗反证法研究中药药性[28]；也有人采用知母石膏汤、附子干姜汤灌胃大鼠观察其药性[29]；还有人观察干姜、黄芩等灌胃前、后大鼠红外热成像特征[30,31]等。而新近发展并趋于成熟的大鼠和小鼠标准化诊法与辨证方法[4,5]，给药性判断提供了标准化、计量化的方法学保障。鉴此，方肇勤等提出了建立和发展中药药性评价平台的假说[8]。通过本实验的系统研究，该假说得到了进一步的验证，并充分暴露了药性实验检测特点、效能和存在的问题等，给中药药性实验检测方法的完善和应用奠定了基础。

（三）本研究初步建立起中药药性实验检测方法

（1）中药、中药复方和中药主要成分，以及新的动、植物药，甚至是常用有效西药的药性，是可以通过实验检测和准确刻画的。

（2）本方法属"药物-生物效应"的药性检测，是在继承中医理论与实践的基础上，利用正常、证候、疾病等实验动物（大鼠、小鼠为主），观察被检药物给药后，所引发的不同层次生物效应。该技术采用了大鼠和小鼠标准化、计量化的设备与方法。

（3）受到实验动物特点的限制，部分药性的检测可尝试采用被试药物制剂滴眼刺激兔眼结膜血管扩张试验、大鼠和小鼠胃黏膜病理观察、大鼠和小鼠饮食量和粪便质量观察等方法，即探索和发展近似人类口感和消化道灼热感等检测的替代方法。

（4）本研究创建了中药饮片、中药复方、中药有效成分等寒热温凉四气及酸苦甘辛咸五味等药性标准化、客观化检测与评价的方法。

（四）中药药性评价具有广泛的需求

（1）如前所述，目前临床常用中药的药性描述历代多有分歧。例如人参药性的描述分别有平、微温、温、微凉、微寒等不同；又如蒲公英有平、微寒、寒等不同[15,32,33]。出现以上的分歧，究其原因，可能与中药的产地、品种、炮制等因素有关，也可能与药性评价的方法差异有关。比如蒲公英在治疗外感热病中体现出寒性，而作为常人的菜肴多未见寒性。因此，在产地、炮制等明确的情况下，进一步检测常用中药药性是必要的。

（2）中药研发工作的需要。民间草药、地方草药是中药发展的源泉；而当代分离与提取的中药活性成分、有效成分组群、药效物质，以及中药复方新制剂是中药学发展的方向。

这些中药的药性有待明确。

（3）中医临床的广泛需求。当代的疾病谱发生了根本性的改变，因病原微生物感染导致的热性病、寒性病减少了。临床上以内伤杂病、难治病、不治病为主，病性、证候的内涵发生了改变。这就对药性的界定提出了新的要求：历代主要依据病原微生物感染的寒、热病为主所建立的药性，在很大程度上需要再界定、再评价及丰富认识，以指导临床用药，满足中医临床日益增长的需求。

（4）中医基础理论发展的需求。药性、证候、病机、藏象理论等之间存在着密切、有机的联系，若药性的问题不解决，验证和发展中医基础理论便会遇到困难。

（5）中药学科自身发展和完善的需求。中药学科的发展中，药性作为中药的基本属性，需要予以界定、规范，并指导应用。

参考文献

[1] [清] 孙星衍.神农本草经[M].孙冯冀辑.北京：中医古籍出版社，2018.

[2] H.G.沃格尔，W.H.沃格尔.药理学实验指南——新药发现和药理学评价[M].杜冠华等译.北京：科学出版社，2001.

[3] 陈奇.中药药理实验方法学[M].北京：人民卫生出版社，1993.

[4] 方肇勤.大鼠和小鼠辨证论治实验方法学[M].北京：科学出版社，2009.

[5] 方肇勤.辨证论治实验方法学——实验小鼠诊法和辨证[M].上海：上海科学技术出版社，2006.

[6] 方肇勤，司富春，张伯讷，等.二仙汤及其拆方对老龄大鼠下丘脑 GnRH 基因转录与表达的调节作用[J].中国中医基础医学杂志，1998，4(1)：24-26.

[7] 董冰峰，方肇勤.二仙汤实验研究进展[J].中国中医基础医学杂志，2003，9(10)：78-81.

[8] 方肇勤，潘志强，卢文丽.建立和发展中药药性评价平台[J].中国中医基础医学杂志，2008，14(8)：629-631.

[9] 荀薇，管冬元，方肇勤.中药四性研究的现状与展望[J].四川中医，2010，28(4)：36-39.

[10] 荀微，管冬元，方肇勤.动物证候模型四诊信息客观化与中药药性评价的相关性研究[J].辽宁中医药大学学报，2011，13(6)：89-91.

[11] 方肇勤，管冬元，潘志强，等.中药药性实验检测方法的探索和建立[J].中国中医基础医学杂志，2011，17(1)：53-55.

[12] 荀微，管冬元，方肇勤，等.小檗碱等 7 味中药有效成分药性的检测[J].时珍国医国药，2011，22(11)：2717-2719.

[13] 荀微，管冬元，方肇勤，等.黄柏等 10 味中药饮片药性的检测[J].时珍国医国药，2011，22(12)：2951-2953.

[14] 邓中甲.方剂学[M].7 版.北京：中国中医药出版社，2008.

[15] 国家药典委员会.中华人民共和国药典（一部）[M].1 版.北京：化学工业出版社，2005.

[16] 肖学凤，乔晓莉，高岚，等.黄柏中盐酸小檗碱的药代动力学研究[J].天津中医药大学学报，2008，27(4)：263-265.

[17] 王巧明，杨建瑜，焦海胜，等.栀子中栀子苷家兔药动学研究[J].中国新药杂志，2009，18(11)：1047-

1049.

[18] 段旭光,周崇文,陈科,等.中药复方及单味药材中淫羊藿苷的大鼠体内药动学分析[J].中国医药导报,2009,19(6):82-83.

[19] 谭晓虹,张丹参,张力,等.大黄酚在兔体内药物代谢动力学的研究[J].中成药,2006,28(7):1039-1040.

[20] 郑德和,姚媛,步建梅.以长期发热为主要表现的老年甲状腺功能亢进症[J].临床误诊误治,2004,17(11):820.

[21] 付晓伶,方肇勤.阴虚证动物模型的造模方法及评析[J].上海中医药大学学报,2004,18(2):51-54.

[22] 宋欣伟.清营汤对热盛阴虚证心力衰竭大鼠心肌微结构心肌细胞因子影响的实验研究[J].中华中医药学刊,2007,25(9):1838-1841.

[23] 沈映君,曾南,贾敏如,等.几种通草及小通草的抗炎,解热,利尿作用的实验研究[J].中国中药杂志,1998,23(11):687,690,704-705.

[24] 杨金蓉,宋军,胡荣,等.川芎挥发油对发热大鼠下丘脑环氧化酶-2表达的影响[J].时珍国医国药,2009,20(2):315-316.

[25] 管冬元,方肇勤,潘志强,等.中药五味标准化检验方法的建立[J].中国中医基础医学杂志,2011,17(12):1333-1335.

[26] 李卫民,邓中甲.试论中药五味理论[J].时珍国医国药,2008,19(2):489-490.

[27] 彭评志.中药五味的研究现状与展望[J].传统医药,2009,18(14):73-74.

[28] 李小梅,李续娥,孙桂波,等.归胃经寒性中药对胃热证大鼠胃机能的影响[J].中国中药杂志,2007,32(11):1065-1068.

[29] 王米渠,严石林,李炜弘,等.寒热性中药对SD大鼠的实验研究[J].浙江中医学院学报.2002,26(6):43-45.

[30] 李小梅,黄雪群,李续娥,等.采用红外热扫描成像系统研究归胃经寒性中药对胃热证大鼠的热效应[J].激光生物学报,2007,16(2):179-185.

[31] 朱明,李宇航,林亭秀,等.关于中药寒热药性试验的红外成像观测[J].中国体视学与图像分析.2007,12(1):53-58.

[32] 凌一揆.中药学[M].上海:上海科学技术出版社,1984.

[33] 江苏新医学院.中药大辞典[M].上海:上海科学技术出版社,1986.

案例十七 青蒿素的发现与贡献

"疟发身方热,刺跗上动脉,开其空,出其血,立寒。疟方欲寒,刺手阳明太阴,足阳明太阴。疟脉满大,急刺背俞*,用中针傍伍胠俞**各一,适肥瘦出其血也。疟脉小实,急灸胫少阴,刺指井……疟脉缓大虚,便宜用药,不宜用针。"(《素问·刺疟》)[1]

> * 背俞。王冰注:"谓大抒。"[1]
> ** 伍胠俞。王冰注:"谓譩譆。"[1]譩譆穴,属足太阳膀胱经,背部当第6胸椎棘突下,旁开3寸。胠(qū):腋下(《说文》)、胁(《广雅》)。

早在《内经》年代,对疟疾便已有较为深刻的认识,视其为一独立的疾病,在《黄帝内经素问》中专辟"疟论""刺疟"篇,阐释了疟疾的日作、间日作、数日发等类型及发病机制,并将疟疾分类为风疟、寒疟、温疟、瘅疟、肺疟、心疟、肝疟、脾疟、肾疟、胃疟,足太阳疟、足少阳疟、足阳明疟、足太阴疟、足少阴疟、足厥阴疟等,阐释了疟疾同病异证的发病特点及预后,以及采取对应经脉的放血、针刺和灸法等来进行治疗。在疟疾的治疗中提倡辨证论治,其中"疟脉缓大虚,便宜用药,不宜用针",提示中药在当时的疟疾治疗中已得到普遍应用,常用药中就包含青蒿。

有关青蒿素的发现和发展,中国中医科学院的袁亚男、姜廷良等有详细的介绍[2],摘要如下。

一、背景

疟疾是经蚊虫叮咬(或输入带疟原虫患者血液)而感染疟原虫所引起的虫媒传染病,有间日疟、三日疟、恶性疟、卵圆疟及诺氏疟等,临床表现为发冷、发热、多汗的周期性规律发作,日久可引起贫血和脾肿大。1888年,法国军医拉韦朗(Alphonse Laveran,也译为拉夫伦)在非洲疟疾患者血液的红细胞中观察到疟原虫;1897年,英国医生罗斯(Ronald Ross)证实蚊子是疟原虫的传播媒介(两人分别获1907年和1902年诺贝尔生理学或医学奖)。

疟疾是全球性寄生虫病,多发于热带、亚热带地区。世界卫生组织(WHO)将其与艾滋病、结核病一起列为世界三大公共卫生问题。据 WHO 估测,2000 年全球有 32 亿人受到疟疾威胁,106 个国家或地区受累。当年疟疾发病 2.62 亿例,其中,非洲占 88%、东南亚占 10%、东地中海地区占 2%,致 83.9 万人死亡。

20 世纪 50 年代初期,我国有疟疾流行的县(市)计 1 829 个,占当时县市总数的 70%～80%。在 1960 年和 1970 年我国还曾出现 2 次局部暴发,发病人数分别为 1 023 万和 2 411 万人。20 世纪 80 年代以来,党和国家采取更有力的措施,疫情得到急速缓解。2011 年全国疟疾发病人数仅 4 479 例。

在疟疾的治疗方面,除针灸、放血外,历代常用中药复方,其中多用青蒿、常山、蜀漆、马鞭草等。据传,南美秘鲁土著用产自安第斯山区的某种树皮抗疟,后传入欧洲。该植物后被命名为金鸡纳。1820 年,两位法国化学家从中分离出抗疟成分奎宁(金鸡纳霜)。1934 年,德国科学家在奎宁的基础上合成了氯喹。二战期间,美国团队确认氯喹抗疟安全有效,并于 1945 年用于临床,后成为治疗疟疾的特效药。但从 1960 年代开始,疟原虫对氯喹类药物出现抗药性,导致疟疾再次肆虐。例如,越战期间(1961—1975 年),美军因感染疟疾 4 万余例,感染者远多于伤员,造成大量的非战斗减员。越南人民军队也存在相似的情况,因此在 1964 年,越共中央领导提出,希望我国予以帮助以解决受疟疾困扰之难题。

1967 年 5 月 23 日在京召开的"疟疾防治药物研究工作协作会议",讨论并确定了 3 年研究计划来开发防治疟疾药物,并组建了领导小组及其办公室,代号为"523"任务。此后,先后有 7 个省市和相关部属单位全面开展了抗疟药物的调研普查和筛选研究,到 1969 年筛选的化合物和包括青蒿在内的中草药有万余种,但未能取得理想结果。

二、青蒿素的发现

(一)青蒿抗疟活性部位的发现

1969 年 1 月 21 日,中医研究院中药研究所参与到该研究中,屠呦呦*为中药抗疟研究的研究组组长。3 个月后,该团队收集到 2 000 多个方药,筛选、编辑了《疟疾单秘验方集》,含青蒿在内的 640 个处方。

* 屠呦呦,女,1930 年 12 月 30 日出生于浙江宁波,药学家,博士生导师,中国中医科学院首席科学家,终身研究员兼首席研究员,青蒿素研究开发中心主任。1951 年她考入北京大学医学院药学系生药专业,1955 年毕业于北京医学院。毕业后接受中医培训两年半,并在中国中医研究院工作至今,突出贡献是创制新型抗疟药青蒿素和双氢青蒿素。荣获拉斯克奖、2015 年诺贝尔生理学或医学奖、国家最高科学技术奖、共和国勋章。

1969 年,屠呦呦配合"523"研究组工作,先后开展了缓解常山碱呕吐副作用、多种中药提取物抗疟,包括胡椒、辣椒等,并去海南(当时为疫区)开展临床观察和试验。

1971 年起,屠呦呦负责药物筛选,建立了鼠疟模型,在 100 多个中药水提物和 200 多个醇提物中,发现青蒿对疟原虫的抑制率最高可达 68%,但抗疟作用不稳定。在重新查阅古代文献中,《肘后备急方》治疗寒热诸疟方中"青蒿一握,以水二升渍,绞取汁,尽服之"的记载,给她以启迪:提取的温度控制可能十分关键。

在尝试乙醚低温提取后,发现青蒿提取物表现出较高的抗疟活性;进一步分离发现,青蒿乙醚中性部分是抗疟有效部位。1971 年 10 月 4 日,实验发现,青蒿乙醚中性提取物对疟原虫的抑制率达 100%!以后还发现,青蒿叶子富含这一抗疟活性成分,而非茎秆。

避免重复开展临床试验需要大量的青蒿提取物,该团队采用盛水的大缸用作提取锅,加班加点获得了足够量的青蒿乙醚中性提取物。为了满足赶在疟疾流行季节开展临床试验迫切要求,在动物毒性试验结果不稳定的情况下(当时尚未建立标准化的实验动物及相关体系),经批准,1972 年 7 月,屠呦呦及另两位同事自愿接受青蒿提取物人体毒性试验。经 1 周观察,未发现该提取物对人体有毒副作用。8 月初,增添的 5 例健康人受试者,也未发现毒副作用。经批准可以开展临床试验。屠呦呦亲自赴海南疟区试验,其间治疗间日疟 11 例,恶性疟 9 例,混合感染 1 例,疟原虫全部转阴;同时在北京 302 医院验证了 9 例,亦均有效。

(二)青蒿素的发现

1. 青蒿素的提取与纯化

1972 年 11 月 8 日,中医研究院中药所在几个月的对青蒿乙醚中性提取物分离并药效检测后发现,硅胶柱分离得到的 Ⅱ 号结晶抗疟有效,使实验动物疟原虫转阴,后定名为青蒿素。在获得中医研究院中药所通报后,1972 年,山东省寄生虫病防治所研究发现,该省黄花蒿(中药青蒿的基源植物,*Artemisia annua* L.)醚提取物抗鼠疟疗效与中医研究院一致;1973 年,对 30 例间日疟患者试验有效,优于氯喹,未见明显的副作用;1973 年年底分离出有效单体:黄花蒿素。同时,1972 年,云南药物研究所对该省蒿属植物进行广泛筛选,至 1973 年 4 月发现当地大头黄花蒿(黄花蒿的一变种)乙醚提取物对鼠疟有抑制作用,继而分离获得单体黄蒿素;后再筛选比较发现,四川省酉阳地区产的黄花蒿的黄蒿素含量较高,这为后来青蒿素的获取,提供了优质资源;1974 年初,云南省药物研究采用汽油代替乙醚、提取物浓缩后再用 50% 浓度的乙醇重结晶,得到纯度较高的黄蒿素,该技术为实验研究和临床试验,提供了足量的黄蒿素。

此后发现,北京、山东、云南等所提取的青蒿抗疟活性单体是同一化合物,命名为青蒿素。

2. 青蒿素化学结构的确定

屠呦呦团队于 1973 年 4 月确定了青蒿素的分子式为 $C_{15}H_{22}O_5$,分子量 282;1973 年 9 月对青蒿素进行硼氢化钠还原,获得了还原青蒿素(双氢青蒿素),并为以后青蒿素衍生物的发展打下了基础。1974年2月起,屠呦呦团队前往中国科学院上海有机化学研究所,经过反复实验和论证,证实了该团队的发现,并确定了青蒿素的功能团和双氧桥。1974年下半年,中国科学院生物物理研究所采用X射线衍射仪检测发现了青蒿素的分子构型,再经中国科学院上海有机化学研究所研判并确认:青蒿素是一个仅由碳、氢、氧3种元素组成的、具有过氧基团的新型倍半萜内酯,是与已知抗疟药的化学结构完全不同的新型化合物。

3. 青蒿素抗疟的药理

研究发现,青蒿素类药物主要作用在红细胞内期的疟原虫。青蒿素及其衍生物主要作用在红内期滋养体疟原虫的膜系结构,先后出现疟原虫表膜和线粒体的破坏,再波及核膜、内质网,并有自噬泡形成、扩大、外吐。膜系结构的损伤,阻断了疟原虫与宿主细胞的物质和信号交换,致虫体瓦解。

(三)青蒿素新药诞生及大规模临床应用

在经历大量的不同实验动物及人的安全性评价,确证青蒿素的安全性后,全国多地开展小样本临床试验,发现对我国主要流行的间日疟、恶性疟均有效。

1975年4月组成了全国范围的青蒿研究协作组,从资源、临床、药理、化学结构、制剂、生产工艺、质量规格等方面进行全面的系统研究。在全国各地及老挝、柬埔寨等国家治疗恶性疟、间日疟等各类疟疾2 099例均有效,青蒿素口服剂、注射剂近期疗效均达到100%。以后还发展到肌内注射、鼻饲和直肠灌注。1986年10月青蒿素、青蒿素栓剂获新药证书。

(四)青蒿的资源、青蒿素的人工合成

青蒿素富含于黄花蒿花前期的叶中。南岭山脉和武夷山脉以南地区的青蒿素含量可高达生药的0.50%~1.01%。目前我国青蒿已来源于种植,通过高含青蒿素植株的选育研究提高了青蒿素的产量。

在青蒿素的生物合成方面,2005年前后,中国科学院植物研究所和国外一些研究机构已将青蒿的相关基因转入酵母,发酵获得了青蒿酸和二氢青蒿酸。

在青蒿素的人工合成方面,1984年,中国科学院上海有机化学研究所首次人工合成青蒿素,以后改良方法,获得高产率的青蒿素。法国甚至建立了一条小型生产线。但人工合成青蒿素的成本高于从青蒿中直接提取。

(五)青蒿素衍生物的开发

为了优化青蒿素抗疟疗效,在青蒿素发现后,我国及时开展了青蒿素衍生物的研发。

1. 双氢青蒿素

1973年9月,屠呦呦将青蒿素还原为双氢青蒿素,分子式为$C_{15}H_{24}O_5$、分子量284,

对鼠疟的作用强于青蒿素;在双氢青蒿素上引进乙酰基,抗疟效果更高,提示青蒿素分子引进羟基后可以制备成多种衍生物。以后先后修饰获得蒿甲醚、青蒿琥酯等。1985 年的临床试验表明,一次口服双氢青蒿素 120 mg,清除 95％疟原虫所需时间平均 16 小时,与青蒿琥酯静脉注射或蒿甲醚肌肉注射杀虫速度相似;采用双氢青蒿素口服,3 日疗程总剂量 240 mg,或 5 日疗程总剂量 360 mg,或 7 日疗程总剂量 480 mg,共治疗恶性疟 349 例,全部临床治愈,平均退热时间为 14～24 小时,平均原虫转阴时间为 64.9～69.2 小时,平均复燃率在 2.0％上下,无明显毒副作用。1992 年 7 月双氢青蒿素和双氢青蒿素片剂获新药证书,商品名科泰新片(cotexin)。

2. 蒿甲醚

1976 年 2 月,523 办公室向中国科学院上海药物研究所下达了青蒿素结构改造的任务,由该所合成化学、植化、药理等研究室分工合作。在已有的青蒿素化学反应研究的基础上,于 1976 年下半年,将双氢青蒿素改造成醚类、羧酸酯类和碳酸酯类衍生物,并在抗氯喹株鼠疟实验中,发现蒿甲醚、蒿乙醚油针剂均具有较好抑制疟原虫的作用。1978—1980 年,在琼、滇、桂、鄂、豫等地以油针剂扩大临床试验,治疗疟疾患者 1 088 例,近期治愈率 100％,月复燃率 7.8％。1987 年 9 月,蒿甲醚原料及其注射剂获新药证书。

3. 青蒿琥酯

1977 年 6 月,广西桂林制药厂合成了青蒿琥酯,对鼠疟的抗疟效价高于青蒿素。于 1987 年青蒿琥酯原料药及其注射剂获新药证书,1988 年获片剂新药证书。

此外,据报道,国内外先后合成青蒿素衍生物 3 000 余个,并进行活性筛选;欧美将蒿乙醚开发成抗疟药。

（六）青蒿素复方制剂研发

鉴于青蒿素类单一化合物治疗疟疾存在易复燃的问题。1982 年,中国军事医学科学院五所尝试选择另一类代谢较慢的抗疟药物与之配伍,以期互补、增效。

1. 复方蒿甲醚片(coartem)

1984 年,该所将苯芴醇(另一抗疟新药)与蒿甲醚组成复方,月复燃率降至 4.1％。1992 年获我国新药证书和国际专利。到 2007 年在亚、非、拉美等 20 个国际多中心临床试验,受试患者 3 599 人,均获满意结果;在全球包括美国在内的 86 个国家或地区注册。

2. 复方磷酸萘酚喹片(ARCO)

1991 年,该所采用磷酸萘酚喹与青蒿素类药物配合。1998 年试验,治疗恶性疟的月复燃率 2.3％,治疗间日疟复燃率 10％。2003 年获新药证书。获 20 余个国家注册许可。

3. 双氢青蒿素磷酸哌喹片(artekin,Duo-Cotexin,科泰复)

1991—1995 年,广州中医药大学发现,双氢青蒿素与其他抗疟药磷酸哌喹、伯氨喹和甲氧苄啶联合应用,具有更好的治疗效果。双氢青蒿素和磷酸哌喹以 1∶8 配比组成,在柬、越、缅和海南岛治疗恶性疟患者近 400 例,28 日复燃率 0～8.3％。2003 年获我国新药证书。

4. 青蒿素哌喹片（artequick，粤特快）

2003 年，为减少服药次数和胃肠道副反应，广州中医药大学将青蒿素和去磷酸的碱基哌喹以 1∶6 配比，在越、柬、印尼等地治疗恶性疟患者 471 例，月复燃率在 5% 以下。2006 年 4 月获我国新药证书，在 10 余个国家注册销售。

此外，还有青蒿琥酯-阿莫地喹、青蒿琥酯-甲氟喹、青蒿琥酯-周效磺胺/乙胺嘧啶、青蒿琥酯-咯萘啶和双氢青蒿素-咯萘啶等复方制剂已经上市或正在研制。

三、青蒿素发现的影响与贡献

（一）挽救数百万人的生命

由于我国青蒿素、青蒿素衍生物和以青蒿素类为基础的复方制剂的成功研发，以及 WHO 对青蒿素联合疗法（artemisinin-based combination therapy，ACT）的推动和促进，21 世纪开始，全球有疟疾流行的国家或地区陆续使用 ACT 治疗，每年治疗病例 1 亿以上，挽救了数百万人的生命。据 WHO 2015 年《世界疟疾报告》，由于防灭蚊措施推进、诊断技术发展和 ACT 的应用，疟疾发病率和病死率逐年明显降低。2015 年比 2000 年全球疟疾发病人数下降 18%、发病率下降 37.8%、死亡人数下降 48%。该报告估测，从 2000—2015 年全球 620 万人因此而避免死于疟疾，其中，590 万人是 5 岁以下的儿童。2015 年 WHO 全球疟疾计划负责人阿隆索博士指出：“目前世界上治疗疟疾的最有效药物为青蒿素，由中国女药学家屠呦呦于 1972 年发现并成功提取。青蒿素的使用，成功地降低了疟疾患者的死亡率。”

（二）广泛的学术影响

青蒿素来自中药青蒿，发现、启迪于中医药理论。它是中国传统医学和现代科技紧密结合的产物。融合多学科、多行业的系统创新工程，凝聚着众多中国科学家的艰辛和智慧，是中医药对人类健康事业作出的一项巨大贡献。

据不完全统计，从 1976—2015 年，全球各种专业学术杂志上发表有关青蒿素类研究评述论文超过 9 800 篇。

2003 年，我国创制的青蒿素、蒿甲醚、青蒿琥酯、双氢青蒿素的原料药及其制剂被列入 WHO《国际药典》第 3 版。

（三）荣誉

我国政府先后 11 次给屠呦呦及参加这一工程的相关单位授予国家发明奖、国家自然科学奖、国家科技进步奖等各类大奖。

2011 年，屠呦呦荣获美国拉斯克基金会的临床医学奖。

2015 年，屠呦呦荣获诺贝尔生理学或医学奖。

2016 年，屠呦呦荣获国家最高科学技术奖。

四、青蒿素的研发进展

（一）青蒿素的其他功效[2-5]

青蒿素具有双氧桥的特殊结构，以及分子量小，能通过血脑屏障等特点，国内外学者开展了对青蒿素及其衍生物的其他功效的探索。

1. 防治其他寄生虫病

涉及血吸虫病、弓形虫病、肺吸虫病、华支睾吸虫病等。

2. 抗肿瘤

涉及肺癌、乳腺癌、结肠癌、胃癌、肝癌、前列腺癌、胰腺癌、舌癌、脑胶质瘤、宫颈癌、卵巢癌、骨肉瘤、白血病等。

3. 抗纤维化

涉及肝纤维化、肺纤维化、心肌纤维化。

4. 免疫调节

涉及红斑狼疮、狼疮性肾炎、类风湿关节炎、关节炎、自体免疫性脑脊髓炎、硬皮病、哮喘等。

5. 神经保护

涉及神经退行性疾病如阿尔茨海默病、神经细胞损伤等。

此外，还涉及抗真菌、抗菌、抗病毒、抗炎、抗心律失常、抗孕等。

（二）青蒿素的结构修饰

鉴于青蒿素具有口服活性低、溶解度小、半衰期短等缺点，以及其药效与其分子的过氧桥结构有关，国内外科学家有关青蒿素结构改造都是在保留过氧桥键结构的基础上进行的。骆伟等对有关进展予以综述[5]。

1. 青蒿素 9 位结构修饰

有人修饰并获得青蒿素衍生物 9a～9c，其中 9a 活性比青蒿素强 9 倍。

2. 青蒿素 10 位结构修饰

青蒿素 10 位结构修饰衍生物研发最多。

研究表明，在 10 位引入苯基可以增强青蒿素衍生物的代谢稳定性。研究报道了具有抗疟活性的青蒿素 10 位芳香醚衍生物 10a～10g，其活性均优于青蒿素及蒿甲醚。此外，具有抗疟活性的青蒿素 10 位羧酸酯衍生物 11a～11d，其中部分化合物活性比青蒿素高 10 倍以上，表明酯类衍生物中的大体积基团有利于该类化合物的稳定。

　　为了克服青蒿素水溶性差的缺点,研究制备了青蒿素糖类衍生物 15a～15d,该类化合物显示了很好的体外抗疟活性;与此同时,含氨基的水溶性青蒿素衍生物 16a～16x,其部分化合物的活性比青蒿琥酯高 4～5 倍。

　　此外,有人以青蒿素为原料,经还原、催化成酯等反应制得若干化合物,或将青蒿素与其他分子拼合获得若干化合物,或将二氢青蒿素与奎宁拼合等,一些产物的抗疟活性优于青蒿素。

　　其他研究报道发现,所合成的新型的含氟青蒿素衍生物、青蒿素 10 位碳衍生物、10β 去氧青蒿素衍生物等一系列青蒿素 10 位衍生物,相关化合物的抗疟活性比青蒿素强 2～25 倍。

　　3. 多聚合体衍生物

　　鉴于过氧桥是青蒿素抗疟活性的关键结构,有人设计出青蒿素二聚体、三聚体、四聚体等衍生物,在一些报道中,有些产物抗疟活性较青蒿素提高 20 倍以上,且毒副作用低,其中部分已作为抗疟的候选药物,或进入临床试验阶段。

　　4. 其他位置结构修饰

　　还有研究报道了对青蒿素 3 位和 9 位同时修饰的衍生物、11 位修饰的衍生物,或将胆固醇结构引入青蒿素中,其中部分化合物抗疟活性强于青蒿素。

　　(三) 青蒿素的其他研究

　　1. 青蒿中有效成分的提取分离技术

　　有人[6]综述了青蒿有效成分提取分离技术的进展。包括:

　　(1) 水蒸气蒸馏法。使挥发性有机物质被蒸馏出来。

　　(2) 溶剂提取法。包括:① 常规溶剂提取法(如石油醚、正己烷);② 快速溶剂提取法(如氯仿);③ 超声提取技术法(ultrasound extraction,USE);④ 微波辅助提取法(以缩短提取时间、提高提取率);⑤ 离子液体萃取法,等。

　　(3) 超临界 CO_2 提取技术。

　　(4) 分子蒸馏技术。

　　(5) 联用技术。

　　2. 青蒿素类抗疟制剂

　　有人[7]综述了青蒿素类抗疟制剂研究进展。包括:

　　(1) 经肠道给药制剂。

　　(2) 非肠道给药制剂。诸如:经皮给药制剂、栓剂、注射剂、鼻腔给药制剂。

　　(3) 其他类型制剂。

五、启示

　　在中医药研究中,提高疗效是首要目的。以下引用的一些学者及诺贝尔奖评价代表

了这样的理念:

美国拉斯克基金会的临床医学奖评委夏皮罗:"在人类的药物史上,如此一项能缓解数亿人病痛和压力、并挽救上百个国家数百万人生命的发现的机会并不常有""青蒿素这一高效抗疟药的发现,很大程度上归因于屠呦呦及其研究组的洞察力、视野和顽强信念""屠教授的工作为世界提供了过去半个世纪里最重要的药物干预方法"。

2015 诺贝尔生理学或医学奖颁给了屠呦呦、威廉·坎贝尔、大村智。哈佛医学院院长弗莱尔的诺贝尔奖推荐词说:"非常感谢这些能将实验成果转化为临床治疗的研究人员,我深受启发。他们的贡献使医学研究成为治病救人有效的助推器,而非无用的试验场。"诺贝尔奖颁奖委员会的评价为:这些获奖者,发展了一些疗法,这对一些最具毁灭性的寄生虫疾病的治疗具有革命性的作用。

六、问题和展望

青蒿素的发现及其对全球疟疾防治的巨大贡献,是人类药物发展史上的一座丰碑。纵观青蒿素的发展史,其源于古代中医临床的有效中药青蒿(黄花蒿),在此基础上通过药物提取技术获得青蒿抗疟活性部位,并再进一步确定具体的药效分子青蒿素及其分子结构,然后研究其毒理、药理作用机制,以此诞生青蒿素新药,随后开展临床应用研究,再通过人工合成以获得高产量的青蒿素,并通过开发青蒿素衍生物,及进一步推广临床运用。

然而,临床实践表明,青蒿素也存在抗药和耐药、单方制剂效果受到限制等问题,而国外在相关技术改进与完善、产品质量等方面具有竞争力。屠呦呦在诺贝尔奖上发言指出:"我们正在继续研究青蒿素,以了解其作用机制,并预防或延缓青蒿素耐药性疟疾的发展。扩大青蒿素的临床应用对公共卫生也有意义。我们知道它能做什么,但我们需要知道它为什么和如何做到这一点,它还能做什么,以及它如何做得更好。"代表了青蒿素进一步研发的方向。

目前已发现的中药提取物中有效物质很多,例如,红豆杉中的紫杉醇、黄连中的小檗碱、雷公藤中的雷公藤总苷与雷公藤多苷、淫羊藿中的淫羊藿苷、人参中的人参皂苷 Rb1 与 Rg1、大黄中的蒽醌及其苷类等,针对这些发现的中药成分,如何通过分子结构改造提高其药效、扩宽其临床适应证等,是未来的研究方向。

参考文献

[1] 黄帝内经素问[M].北京:人民卫生出版社,1963.

[2] 袁亚男,姜廷良,周兴,等.青蒿素的发现和发展[J].科学通报,2017,62(18):1914-1927.

[3] 李琛琛,尹昆,闫歌.抗疟药青蒿素及其衍生物相关药理作用研究进展[J].中国病原生物学杂志,2016,11(2):185-188.

[4] 王子见,李怡瑞,吴文成,等.青蒿素及其衍生物的药理学作用研究进展[J].广西医学,2018,40

（10）：1222－1224.

［5］骆伟,刘杨,郭春,等.青蒿素及其衍生物的研究进展［J］.中国药物化学杂志,2012,22（2）：115-166.

［6］赵天明,徐溢,盛静,等.青蒿中有效成分的提取分离技术研究进展［J］.中成药,2010,32（7）：1195-1199.

［7］沈硕,刘淑芝,杜茂波.青蒿素类抗疟制剂研究概述［J］.中国中医药信息杂志,2015,22（10）：125-128.

案例十八 人工麝香研制及其产业化

"麝香。味辛,温。主辟恶气,杀鬼精物、温疟、蛊毒、痫痉,去三虫。久服除邪、不梦寤厌(魇)寐。生川谷。"(《神农本草经·上经》)

麝香是常用珍稀中药材,但资源严重不足,不能满足当代中医药市场的需求。

因此,自 20 世纪 70 年代开始,我国开展了人工麝香的研制,成为当代中医药研发的标志性成果。以下综述有关进展[1-8]。

一、背景

麝香是我国传统名贵的中药材,始载于《神农本草经》,是鹿科动物林麝(Moschus berezovskii Flerov)、马麝(Moschus sifanicus Przewalski)或原麝(Moschus moschiferus Linnaeus)成年雄体香囊中的干燥分泌物,呈颗粒状或块状,有特异香气,味苦。麝香为珍稀中药材,有 2 000 多年的入药历史,具开窍醒神、活血通经、消肿止痛等功效,用于热病神昏、中风痰厥、气郁暴厥、中恶昏迷、经闭、癥瘕、难产死胎、胸痹心痛、心腹暴痛、跌扑伤痛、痹痛麻木、痈肿瘰疬、咽喉肿痛等常见病、多发病和疑难病症。麝香主要含大环化合物(如麝香酮)、甾体化合物(如雄激素)、多肽蛋白质类化合物等,对中枢神经系统、心血管系统、呼吸系统、免疫系统、内分泌和生殖系统等有广泛的作用,收载于《中华人民共和国药典》。

麝是我国特有的经济动物之一,又称麝獐、香獐,栖居于海拔 1 000～4 000 m 的高寒山林,分布在东北、华北、西北、西南 10 多个省份。我国麝种类与资源多,麝香产量居世界首位。自中华人民共和国成立以来,麝香曾作为国家指令计划管理的品种,统一收购、调拨、定价。

然而,长期猎麝取香,导致麝资源严重不足,麝香可收购量日益减少,价格昂贵,质量难以保证;同时,麝的栖息环境受到破坏,种群逐渐减少,由 20 世纪 60 年代的 250 万头锐减到 80 年代不足 60 万头,根据 1999—2001 年调查,全国麝资源储量仅为 6 万～7 万头,因此资源濒危。因不能满足供给,造成部分经典中成药品种减产或停产。2003 年我国将麝列为国家一类保护动物。因此,在新药审批方面,含有麝香成分中成药曾一度被限制。

为了解决麝香紧缺造成临床用药困难,缓解中成药原料供需矛盾,保护生态平衡,开展天然麝香代用品的研发提上议事日程。1972 年商业部和国家卫生和计划生育委员会联合发文《关于继续开展人工合成麝香研究工作的通知》,此后又相继下发《关于安排合成麝香科研任务函》等。1975 年,原卫生部和中国药材公司委托中国医学科学院药物研究所牵头、组织了由山东济南中药厂和上海市中药研究所等单位组成联合攻关协作组,在国家科委“六·五”攻关等项目的资助下,展开了系统的人工麝香研发。其间,商定了各阶段研发的内容与路径,协调分管部门和参与单位,确保研发工作积极推进。

二、天然麝香研究

经研究,攻关协作团队提出了研发人工麝香的若干关键问题:① 阐明天然麝香中复杂成分的化学组成、结构及其相对含量;② 用现代药理学方法阐明天然麝香的功效;③ 确定天然麝香中关键药效物质;④ 确保天然麝香代用品的安全有效性和质量可控性。

针对上述关键科学问题,自 20 世纪 70 代起,团队针对天然麝香化学成分不清楚的难题,采用色谱和波谱等方法,对天然麝香中化学成分的组成、化学结构及含量进行深入系统研究,发现了麝香的 6 大类化学成分,并全面分析了麝香中各类成分的相对含量及所占比。

团队根据中医治则治法,针对麝香具有开窍醒神、活血通络、消肿止痛等功效,结合麝香在临床主要用于治疗肺热神昏、中风痰厥、跌打损伤和咽喉肿痛等病证,联系开窍醒神与神经内分泌系统和解毒、活血通络与心脑血管、消肿止痛与抗炎免疫、化腐生肌与抗炎排脓等现代药理学相关性,设计了能反映麝香临床疗效的神经内分泌、心脑血管、抗炎免疫、药酶诱导等 16 种药理学动物模型,确定了 29 种药理指标以评价天然麝香功效,确定了这些成分的药理作用,发现了麝香中关键药效物质,全方位阐述了麝香作用的科学内涵,为人工麝香的研制提供了科学的依据和关键的技术支撑。

三、人工麝香主要成分的研发

人工麝香主要成分的研发主要有:

1. 麝香酮的研发

麝香酮是麝香中的主要药效成分,研制难度大。在综合比较当时国内外化工、医药、香料等各个领域的工艺路线的基础上,从多条合成路线中遴选、尝试,以寻找更为安全、可控、经济的合成技术,重点解决了麝香酮合成过程中 4-甲基环十五烷酮异构体的分离提取技术,经长期探索后,人工合成了纯度高、成本低的麝香酮。1989 年进行了中试鉴定。通过进一步优化工艺条件,制定产品质量控制标准,于 1993 年获新药证书。

2. 芳活素的研发

研究发现,麝香水溶性部分具有较强的抗炎活性,多肽蛋白质类成分是关键的活性物质,但组成复杂,难以用合成方法获得,为此对其开展了重点攻关研究。经研究论证,提出寻找代用品的 4 条原则:① 来源于动物性中药;② 生物活性一致;③ 分子组成与分子量范围一致;④ 低毒性。项目组研发了一组主要活性物质,制定其生产工艺条件,建立生产工艺路线、鉴别方法和质量控制标准,证明其安全性、有效性。这一抗炎活性组分——芳活素于 1993 年获新药证书。

3. 激素类研发

天然麝香含有多种激素类成分。研究团队从有效性和安全性方面进行遴选,选择了最有活性的、具有代表性的、含量与质量稳定的组分,经过小试、中试反复研究,合成了海可素Ⅰ和海可素Ⅱ等,于 1993 年组织科技成果鉴定,当年获新药证书。

以上研发解决了天然麝香代用品的首要关键问题。

四、人工麝香配方与验证

在对天然麝香化学成分和药理作用研究,以及对各个人工合成组分开展药效学研究的基础上,团队科学和创造性地提出人工麝香配方的设计策略,确定人工麝香的配制原则:依照天然麝香和人工麝香化学成分类似、药理活性一致和理化性质近似的配方原则。研发出人工麝香中重要的活性物质,制定出几种配方方案,经反复药理实验,对配方中各成分的比例进行多次修改补充,最终确定人工麝香配方。同时,还对人工麝香的辅料进行筛选优化,从而保持了人工麝香的化学成分组成,药理作用多样性,以及物理性状、色泽、气味等均保持与天然麝香的基本一致。

例如,在药效学研究方面,系列研究证实,人工麝香与天然麝香相似,药效包括对大鼠和小鼠脑缺氧的保护、对由冰冻或缺氧造成脑水肿的消肿、对惊厥模型小鼠的镇惊、激发脑垂体肾上腺系统分泌皮质激素、对家兔软脑膜急性微循环障碍的改善、对巴豆油引发小鼠耳部炎症的抑制、对大鼠烫伤性炎症的抑制、对大鼠佐剂型关节炎的抑制、促进肝脏药物代谢酶的活性以解毒的作用等。还开展了人工麝香的安全性实验等,攻克了人工麝香产业化的多项核心技术。

为保证研制顺利进行,项目团队群策群力,对每项研究予以论证、总结、验收,定期召开阶段性研讨会,修正偏差,指明方向,最终确定了人工麝香的配方。

在完成新药报审等程序后,经由国家卫生和计划生育委员会批准,北京、上海、广东、山东、吉林等多地 12 家三甲医院参与人工麝香的临床试验,于 1987 年开始Ⅱ期临床试验,共计观察受试者 953 例、10 个病种、4 个复方、4 个单方制剂的对照研究,证实人工麝香具有开窍醒神、活血通经、消肿止痛等功效;以人工麝香配制的中成药,与天然麝香配制的中成药有相同的作用,说明人工麝香具有天然麝香相似的功能、主治和使用范围;所试验的不同制剂(复方及单方制剂)、不同剂型(蜜丸、水蜜丸、散剂等)、不同给药途径等均未发现不良反应,说明两者的安全性也是一致的,证实人工麝香对天然麝香的可替代性。

1995 年开始Ⅲ期临床试验,共计观察受试者 865 例、5 个病种、4 种制剂的对照研究,进一步证实人工麝香的疗效及安全性与天然麝香近似。以上试验均采用双盲对照,依据麝香开窍醒神、活血通经、消炎止痛等功效,观察了诸如安宫牛黄治疗肺胀神昏、小儿夏季热,苏合香治疗冠心病心绞痛,七厘散治疗跌扑伤痛诸证,西黄丸治疗乳癖等。

1998 年 4 月,国家卫生和计划生育委员会药政局组织召开了人工麝香评审会议,与会专家结论:人工麝香的主要药理作用与天然麝香基本相同,物理性状相似,临床疗效确切,可替代天然麝香配方使用。

五、人工麝香产业化

1993 年,人工麝香获中药Ⅰ类新药证书及试生产批件。这是国家卫生和计划生育委员会药政局批准的第一个Ⅰ类中药材代用品的新药。

1994 年,国家卫生和计划生育委员会以卫药发(1994)第 17 号《关于人工麝香试生产管理有关问题的通知》,委托中国医学科学院北京协和制药二厂试生产(1994—2004 年),产品由中国药材公司销售。其间,为了有利于人工麝香科研成果转化,避免重复建设,实现规模化和集约化生产,有利于知识产权保护和生产技术保密,有利于保证产品质量、市场监管和进一步开发研究,1999 年经国家中医药管理局等部门的组织协调,由主要研发单位联合成立了北京联馨药业有限公司。

2004 年,北京联馨药业有限公司取得了国家食品药品监督管理局以国药(准字 Z20040042)正式生产批件,人工麝香正式生产。2005 年以后的产业化实践,确定了人工麝香大量生产的生产工艺条件和关键技术参数。同时,北京联馨药业有限公司持续投入大量的人力物力进行质量标准研究与修订,建立了系统的质量控制方法和生产过程的质量标准化管理体系,创建人工麝香质量控制技术,包括① 灵敏度高、简单、快捷的酶联免疫特异性人工麝香鉴别技术;② 人工麝香指纹图谱标准;③ 建立了基于液-质联用和气-质联用等新技术的活性成分的新型高效、快速、灵敏的质量分析方法等,成功保障了人工麝香规模化生产。

2004 年国家林业局、国家食品药品监督管理局等五部局联合下发了《关于进一步加强麝、熊资源保护及其产品入药管理的通知》。2005 年国家林业局、国家工商行政管理总局发布 3 号公告,严格限定了中成药生产中使用天然麝香的 5 家企业的 4 个品种。2005 年国家食品药品监督管理局又发出《关于中成药处方中使用天然麝香、人工麝香有关事宜的通知》,要求对国家药品标准处方中含有麝香但该品种或该品种的生产企业未列入第 3 号公告的,将处方中的麝香以人工麝香等量投料使用。

在克服了早期相关单位对人工麝香的顾虑后,人工麝香在全国 31 个省、市、自治区的近千家制药企业、科研院所、医院制剂中被采用。据国家食药监总局网站公布的数据,目前总计有 760 家企业生产销售含麝香的中成药 433 种,其中 431 种完全用人工麝香替代了天然麝香。涉及以人工麝香为原料的中成药和蒙药、藏药、维药等民族药的生产,剂型涵盖丸、散、膏、丹等传统中药剂型,以及喷雾剂、注射剂等现代制剂等,形成很多国宝级的急救用药或特色药,可全面满足如安宫牛黄丸、苏合香丸、西黄丸、七厘散、麝香保心丸、牛黄清心丸、小金丸、大活络、血栓心脉宁、云南白药、马应龙麝香痔疮膏、六神丸等品种的使用。

1994—2017 年,人工麝香投放市场总量 140 吨,相当于保护我国野生麝资源 4 000 万头,彻底改变了传统"杀麝取香"的方式,为我国麝资源恢复和生态环境可持续发展做出了巨大贡献。其间,人工麝香累计销售额达到了 80 亿元,上缴利税 18 亿元,每年带动相关中药企业超过 300 亿元工业附加值,为各地方政府利税做出了重大贡献。

1997 年该项成果被评为国家中医药管理局科技进步奖一等奖。

2015 年"人工麝香研制及其产业化"荣获国家科技进步奖一等奖。成果的创新点为:① 首次系统地阐明了天然麝香的主要化学成分及其相对含量,发现了麝香中关键药效物质;② 首次应用 16 种药理学动物模型证实了天然麝香具有广泛的药理作用,特别是发现其具有显著的抗炎作用,用现代药理学方法诠释了天然麝香的科学内涵;③ 发现并创制了天然麝香中主要药效物质的替代品,证明了替代品应用的安全性、有效性和可替代性,获得多项国家新药证书,为人工麝香的研制奠定了物质基础;④ 创新提出人工麝香组方策略,设计出独特的人工麝香配制处方,成功研制出人工麝香,并经临床证实了人工麝香对天然麝香的可替代性,获得了一类新药证书;⑤ 确定了人工麝香生产工艺条件和关键技术参数,创新性地建立了人工麝香产业化核心技术及生产管理规范和质量内控体系,制订了首个人工麝香国家标准,成功实现人工麝香的规模化生产。

六、问题和展望

本案例与青蒿素案例不同:青蒿素是从中药中提取有效成分并加以修饰和改造、量产;而本案例则在对天然麝香有效成分进行大量的检测与分析研究后,对其多种主要有效成分进行合成与生产,最后模拟天然麝香配伍形成人工麝香产品,并在大量的中成药中予以使用,替代天然麝香。由此,既保护了自然资源,又满足了中药制药大量原材料的需求。

因此,该研究对一些动物药、虫类药,如牛黄、蛇胆、犀角、羚羊角、鹿茸、露蜂房、蟾酥、全蝎、蜈蚣、水蛭、鳖甲、龟甲等的研发具有启示意义。

参考文献

[1] 郭经.人工麝香研究进展[J].中国医学科学院学报,2014,36(6):577 - 580.

[2] 中国医学科学院药物研究所,中国中药公司,山东宏济堂制药集团有限公司,等.人工麝香研制及其产业化简介[J].中国医学科学院学报,2019,41(4):579.

[3] 朱蔚.科技攻关与市场转化密切结合的创新典范——人工麝香研制与产业化的成功之路[J].中国

现代中药,2016,18(1)：1-2.

[4] 章菽.人工麝香研制及产业化成果概述[J].中国医学科学院学报,2014,36(6)：581-582.

[5] 久牧.人工麝香研制及其产业化[J].中国食品药品监管,2016,147(4)：62-65.

[6] 朱秀媛,高益民,李世芬.人工麝香的研制[J].中成药,1996,18(7)：38-41.

[7] 罗云,杨明,廖正根,等.麝香及其代用品人工麝香质量评价方法研究进展[J].药物分析杂志,2017, 37(1)：13-19.

[8] 王岚,王翰,刘海萍,等.麝香的研究现状[J].资源开发与市场,2016,32(1)：77-81.